全国普通高等中医药院校药学类"十二五"规划教材

实验室管理与安全

（供中药学、药学等相关专业使用）

主　编　刘友平

主　审　董贾寿

副主编　朱照静　丁维俊

　　　　张三印　陈　林

中国医药科技出版社

内 容 提 要

　　本书是全国普通高等中医药院校药学类"十二五"规划教材之一,依照教育部相关文件和精神,是主动适应医药行业对人才的需求,针对实验室现状与实验室建设的需要,为倡导实验室安全素养教育,普及实验室管理与安全的先进理念,提高实验室安全管理水平创新编写。本书共分16章,第1章为绪论,第2~9章为实验室管理,包括实验室组织管理、质量管理、人力资源管理、环境管理、仪器设备管理、信息管理、认证与认可管理、优良实验室规范;第10~15章为实验室安全,包括实验室化学品安全、实验用药品安全、实验动物安全、实验室生物安全、常用特种设备安全、消防安全;第16章为著名实验室介绍。

　　本书主要用作高等学校药学类专业及相关专业教师、研究生、本科生、实验技术人员等学习教材,实用性强,也可作为其他相关人员的参考书籍。

图书在版编目（CIP）数据

实验室管理与安全/刘友平主编. —北京：中国医药科技出版社,2014.9
全国普通高等中医药院校药学类"十二五"规划教材
ISBN 978 – 7 – 5067 – 6976 – 1

Ⅰ.①实…　Ⅱ.①刘…　Ⅲ.①医学检验—实验室管理—安全管理—中医学院—教材
Ⅳ.①R446

中国版本图书馆 CIP 数据核字（2014）第 195028 号

美术编辑　陈君杞
版式设计　郭小平

出版　**中国医药科技出版社**
地址　**北京市海淀区文慧园北路甲 22 号**
邮编　100082
电话　发行：010-62227427　邮购：010-62236938
网址　www.cmstp.com
规格　787×1092mm $\frac{1}{16}$
印张　16¾
字数　361 千字
版次　2014 年 9 月第 1 版
印次　2022 年 7 月第 6 次印刷
印刷　北京市密东印刷有限公司
经销　全国各地新华书店
书号　ISBN 978-7-5067-6976-1
定价　**48.00 元**

全国普通高等中医药院校药学类"十二五"规划教材

编写委员会

主 任 委 员　彭　成（成都中医药大学）

副主任委员　朱　华（广西中医药大学）

　　　　　　曾　渝（海南医学院）

　　　　　　杨　明（江西中医药大学）

　　　　　　彭代银（安徽中医药大学）

　　　　　　刘　文（贵阳中医学院）

委　　　员（按姓氏笔画排序）

　　　　　　王　建（成都中医药大学）

　　　　　　王诗源（山东中医药大学）

　　　　　　尹　华（浙江中医药大学）

　　　　　　邓　赟（成都中医药大学）

　　　　　　田景振（山东中医药大学）

　　　　　　刘友平（成都中医药大学）

　　　　　　刘幸平（南京中医药大学）

　　　　　　池玉梅（南京中医药大学）

　　　　　　许　军（江西中医药大学）

　　　　　　严　琳（河南大学药学院）

　　　　　　严铸云（成都中医药大学）

　　　　　　杜　弢（甘肃中医学院）

　　　　　　李小芳（成都中医药大学）

　　　　　　李　钦（河南大学药学院）

　　　　　　李　峰（山东中医药大学）

　　　　　　杨怀霞（河南中医学院）

　　　　　　杨武德（贵阳中医学院）

　　　　　　吴启南（南京中医药大学）

何　宁（天津中医药大学）

张　梅（成都中医药大学）

张　丽（南京中医药大学）

张师愚（天津中医药大学）

张永清（山东中医药大学）

陆兔林（南京中医药大学）

陈振江（湖北中医药大学）

陈建伟（南京中医药大学）

罗永明（江西中医药大学）

周长征（山东中医药大学）

周玖瑶（广州中医药大学）

郑里翔（江西中医药大学）

赵　骏（天津中医药大学）

胡昌江（成都中医药大学）

郭　力（成都中医药大学）

郭庆梅（山东中医药大学）

容　蓉（山东中医药大学）

巢建国（南京中医药大学）

康文艺（河南大学药学院）

傅超美（成都中医药大学）

彭　红（江西中医药大学）

董小萍（成都中医药大学）

蒋桂华（成都中医药大学）

韩　丽（成都中医药大学）

曾　南（成都中医药大学）

裴　瑾（成都中医药大学）

秘　书　长　王应泉

办　公　室　赵燕宜　浩云涛　何红梅　黄艳梅

本书编委会

出版说明

在国家大力推进医药卫生体制改革，健全公共安全体系，保障饮食用药安全的新形势下，为了更好的贯彻落实《国家中长期教育改革和发展规划纲要（2010－2020年）》和《国家药品安全"十二五"规划》，培养传承中医药文明，具备行业优势的复合型、创新型高等中医药院校药学类专业人才，在教育部、国家食品药品监督管理总局的领导下，中国医药科技出版社根据《教育部关于"十二五"普通高等教育本科教材建设的若干意见》，组织规划了全国普通高等中医药院校药学类"十二五"规划教材的建设。

为了做好本轮教材的建设工作，我社成立了"中国医药科技出版社高等医药教育教材工作专家委员会"，原卫生部副部长、国家食品药品监督管理局局长邵明立任主任委员，多位院士及专家任专家委员会委员。专家委员会根据前期全国范围调研的情况和各高等中医药院校的申报情况，结合国家最新药学标准要求，确定首轮建设科目，遴选各科主编，组建"全国普通高等中医药院校药学类'十二五'规划教材编写委员会"，全面指导和组织教材的建设，确保教材编写质量。

本轮教材建设，吸取了目前高等中医药教育发展成果，体现了涉药类学科的新进展、新方法、新标准；旨在构建具有行业特色、符合医药高等教育人才培养要求的教材建设模式，形成"政府指导、院校联办、出版社协办"的教材编写机制，最终打造我国普通高等中医药院校药学类核心教材、精品教材。

全套教材具有以下主要特点。

一、教材顺应当前教育改革形势，突出行业特色

教育改革，关键是更新教育理念，核心是改革人才培养体制，目的是提高人才培养水平。教材建设是高校教育的基础建设，发挥着提高人才培养质量的基础性作用。教育部《关于普通高等院校"十二五"规划教材建设的几点意见》中提出：教材建设以服务人才培养为目标，以提高教材质量为核心，以创新教材建设的体制机制为突破口，以实施教材精品战略、加强教材分类指导、完善教材评价选用制度为着力点。鼓励编写、出版适应不同类型高等学校教学需要的不同风格和特色的教材。而药学类高等教育的人才培养，有鲜明的行业特点，符合应用型人才培养的条件。编写具有行业特色的规划教材，有利于培养高素质应用型、复合型、创新型人才，是高等医药院校教学改革的体现，是贯彻落实《国家中长期教育改革和发展规划纲要（2010－2020年）》的体现。

二、教材编写树立精品意识，强化实践技能培养，体现中医药院校学科发展特色

本轮教材建设对课程体系进行科学设计，整体优化；根据新时期中医药教育改革现状，增加与高等中医药院校药学职业技能大赛配套的《中药传统技能》教材；结合药学应用型特点，同步编写与理论课配套的实验实训教材，独立建设《实验室安全与管理》教材。实现了基础学科与专业学科紧密衔接，主干课程与相关课程合理配置的目标；编写过程注重突出中医药院校特色，适当融入中医药文化及知识，满足21世纪复合型人才培养的需要。

参与教材编写的专家都以科学严谨的治学精神和认真负责的工作态度，以建设有特色的、教师易用、学生易学、教学互动、真正引领教学实践和改革的精品教材为目标，严把编写各个环节，确保教材建设精品质量。

三、坚持"三基五性三特定"的原则，与行业法规标准、执业标准有机结合

本套教材建设将应用型、复合型高等中医药院校药学类人才必需的基本知识、基本理论、基本技能作为教材建设的主体框架，将体现高等中医药教育教学所需的思想性、科学性、先进性、启发性、适用性作为教材建设灵魂，在教材内容上设立"要点导航、重点小结"模块对其加以明确；使"三基五性三特定"有机融合，相互渗透，贯穿教材编写始终。并且，设立"知识拓展、药师考点"等模块，和执业药师资格考试、新版《药品生产质量管理规范》（GMP）、《药品经营管理质量规范》（GSP）紧密衔接，避免理论与实践脱节，教学与实际工作脱节。

四、创新教材呈现形式，促进高等中医药院校药学教育学习资源数字化

本轮教材建设注重数字多媒体技术，相关教材陆续建设课程网络资源，藉此实现教材富媒体化，促进高等中医药院校药学教育学习资源数字化，帮助院校及任课教师在MOOCs时代进行的教学改革，提高学生学习效果。前期建设中配有课件的科目可到中国医药科技出版社官网（www.cmstp.com）下载。

本套教材编写得到了教育部、国家食品药品监督管理总局和中国医药科技出版社全国高等医药教育教材工作专家委员会的相关领导、专家的大力支持和指导；得到了全国高等医药院校、部分医药企业、科研机构专家和教师的支持和积极参与，谨此，表示衷心的感谢！希望以教材建设为核心，为高等医药院校搭建长期的教学交流平台，对医药人才培养和教育教学改革产生积极的推动作用。同时精品教材的建设工作漫长而艰巨，希望各院校师生在教学过程中，及时提出宝贵的意见和建议，以便不断修订完善，更好的为药学教育事业发展和保障人民用药安全服务！

中国医药科技出版社

2014 年 7 月

实验室是科学研究、人才培养、社会服务的重要场所。由于实验室具有学科专业性、设备独特性、材料多样性等特点，在其运行过程中，实验室管理与安全重要性日益凸显。研究实验室人员、环境、设备设施相互作用规律，建立规范的实验室管理与安全制度，是现代实验室管理的基本要求。

药学是一门实践性很强的学科，实验教学、实验研究是药学类专业人才培养的重要环节，实验技能、实验素养是药学人才必备的基本素质。在药学类专业教学改革中，为增强学生的创新实践和科研能力，达到理论与实践的有机结合，已形成了实验教学与理论教学并重的两大课程体系。

当今高等中医药教育蓬勃发展。在高等中医药院校中设置《实验室管理与安全》课程，全面实行实验室准入制度，能强化学生的实验室管理与安全意识养成，培养其严谨的科学态度和良好的科学作风。重视实验室管理与安全的养成教育，对于提高药学类专业职业素养、促进学生综合素质的提高、保障实验室正常运行，保护师生生命安全及国家财产安全有着重要意义。

本书针对目前药学类实验室管理与安全的特点，强调专业性，突出实用性。全书共分为 16 章，主要内容包括：实验室组织管理、实验室质量管理、实验室人力资源管理、实验室环境设施管理、实验室仪器设备管理、实验室信息管理、实验室认证与认可管理、药学类 GLP 实验室管理、实验室安全管理、著名实验室介绍等。本教材全面系统地介绍了药学专业紧密相关实验室管理与安全的专业知识和发展趋势，可作为高等学校药学类专业及相关专业教师、研究生、本科生、实验技术人员等学习教材，也可作为其他相关人员的参考书籍。

本书的编写得到四川省高校实验室工作研究会、中国医药科技出版社以及各参编单位的大力支持，在编写过程中得到成都中医药大学、四川大学、西南交通大学、电子科技大学专家教授的悉心指导。成都中医药大学董贾寿教授主审，在此表示衷心的感谢。编写过程中参阅引用了大量的文献资料、教材、专著、图片，限于篇幅，无法一一列举。在此，对所引用资料的原作者致以衷心感谢。

实验室管理与安全是一项长期的工作与任务，需要常抓不懈，不断总结完善发展。由于编者学识水平有限，相关领域发展快速，在实验室管理与安全方面探索性较强，加之时间仓促，书中存在的缺点和纰漏一定不少，敬请提出宝贵意见，以便进一步改进与完善。

编 者
2014 年 6 月

C O N T E N T S

第一章 绪 论

要点导航

1. 掌握实验室管理与安全的含义，实验室安全文化的含义。
2. 熟悉实验室管理与安全的研究三要素。
3. 了解实验室管理与安全的现状与发展趋势。

德国著名物理学家、X 射线发现者、首位诺贝尔奖获得者威廉·康拉德·伦琴讲过："实验是最有力量、最可靠的手段，它能使我们提示自然之谜，实验是判断假设应当保留还是放弃的最后鉴定。"药学是跨越医学、生物学、化学、工学、理学等多个学科门类的一门综合性实验性科学，作为一门边缘学科，其主要任务包括研究、制造和合理使用药物，为人类健康服务，主要特点是既要研究作为药物的各种物质及其变化的基本规律，又要研究药物与生物体（主要是人体）之间互相作用和变化的规律，实践性极强。

实验室是进行试验的场所，是人才培养、科学研究、社会服务的重要基地。药学实验室是利用实验环境、仪器设备条件和实验人员专业能力进行实验活动服务社会需求的重要场所，也是进行药学研究、开发、检验、检测、人才培养的重要基地，承载着技术创新与人才培养的任务。药学专业人才培养与药学研究都离不开实验室。

药学学科实践性很强。几千年来，药学理论的形成与知识的获取都取决于人类长期生产、生活实践以及与疾病斗争过程中的点滴积累。药学科学不断通过实验研究，解决药学事业中需要解决的问题。伴随实验技术与水平的不断提升，药学实验也逐渐由粗陋的观察、模糊的推断，逐渐走向严肃的实验、严密的逻辑推理过程。

早在原始社会，人类就通过对植物和动物药效的反复试验和观察逐步形成了简单的药物知识。自古相传的伏羲"尝味百药"和"神农尝百草之滋味……一日而遇七十二毒"的传说，生动形象地概括了药学知识的起源是与人类生产、生活实践的紧密联系。人们从野果和谷物的自然发酵现象中，逐步掌握了"百药之长"酒的酿造技术，及其祛寒邪、通血脉、行药势、消毒和助溶等多方面的医疗作用。进入原始社会后期，随着采矿和冶炼活动的出现，又逐渐掌握了矿物药。

青霉素可谓是人类医药史上具有划时代意义的里程碑，开创了用抗生素治疗疾病的新纪元，使人类平均寿命从 45 岁增加到 60 岁，为增进人类健康做出了巨大贡献。纵观其被发现与应用的整个历程，与三位科学家的努力最为紧密。英国细菌学家弗莱明 1928 年首先发现了世界上第一种抗生素——青霉素。1939 年，在牛津大学工作的德国生物化学家钱恩和澳大利亚病理学家弗洛里进一步推动青霉素发展，经过一年多的努力，实现了青霉素的分离与纯化。1943 年青霉素完成了商业化生产。1945 年弗莱明、弗洛里、钱恩三人共同获得诺贝尔生理学或医学奖。

20 世纪 60 年代，我国以举国之力研制的青蒿素是全球唯一的治疗疟疾特效药，被称为"中国的第五大发明"。其研制历程中检验了无数治疗疟疾的中草药成方、单方、验方、秘方，筛选了 4 万多种抗疟疾的化合物和中草药，后从东晋葛洪著《肘后备急方》得到启示，采用低沸点溶剂从传统中草药中提取、分离、创制出第 1 个一类新药——青蒿素。2011 年 9 月，青蒿素的主要研发者之一屠呦呦获得拉斯克临床医学奖，这是中国生物医学界迄今为止获得的世界级最高级大奖。

知识拓展

拉斯克奖全称艾伯特·拉斯克奖，始于 1946 年，是由纽约的阿尔伯特·玛丽·拉斯克基金会设立的，旨在表彰医学领域有突出贡献的科学家、医生和公共服务人员。拉斯克奖最初分为基础医学奖、临床医学奖和公众服务奖，后又增设特殊贡献奖，前两项专门授予科学家，其得奖者通常会在随后的一年得到诺贝尔奖，该奖项在医学界又素有"诺贝尔奖风向标"之称。

第一节　实验室管理与安全研究对象与任务

医药行业是高新技术产业中生产技术复杂、技术密集、新产品创制成本高、周期长的行业。新产品研发是医药行业的主要竞争点。实验研究在医药行业中有着举足轻重的地位，新产品研发离不开实验室；在药品生产中，产品质量控制及质量检验是保障临床用药安全有效的必须手段，质量检测工作离不开实验室。食品安全监管也离不开实验室，药品安全有效、食品安全质量保证体系都与实验室工作休戚相关，可以说，医药行业是与实验室关系最为密切的行业之一。因此，营造实验室安全文化，加强实验队伍建设，重视实验室人力资源工作，规范实验室管理，是适应社会发展和行业需求的前提，是药品食品技术开发和质量保障的必须。

一、实验室管理与安全的研究对象

实验室不是简单的大楼加仪器，加之药学学科的实践性，一流大学的药学实验室不是简单地配备一流的设备就能够成就。实验室的水平是多因素决定的一种综合实力，主要包括环境条件、人员素质、技术水平、管理水平和设备条件等。

实验室管理与安全是将安全作为基本要素，研究实验过程中实验环境、仪器设备设施和实验队伍三大要素各项活动基本规律，保障师生员工实验安全的科学与技术。

营造良好的实验环境是确保科学研究质量、培养高素质人才的前提。药学实验室建设是复杂的系统工程。实验室环境条件，无论是温度、湿度、通风等气候因素，还是噪音、粉尘、光照等理化因素都会直接影响实验结果的质量、实验人员的身体健康和仪器设备的使用寿命。建立舒适、智能、高效、节能的实验环境，有效控制实验污染（废气、废液和固体废弃物），实验室环保、安全与健康已是当今实验室建设的重要内容。不论是新建、扩建或改建的实验室项目，都应综合考虑实验室建设的总体规划、合理布局和设计，以及供电、供水、供气、通风、空气净化、职业健康、环境保护、安全措施等基础设施和基本条件。

仪器设备是实验室最重要的硬件，是开展一切实验工作的物质基础条件，对保证工作质量和技术水平起着重要作用。实验室按照工作上适用、技术上先进、经济上合理的原则，根据规模和实际工作需要与发展配置相关的仪器设备。从计划选型、论证审批，经过采购、安装、使用、维护、维修、改造、更新、报废所经历的全部过程可分为两个阶段，即前期管理和后期管理（包括日常管理以及技术管理）。在有限的经费投入下，做好仪器设备前期管理，充分论证，可以避免重复建设，提高资金使用绩效；做好仪器设备后期管理工作，共享、开放，可以充分发挥仪器设备的效能，提高使用率和回报率。

实验队伍是实验室的灵魂。构成实验室的实验环境、仪器设备设施和实验队伍这三大要素是一个有机整体，实验队伍是其中最具活力、能动的、富有创造力的因素，是实验研究中最重要的人力资源，是最不能替代的关键性因素。把握好这个因素，能使某些仪器设备条件较差的实验室表现出较高的技术能力水平。实验室水平的高低，不仅仅要看实验室拥有的仪器设备和优越的环境，更重要的是看实验室是否有一支人员数量及结构合理、素质精良的实验队伍，能够管好用好仪器设备，形成技术平台，充分发挥实验室作用。

二、实验室管理与安全的研究任务

实验是科学研究最重要的途径。实验室已经成为知识创新和高层次人才的培养基地，在科学研究活动中扮演着重要的角色，不仅承担着大量科研任务，创造出大批高水平科研成果，而且还承担教学任务，向社会输送高素质人才。高等学校的实验室在一定程度上能够反映一所大学的创新科研水平和人才培养质量。实验室管理与安全围绕实验室三大要素主要有四项研究任务。

1. 人防技防，确保实验室人员生命财产安全 实验室是科学研究的场所。要进行实验，就会涉及到实验人员、物料、设备、环境、方法等诸多要素。所有的隐患和事故也就包含在这些要素里，稍有不慎，就会发生事故。轻则实验进度受阻，造成浪费；重则危及实验人员生命安全，重大事故往往造成国家财产重大损失。

实验室管理与安全是将安全作为基本要素研究实验过程中各因素的规律，就是要研究实验过程中的消防安全、化学安全、医学生物安全、机械安全、环境安全等一系列安全问题，进而对实验人员进行安全教育，并保持持续的培养，保证实验工作顺利进行，确保实验人员生命及财产安全。

2. 科学规划，建立良好的实验环境条件 科学研究是一项技术含量很高的工作，对环境条件的要求比较严格。由于高校实验室规划设计缺少专业人士参与，在实验室建设的规划设计中，对设施装备的安全要求考虑不周，工程设计上存在漏洞，包括人与机械、作业环境之间配合不当等，造成了安全先天性隐患。加之科学研究、科学实验常常又是枯燥无味的。研究人员进行高技术、高精度的工作，特别需要配有高情感的环境和条件，需要在一个比较舒适的工作环境里工作。同时，为了方便工作，要求这个环境内、设施条件要尽量配套，要能够满足科学研究的需要。

实验室管理与安全要"以人为本"，研究实验过程中实验环境、仪器设备设施和实验队伍三大要素各项活动基本规律，首先就是要把营造良好的实验环境作为确保科学研究质量、培养高素质人才的前提。

3. 规范管理，提高仪器设备投资效益 实验室是进行科学技术创新开发的前沿阵地，是科学仪器最集中的场所。仪器设备是实验研究的工具，是信息的源头，是人类感官功能和劳动的延伸。现代科学技术的发展对科研仪器设备的要求越来越高，反过来先进的科学仪器的装备和应用又会有力地促进科学技术的发展。高精度、高灵敏度的实验设备被广泛使用。

仪器设备前期管理因为投入经费过于集中，重采购、轻论证的现象时有发生；后期管理中亦存在重使用、轻认证的情况；很多仪器设备开放、共享的管理机制尚未建立或仍不够完善，总体表现为仪器设备投资效益不高。

实验室管理与安全就是要加强仪器设备选型、论证，作好仪器设备共享、开放，可以充分发挥仪器设备的效能，有效地把有限的经费管好、用好，有效防止重复建设和低效投资，有利于教学、科研工作的顺利进行。

4. 安全准入，营造实验室安全文化 一位安全管理专家曾说过，短期安全靠运气，中期安全靠管理，长期安全靠文化。这深刻揭示了实验室要做好管理与安全工作，只有上升到文化层面，才能抓住根本、击中要害，才是最长久、最管用、最有效的真招实策。实验工作中，实验室安全事故的发生往往由于实验室人员和学生对安全防护认知不足，凭经验或平时不良习惯或疲劳疏忽，或遇紧急危机处理能力不足造成。因此，对实验室人员和学生的安全教育和培训显得十分重要。目前，不少高校还没有专门的实验室安全教育和培训中心，该项工作还没有常态化。

实验室的安全准入，就是要确保学生进入实验室前已经对实验的安全与规范有一个系统的认识与学习，国外多数知名高校已经普遍采用。国内很多高校也通过集中培训、宣讲教育等形式不同程度地实施了实验室安全准入。

实验室管理与安全在广泛进行实验室安全教育的基础上，执行实验室安全准入，就是要让教师和学生都对实验室安全问题和安全常识的全面了解，掌握学校在实验室安全方面的管理要求和规章制度，进而提高安全意识、规范安全行为，减少实验室安全事故的发生。

第二节 实验室管理与安全的地位和作用

药学学科的实践性决定了药学工作从药物研究、药物生产、药品检验，以及药品使用、管理等都是技术性很强的实际工作，须臾离不开实验和实验室。著名的物理学家冯端讲过："实验室是现代化大学的心脏"。实验室作为药学人才培养、科学研究的重要平台必然决定了实验室管理与安全在药学高等教育中具有极其重要的地位和作用。

一、实验室安全管理是药学研究的首要前提

实验室安全管理主要研究实验风险所导致的事故和灾害的发生、发展规律以及防止实验室意外事故发生所需的科学知识与技术方法，研究实验室环境下人、物、环境系统之间的相互作用规律，达到保障实验人员人身安全、实验设备设施安全、实验材料安全、实验信息安全等目的。

要确保药学研究的顺利进行，前提是实验室安全管理。药学实验室安全管理关系到实验教学和科学研究能否顺利进行，国家财产能否免受损失，师生员工的人身安全能否得到保障。随着我国医药卫生事业的快速发展，药学实验室无论从规模上还是数量上都较过去有了较大的突破，由于进入实验室的工作人员数量增多及流动性加大，使得实验室管理与安全问题日益突出。加之药学实验必然涉及各种化学药品、易燃易爆物品、剧毒物品、放射性物品和生物实验品；实验操作过程中必然存在高温、高压、超低温、强磁、真空、微波辐射、高电压或高转速等诸多安全隐患，稍有不慎，就会发生事故。一旦发生事故，将会造成无法估量的后果，甚至中断正常的教学、科研工作，使师生员工的生命、家庭和事业受到威胁，使实验室财产蒙受重大损失，还可能连带发生其他刑事或民事官司或巨额赔偿。

二、实验室安全教育是药学人才素养教育的重要组成部分

药学实验是培养学生实验动手能力和创新精神最有效的手段。实验室不单是药学人才基本技能、综合能力与创新精神的培养，更是药学研究素养教育的重要场所。近年来，药学实验室火灾事故、爆炸事故、生物安全事故、毒害等安全事故等不绝于耳。在所发生的实验室安全事故中，其中约85%~90%的安全事故是由于人的不安全行为诱发的。实验室安全观念淡薄，安全素质欠缺，安全行为背离是导致事故发生的直接原因。在安全观念淡薄、安全知识不清楚、技术不熟练、关键操作不清的状况下，纵然组织大量资金，对安全设施和防护用具进行建设，仍不能防患于未然。

试验中会产生废渣、废液、废气，其中以废液的排放量最大。这些排放物有不少含有很多剧毒的、致突变、致畸形、致癌的物质，其浓度是多变的，其成分是复杂的，有的甚至具有隐蔽性，一时不易察觉。这些排放物不仅直接损害师生健康，还会造成附近城区和居民区的环境污染，对社会造成不可估量的损害。实验室管理与安全工作的扎实开展，要求在实验室安全工作中，必须把生命真正放在第一位，加强安全教育工作。

"生命不保，谈何教育"，实验室安全教育贯彻"以人为本、安全第一、预防为主"理念，加强药学生安全知识学习，提高自身的安全文化素质，规范自己的安全行为，减少实验过程中发生灾难的风险，学习和掌握自护、自救、应急逃生的技能，逐渐地从"要我安全"到"我要安全"，进而走向"我会安全"。良好的药学实验室和安全管理教育，是培养有道德、懂安全、讲环保的高素质药学创新人才的重要组成部分。

三、实验室安全管理是确保药学研究科学性的重要保障

科学实验是科学理论的泉源，是自然科学的根本，是药学技术的基础。实验室是药学人才集聚、知识密集、技术密集、先进装备最集中的地方。从古至今，药学所有知识积累，新技术、新发明，都是建立在药学实验基础之上，没有实验就没有药学，这也是不争的事实。

科学性是药学实验的生命，药学实验室管理就是要通过建立良好的实验室管理规范，要严格控制药学试验的各个环节，严格控制可能影响实验结果准确性的各种主客观因素，降低试验误差，确保实验结果的准确性、真实性和可靠性，使试验环境设施更加满足实验要求，试验行为更具有公正性，试验流程更加顺畅，试验过程更加严谨，试验结果更加准确可靠，以促进试验质量的提高，保证试验数据的统一性、规范性和可比性。

中药是我国传统文化的瑰宝，过去中药不被国际接受，主要原因是成分不清、药效不明、质量不可控。要实现中药现代化，首先要进行基础科学的研究，强化中药研发过程的实验室管理和质量控制，使中药试验可以在一种与西药同等水平的设备、环境及管理中进行，才能消除国际贸易中的技术壁垒，为中药现代化、国际化提供支撑。

第三节　实验室管理与安全的现状与发展趋势

伴随医药事业的快速发展，国家对药学实验室建设的投入大幅增长，实验室建设无论从数量上还是规模上都有了长足的进步。与此同时，实验室资源开放性、共享性要求也越来越高。随着进入实验室的人员持续增长，流动性加大，仪器设备投入越来越多，实验室管理与安全工作面临压力越来越大。尽管医药院校实验室安全投入持续增长，但与实验室硬件建设投入相比明显不足，在实验室管理与安全方面存在诸多问题。

一、实验室管理与安全现状

伴随国家财政资金投入的持续增长，医药院校实验室建设已步入新的发展阶段。仪器设备逐渐完善，实验室拥有大批贵重精密仪器，各种安全设备设施建设也日益受到重视和加强。但总体而言，实验环境、仪器设备、实验队伍各因素的安全管理仍有待提高。

1. 信息化程度不高，效率低下　实验室工作是一项琐碎、复杂而又十分细致的工作。传统的管理模式，存在原始数据的多次重复转录、工作效率低下，信息无法共享，虽通过一系列的改进措施，但由于缺乏信息化管理系统支撑，始终无法实现实验室信息化管理。

面对药学实验室资源越来越充足的发展态势，实验室管理与安全要有效协调实验环境、仪器设备、实验队伍为三要素，利用这些资源，提高实验室管理效率，就必须要借助现代信息技术，利用现代计算机网络技术辅助实施信息化管理。

然而，实验室信息化是一个漫长的过程，当前，诸多信息化系统的研究、开发与利用，确实解决了很多实验室管理上的不足，提高了管理水平。但不可否认的是，现有的实验室管理信息化水平，离细致、系统、高效、安全的实验室管理还有差距，未来很长一段时间，实验室信息化还有很长的一段路要走。只有通过推进实验室信息化建设，让实验室管理者从繁杂的常态化手工操作中解脱出来，建立和使用信息化管理系统，充分发挥计算机网络信息技术的优势，实现实验室管理的现代化与信息化。

2. 安全意识不强，实验室安全教育没有常态化　在药学实验室中，无论是领导层还是执行层都不同程度存在重教学科研、轻安全环保的思想。认为安全工作有投入，无产出，只要现场工作人员小心操作就出不了大事的麻痹意识，其本质就是安全观念落后，尚未真正意识到实验室安全工作的重要性、特殊性和危机的危发性，尚未认识到实验室安全体系建设的重要性。我国目前尚未建立关于实验室环境、健康与安全管理的专门管理机构，现有的管理机构——有的仅是涉及到了实验室安全管理的内容，对环境保护和职业健康很少提到。

实验工作中，实验室安全事故的发生往往由于实验室人员和学生对安全防护认知不足，凭经验或平时不良习惯或疲劳疏忽，或遇紧急危机处理能力不足造成。因此，对实验室人员和学生的安全教育和培训显得十分重要。目前，不少高校还没有专门的实验室安全教育和培训中心，该项工作还没有常态化。

3. 安全建设资金投入不足，安全设施体系落后 医药院校对实验室的投入多集中于仪器设备购置、环境条件改善，比较而言，对实验室安全建设速度与之不相适应，安全设施体系整体水平较为落后。如，实验室应配备的烟感报警、监控装备、灭火器、喷淋洗眼装备、通风设施、防护眼镜、药箱等多不齐备，紧急救援开展困难；易燃、易爆、剧毒等危险化学品存放还不够规范，一些设备安全操作距离也不够规范；多数高校还没有建立健全完备的三废管理机制，一些可能产生有毒气体的实验室未配备通风系统，一些应经过处理方能排放的废水，因设施不完善而放任自流，一些固体废弃物没有按照国家标准处置，作为一般垃圾外运，对社会造成隐患。

4. 规范化管理不够 实验室规范化管理，是实验室潜能充分发挥的有力保障，具体包括实验室规章制度建设、人员管理、仪器设备管理等内容。现阶段，药学实验室管理规范化程度不够。普遍存在制度建设不够，队伍流动性大，仪器设备投资效益不高的现状有待改善。

以仪器设备管理为例，重采购、轻论证，重使用、轻认证，导致仪器设备投资效益不高。仪器设备的前期管理决定了设备全寿命周期费用的 90%。抓好设备前期管理可以有效防止重复建设和低效投资，能有效地把有限的经费管好、用好，有利于教学、科研、医疗工作的顺利进行。前期管理中因为投入经费过于集中，重采购、轻论证的现象时有发生；后期管理中亦存在重使用、轻认证的情况；很多院校仪器设备开放、共享的管理机制尚未建立或仍不够完善，总体表现为仪器设备投资效益不高。

5. 实验技术队伍水平有待进一步提高 实验技术队伍的技术和水平是实验室水平高低最重要的标志之一。当前，药学实验室实验场地和仪器设备质量都有了很大改善，但实验室技术人员的状况却不容乐观。长期以来，对实验技术队伍重视不够，实验技术队伍的建设远远落后于实验技术的发展，成为提高实验技术水平的瓶颈。实验技术人员数量严重不足，学历层次普遍不高，年龄结构偏大，稳定性差，流动性大，学习交流机会太少等现象都现实存在。

只有转变观念，充分认识实验技术队伍在实验室工作中不可或缺的地位和作用；合理设岗，优化结构；内培外引，完善培养机制；有效激励，确保公平公正的待遇，才能拥有一支高素质、高水平的实验技术队伍。

6. 开放共享机制有待进一步完善 受管理机制和传统习惯的影响，国内实验普遍存在分散封闭管理的弊端，缺乏开放共享机制，仪器设备在闲置时也不能或不愿开放使用，有的仪器设备甚至功能使用尚不完全，使用机时少。这种分散管理的机制，一方面存在设备重复购置浪费资金，一方面又导致仪器设备的运行维护经费不足，管理和维修人员不足。缺乏管理机制，缺失共享信息平台，仪器设备的信息不通畅，想用的人不知何时、何处有仪器，有仪器的人不知何人何时要用仪器，严重阻碍着大型仪器设备的效益发挥和共享成效。实验室的开放和资源共享势在必行。

二、实验室管理与安全发展趋势

1. EHS 推行 20 世纪 90 年代发展起来的环境（environment）、健康（health）与安全（safety）管理体系（EHS）是通过系统化的预防管理机制，减少各种事故、环境和职业病隐患，从而最大限度地降低事故、环境污染和职业病发病率，最终达到改善单位的环境、健康与安全状况的管理体系。美国、新加坡和中国香港等国家和地区的高校十分重视 EHS 管理，安全理念已成为世界上很多大学核心价值观之一。境外的高校普遍具有很强的环境保护、健康和安全意识，校园安全文化氛围浓厚，各方面措施到位，管理规范，值得国内高校学习和借鉴。

在国内高校建立和推行 EHS 管理体系，可以改进高校实验场所的健康和安全状况，改善实验条件，提高广大师生员工的安全素养和健康理念，维护师生员工的职业健康和生命安全等方面的合法权益，可以提高高校实验室科学化管理水平，提升实验室形象，创造更好的实验环境及效益，对促进建设世界一流大学和国内高水平大学具有重要意义，也符合合理利用资源、预防环境污染、保护环境健康和生命的价值理念要求。因此，在高校推行 EHS 管理体系是高校管理和发展的必然趋势，是顺应高等教育国际化潮流的具体表现。

2. 规范化　质量是实验室的生命。在质量方针的指引下，通过设置组织机构和明确职责分工，分析药学实验室各项质量活动及接口，制定程序文件规定各项活动的流程和方法，使各项活动有够经济、有效、协调地进行，形成实验室质量管理体系，实验室管理向专业化方向发展，日趋规范。

良好实验室规范（Good Laboratory Practice，GLP）始于 20 世纪 70 年代，新西兰是第一个制定实验室登记法的国家。我国开展 GLP 工作最早的是医药行业，1993 年 12 月原国家药品监督管理局颁布了"药品非临床研究质量管理规定"（试行），后经 1994 年和 1999 年两次修改，于 2003 年由国家食品药品监督管理局正式颁布"药品非临床研究质量管理规范"，同时还颁布了"药物非临床研究质量管理规范管理办法"和"药物非临床研究质量管理规范检查办法"，从计划、实验、监督、记录到实验报告等管理的质量体系，涉及到实验室工作的所有方面，其目的是严格控制化学品安全性评价试验的各个环节，降低试验误差，确保试验结果的准确性、真实性和可靠性，保障人类的生命、健康和环境安全。至 2014 年 1 月全国已经有 57 家单位获得了药品临床前安全评价 GLP 实验室的资格。

近年来，我国已有越来越多的药学实验室意识到建立质量管理体系的重要性，纷纷按照检测和校准实验室能力认可准则（ISO/IEC 17025：2005）、检测和校准实验室能力的通用要求（GB/T 15481：2005）、实验室资质认定评审准则（国认实函［2006］141 号）、GLP 及其他一些标准准则的要求建立起了具有自身特点的实验室质量管理体系。

3. 信息化　信息化与数字化时代的到来，实验室管理信息化水平，实验资源共享程度已成为实验室管理水平的重要标志，药学实验室管理技术信息化已是大势所趋。

实验室管理科学与现代信息技术结合的产物实验室信息化管理系统（Laboratory Information Management System，LIMS）应运而生，它利用计算机技术对实验室进行全方位管理，可起提高研究、检测效率；提高研究、检测结果可靠性；提高对复杂研究、检测问题的处理能力；协调实验室各类资源；实现实验室量化管理。

通过信息化的管理，可及时发现存在的问题，解决传统实验室中存在的各种弊端，从而提高实验室的工作效率，降低运行成本。LIMS 技术应用比较广泛，适用于各行业的分析测试实验室，在卫生部门、药监部门、质检部门以及石化行业、地质行业得到了广泛的推广和应用。现代 LIMS 以实验室或机构为核心，符合国际规范的全方位管理，高等院校、科研院所随着科研实力的提升，逐渐认识到 LIMS 在实验室管理中的重要作用。

4. 安全文化 安全是从人身心需要的角度提出的，是针对人以及与人的身心直接或间接的相关事物而言。1986 年，国际原子能机构（International Atomic Energy Agency, IAEA）在对切尔诺贝利核电站事故评审会上，核应急专家指出多数核电站事故是由于操作人员的直接或间接失误导致，而并非缘于设备故障，因此，绝不可以单纯寻找设计上的缺陷，还必须从安全文化的角度来考虑。这是"安全文化"一词的首次使用。1988 年，针对核电站的安全问题，国际核安全咨询组（International Nuclear Safety Group，INSAG）将安全文化的概念作为一种重要的管理原则予以确定。1991 年，INSAG－4 报告《安全文化》定义了安全文化内容，即"存在于单位和个人中的种种素质和态度的总和。"以上是安全文化狭义定义。广义的安全文化包括了物态文化和环境文化，是指"人类在生产生活的实践过程中，为保障身心健康安全而创造的一切安全物质财富和安全精神财富的总和"、"人类安全活动所创造的安全生产、安全生活的精神、观念、行为和物态的总和"，既包括了精神观念等意识内容，也包括了行为、环境和物态等物质层面的内容。安全文化是人类文化文明的重要产物。

安全文化在我国实验室中的应用还存在许多空白点。实验室安全文化建设要解决的问题就是要使实验室安全成为每一位实验室工作者的自主需求，让在实验室里工作的每一个人，都懂得"实验必须安全，安全为了实验"这一基本道理。同时，使每一个人掌握最基本的安全防范技能和常识，全面提升实验室安全管理水平。

从以往实验室发生安全事故的主要原因分析，人的不安全行为是造成事故发生的主要原因，如实验前未做好充分准备，不严格遵守操作规程，麻痹大意，疏于防范等。导致安全事故的发生，从根本上讲，就是安全意识淡薄。安全文化建设相对于安全管理来说更具有系统性、整体性和全面性，充分发挥文化的"软管理"作用来激发师生内在积极性，可以促进师生主动遵守安全规范，自觉消除安全隐患。它使人感悟到安全文化的个性与内涵，其传播力量与感染力量最为具体而直接。

复习思考题

1. 试述实验室管理与安全的三要素？
2. 实验室管理与安全的主要任务有哪些？

（刘友平 陈 林）

第二章 ▶ 实验室组织与管理

要点导航

1. 掌握实验室组织与管理的含义及其原则。
2. 熟悉实验室组织管理机构设置原则与职责，实验室设置的基本原则和条件。
3. 了解高等院校实验室管理模式；实验室的命名原则。

实验室组织管理形式是管理组织基本结构的具体表现形式，它随着实验室的产生和发展不断演变，有多种多样的形式。实验室组织管理受实验室建设规模、依托学科类别、专业性质、分布地点、管理水平以及管理人员的素质等因素的影响，因此，实验室的管理组织形式应该具有多样性和适应性的特点。

第一节　实验室组织与管理模式

一、实验室管理与组织的含义

（一）实验室管理的含义

实验室管理就是由实验室的领导者及其有关职能部门管理者和全体实验室工作人员，按照客观规律的要求，对实验室的各类活动进行计划、组织、指挥、控制和协调，以适应外部环境变化，充分利用各种资源，实现实验室的目标（任务），体现社会、经济效益。实验室管理的概念提出了以下几个问题。

1. 管什么　即管理的客体是什么。实验室管理主要是对实验室系统内各类活动进行的管理。实验室的各类活动就是管理的客体。

2. 谁来管　即管理的主体是谁。实验室及管理机构的领导者和全体职工行使管理职能，从事一定的管理活动。

3. 怎么管　即如何进行管理。人们对实验室活动的管理，是通过计划、组织、指挥、监督和调节等系列管理职能进行的。只有熟悉和运用多种管理职能，才能顺利地完成管理的任务。

4. 为什么管　即管理的目的。管理本身不是目的，而是实现既定目的的手段。实验室管理的目的，就是适应内、外部环境，合理利用资源，实现实验室系统的目标，取得尽可能好的社会效益和经济效益。

5. 根据什么管　即如何提高管理的效益。实验室管理是人们的主观行为，但主观行为必领受到客观规律的制约。要实现管理的目的，达到预期的效果，必须尊重客观规律，按照客观规律的要求办事。实验室管理的有效性取决于人们认识和利用客观规律的程度。

（二）实验室组织的含义

无论是对人或对物，还是对实验室或整个高等教育事业，要想履行管理的职能，都必须有一定的组织活动和与之相适应的组织结构。组织是有意识地协调两个或两个以上的人的活动或力量的协作系统。对于实验室的组织就要将实验室内部的人、财、物等资源合理配置，建立组织框架，高效利用现有资源，努力实现已制定的目标。实验室的组织框架通常为金字塔型，以组织框架图来表示，它明确了上下级关系，专业组之间以及工作人员之间的关系。实验室管理者应投入一定的精力建立和维持这种层次关系，维护这种层次关系主要应通过制定实验室规章制度、工作流程、程序文件来实现。常见的组织管理框架图如图2-1，图2-2。

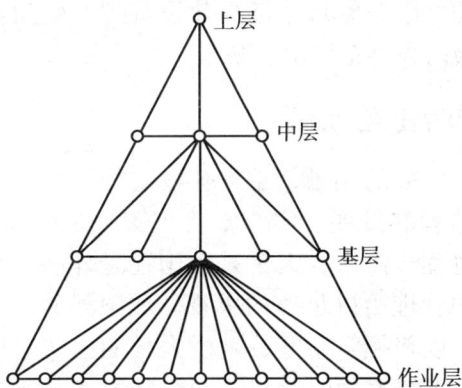

图2-1　金字塔型图

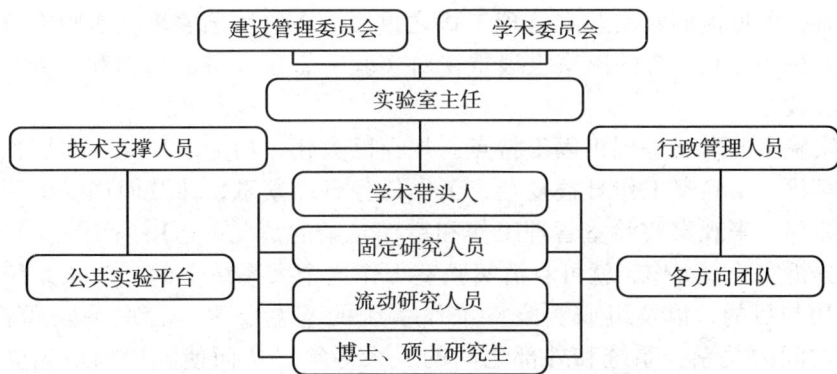

图2-2　我国某一国家重点实验室组织框架图

在进行组织活动时应注意以下原则。

1. 目标性　每一个工作岗位都有明确的工作目标和任务，这些岗位应与实验室的总体目标保持一致。

2. 权威性　必须明确界定每一个工作岗位的权限范围和内容。

3. 责任性　每一工作人员都应对其行为负责，责任应与工作权限相对应。

4. 分等原则　每一个工作人员都清楚其在实验室组织结构中所处的位置。

5. 命令唯一性 一个人应只有一个上级，不宜实行多重领导。

6. 协调性 实验室的活动或工作应很好结合，不应发生冲突或失调。

二、实验室管理系统的含义

实验室管理具有系统的属性和特征，是综合主、客观因素而特定的管理系统。实验室管理系统的建立，是从实验室的整体出发，把每个实验室及其要素看成系统中的一部分，通过全盘规划、统一指挥，实现最佳控制，以取得管理的最好效果。系统原理强调系统分析，它是把组成一个系统的各个要素在空间和时间上进行有序排列和组合，以此建立起完成各个分目标任务的若干子系统。实验室管理系统一般包含实验教学管理、科研实验管理、实验室人员管理、仪器设备管理、经费管理、信息管理等管理子系统。高等学校实验室管理系统是高等学校管理系统的子系统，与高等学校管理系统的其他子系统，如教学管理、科研管理、财务管理、基本建设管理、后勤管理等系统发生各种形式的有机联系，同时也与社会的很多系统发生联系。

三、实验室管理的产生与发展

科学发展的动力是生产发展的刺激，是社会发展的需要。科学是社会实践经验的总结，并在社会实践中得到检验和发展。实验室管理工作是伴随着实验室的发展与壮大，对实验室管理工作的研究也逐步深入，无论是中国还是外国，特别是科学技术发达的国家，都对各级各类实验室的管理给以足够的重视。如国外的一些著名实验室：英国科学与工程研究院的卢瑟幅——埃普顿实验室、剑桥大学的卡文迪什实验室、美国加州大学的劳伦斯伯克利实验室、斯坦福大学的斯坦福同步辐射实验室以及美国企业界的贝尔实验室、通用电器公司研究实验室、杜邦实验室等。这些实验室都有一个高效的管理系统。他们认为，寻找一个学者、教授并不难，而要找个优秀的实验室管理专家就如同寻找块红宝石那样难，可见他们对实验室管理工作之重视。在这些国家里，实验室管理都有一整套的管理办法和经验。有的国家也很重视对实验室管理人员的选聘和培养，有较完整的培训计划和教材。

现代化实验室的发展呈现出以下特点：规模巨大化、功能多样化、多层次化、开放化、投资巨额化，实验室工作日益复杂，工作任务日趋繁重，涉及面广。运用现代管理科学的基本原理，来观察实验室管理工作和错综复杂的情况，运用系统论、控制论、信息论的观点分析实验室工作，就可看清实验室工作这个大系统下的一个子系统，以及它的任务、作用与目的，以及组成实验室工作系统的基本要素、管理手段和管理方法，以及子系统之间的关系，系统和外部之间的关系等等。从而使人深刻地感受到，实验室管理工作，首先需要一个功能健全和运转自如的职能机构，同时需要一个优化的管理体制。这样，才能收到提高管理水平，充分发挥投资效益和获得最优的教学效益与科研效益。

四、实验室管理的重要性

实验室管理的重要性，具体表现在以下几个方面。

1. 实验室管理是进行现代实验活动的必要条件 现代实验室的实验过程，是分工精细，共同协作的实验人员应用仪器设备，配有水、电、气等实验设施，采用社会化大生产的方式进行实验的过程，要按照实验技术特点，进行合理组织，保持正确的比例关系。为此，就必须实行管理，使各要素结合起来。

2. 实验室管理是实现实验室系统目标，提高社会效益和经济效益的重要手段 实验室系统目标就是，为社会培养出高质量的人才，研究出高水平的成果，提供优质的科技服务。这就需要不断提高实验室的素质，搞好节能降耗、功能开发、规划建设。在条件许可时还要对新产品科研成果进行小批量试制生产，并用销售或技术转让收入补偿研究试制生产中的一切费用，取得盈利。为此，就必须进行管理，使得条件、市场、任务、成果密切协调，取得较大的社会效益和经济效益。

3. 实验室管理是加速科学技术发展的有力武器 科学技术是第一生产力，为确保工农业生产的高速增长，不断提高劳动生产率，每个实验室都要发挥其推动技术进步的功能，将科技成果尽快地应用于工农业生产、国防建设、航空航天、人民生活等各个领域。为此，就必须实行管理，尽快改变我国实验室的技术条件方面的落后面貌。

4. 实验室管理是培养复合型实验技术队伍的可靠保证 科技进步和实验技术的发展，对专业技术水平的要求越来越高。没有一支技术精、作风过硬的实验技术队伍，就无法将实验室建设成具有一定水平的实验室。为此，必须实行管理，全面提高实验技术队伍的素质。

五、实验室管理的任务与原则

（一）实验室管理的任务

概括地讲，实验室管理的任务就是在国家以及实验室主管部门计划和经济的、行政的管理、检查、指导和调节下，在不断提高实验室的素质和全面投资效益的基础上，为国家和社会培养人才，研究具有先进水平的科研课题，解决生产、技术难题，为国民经济建设和推动技术进步做出贡献。

（二）实验室管理的原则

实验室的管理原则（原理）是实施管理职能，从事管理活动所依据的准则或规则。要进行有效的管理，人们就需要依据一些原则。

1. 实验室管理的一般原则 实验室管理的一般原则是指实验室管理系统的各个层次所有管理人员都应遵循的那些原则。该原则有以下几项。

（1）政令统一原则 即要求管理活动中所发布的命令和指挥要统一，以避免政出多门、多头指挥而造成的混乱。

（2）责权相应原则 即要求实验室管理系统或等级链的每个层次和每一个部门都应该毫无例外的贯彻责权相应原则。

（3）纪律严明原则 纪律是为了维护集体利益并保证实验室活动正常进行，而制定的要求每个成员遵守的规章协定。

（4）公平合理原则 "公平"是指待人处事要合情合理，既不偏袒又不褒贬，平等对待每个工作人员。"合理"，是指对工作人员的报酬奖惩要合理，使广大工作人员有公平感。

（5）团结上进原则 就是应尽最大的努力来增进广大工作人员的团结，以便同心协力办好实验室，发展实验室，所以还要特别注意发挥广大实验室人员的主人翁责任感、上进心和首创精神。

2. 实验室中、高层管理者应遵循的原则 在实验室管理工作中，中高层管理者除应贯彻实验室的一般原则，更应遵循与其职位相称的特殊原则。该原则有以下几项。

（1）力抓主要矛盾 抓住了主要矛盾，一切问题就迎刃而解。这是实验室中高层管理者必须掌握和运用的一种艺术。

（2）例外原则 即指不经常碰到的没有规范化的新问题，往往是对组织影响大、处理起来难度也比较大的问题，要中高层管理者亲自过问和处理，以达到充分发挥下级的主动性、积极性和责任感，避免中高层领导者由于陷入日常事务而顾此失彼。

（3）授权原则 即中高层管理者对所要处理的日常工作中的次要工作，授权于自己的下属处理，以达到提高管理效率的目的。

（4）决断原则 即强调中高层管理者，在处理管理问题时，决不优柔寡断，而应当机立断，处事果断。

（5）集中领导、分级管理原则 即实施实验室管理的"专责制"，将块块与条条统一起来，用系统的力量来管理实验室。

（6）依势而行原则 即中高层管理者在处理每一个重大问题时，都应在已有经验的基础上，经过科学分析，去认识和掌握事物的规律性，把握事物的发展趋势，做到审时度势，以势而行，丢掉狭隘观点，树立看问题的全面性，从全体上、本质上去把握事物的总趋势，求得大面积丰收的观点。

（7）改革创新的原则 即要求实验室中、高层领导者的思维方式要不断创新，管理方式要不断刷新，管理方法要不断更新。

六、实验室管理的内容与方法

（一）实验室管理的内容

1. 构成实验室管理的因素

（1）人是管理的主体，即是管理者，又是管理的对象，它是管理的最重要因素。

（2）财是指资金（货币），它是管理的财经基础。

（3）物是指仪器设备、低值易耗品、原材料等物质财富，它是管理的物质基础，也是管理的对象。

（4）信息是指各种资料、消息等，它是管理的重要依据。

（5）时间是指管理的进行或发展的过程、速度，它是管理的必要条件，也是很重要的因素。

2. 实验室管理的运转过程 实验室管理的运转过程是指仪器、设备、物资等供应过程、实验过程和市场（人才、技术、成果）营销过程。实验室管理的成果则是为社会培养人才，为科学技术生产开发提供最新研究成果，为测试服务、为生产监控提供必要条件，为实验室发展积极筹集资金，尽快提高实验室的素质，提高实验室的社会与经济效益。而实验室管理是通过管理的具体职能来发挥作用的。

3. 实验室管理的内容 实验室管理的内容概括起来主要有以下一些。

（1）全面综合管理 全面计划管理，是以人、财、物为对象，以保证实现科学研究、人才培养、学科发展、企业经营等战略，搞好综合平衡，协调好实验室各项活动为目标的全面综合的计划管理；全面质量管理，是以实验室的各项任务和活动为对象，以运用科学的方法培养出社会需要的人才，研制出最新的成果和为教学、科研、生产技术开发提供优质服务为目标的全面质量管理，这也是实验室管理中的重要的监控手段；全面的实验室队伍管理，是以人才为对象，以激励人才上进，提高实验室工作队伍素质为目标，把对人员的培训、考核、晋级、聘任、奖惩密切结合起来的全面人事劳动管理。全面技术经济核算，是指以培养出的人才、研究或开发出的成果及其价值为对象，以节能降耗，充分提高投资效益为目标的全面技术经济评价。

（2）**专业或任务管理**　包括：实验教学管理、科研实验管理、物资管理、设备管理、安全技术管理、实验用房及维修改造管理，等等。

（二）实验室管理的主要方法

1. 行政手段　它是指由行政组织，运用行政命令、指示、规定等，按照行政系统隶属关系来执行管理职能，进行实验室管理活动的方法。它具有强制性。

2. 法律手段　它是指根据各类立法和司法来管理实验室。所谓各类立法是由国家制定的诸如经济方面、技术方面、民事方面、行政方面等各种具有法律效用的规范规则。所谓司法是按照事物规律解决各类纠纷，审理各类案件的活动。实验室的各类活动和每个人员，都必须严格遵守，认真执行有关法律规范。法律手段对于管好实验室有着重大的作用。

3. 经济手段　它是按照客观经济规律要求，运用工资、奖金、经费、价格、成本、利润、税收等价值范畴，以及经济合同、经济责任制（如有偿占用）等来执行管理职能，进行实验管理活动的方法。这是实验室管理中的一种主要方法。

4. 电子手段　它是指应用电子计算机进行实验室管理的某些工作，如采用设备、人员、任务等数据库用于检索、查询、决策等进行管理。

5. 数学方法　它是指运用数据及有关数学科学知识作为工具，对实验室各类活动进行分析，以求得最优的管理效果。如决策的数学方法、网络计划技术、价值工程、线性规划等，人员管理、质量管理中的模糊评价、综合评判等。这种方法是现代管理的种极为重要的方法。但是，由于有些客观事物往往是没有定量的目标和因素，同此，不能认为通过数学计算提供的"最优解"，就是最好的决策方案，必须把定性的、定量的多种目标进行综合权衡和分析判断，才能做出适宜决策。

七、实验室管理的意义

许多历史经验表明，没有科学的管理是很难成功的。实验室管理的内容越来越复杂，对实验室管理工作的要求也越来越高。实验室管理工作者单凭过去传统的、习惯的管理已经很难适应实验室建设和发展的需要。所以加强实验室管理，具有非常重要的现实意义。

（1）实验室管理是建设和发展实验室的需要，特别是进入21世纪后，我国高等学校的实验室建设规模很大，发展速度很快，给管理工作者提出了许多新课题和更高的要求。所以，迫切地需要加强实验室科学化管理的研究。

（2）实验室管理的实践和理论研究，是建立具有中国特色的实验室管理的基础，在此基础上可以逐渐形成一个新的部门管理学，即实验室管理学。此学科的产生，对实验室管理工作实践，会发挥巨大的指导作用。

（3）实验室管理的实践和理论研究，是提高实验室管理水平的需要。为此，实验室管理人员必须懂得科学管理的理论知识和技术方法，掌握实验室管理工作的规律，以不断提高管理人员的素质和科学管理水平。把从实践中取得的丰富经验和现代管理理论结合起来，形成具有特色的实验室科学管理的理论和方法，这对我国当前和今后实验室科学管理有着非常重要的指导意义。总之，研究和应用实验室科学管理，有助于提高整个实验室管理队伍的素质，改善管理现状，提高管理工作的科学水平，可使实验室管理工作为实验室建设和发展做出积极的贡献。

第二节 高等院校实验室管理模式

随着高等教育的发展，我国高校的实验室得到了长足的发展，形成了高等教育的"半壁江山"，是高校培养高层次人才的重要基地，在学校的教学科研工作中占有重要的地位。但由于长期以来，实验教学依附于理论教学，仅作为课程理论教学的验证，实验室的建设和管理也是基本上附属于教研室或课题组。在相当长一段时间里，相当多的高校也没有相应的校级职能管理部门，在实验室建设和管理中缺乏总体规划和统筹安排。虽然这种管理体制是基于当时建设的需要，满足了当时"专才"教育模式对高校实验室的需求。但随着实验教学改革的不断深化，这种管理模式暴露出不少弊端，例如，规模小、管理分散、效率低、重复建设等。

随着改革开放和社会主义经济建设的需要，各高等学校相继成立专门的实验室管理部门。在实验室管理体制中，也突破了原来清一色的"三级管理"模式，即学校—系—教研室的管理模式。《高等学校实验室工作规程》第十一条明确规定："高等学校逐步实行以校、系为主的二级管理体制。规模较大、师资与技术力量较强的高校，也可实行校、系、教研室三级管理。"学校应根据本校办学规模和内部管理体制，建立校、院系（中心）二级管理或校，系（院）、室三级管理的实验室。以教学为主体的实验室一般应以校、系（院）两级为主。

一、一级管理体制

为统一协调管理各学科教学实验室的建设和管理，形成相对独立于各学院的教学实体，最大限度地实现包括人、财、物等方面的资源共享，很多学校在管理体制上建立了校一级的实验中心，如成都中医药大学在 2009 年机构改革中分别成立了学校实验教学中心和科技实验中心，由学校直接管理，面向全校开放，供多学科的教学、科研人员使用，同时也对校外开放。

二、二级管理体制

院系实验室由院系直接管理。实验室独立建制，主要任务是承担本系的实验教学任务。在前几年国家和省级教育部门组织开展实验教学示范中心的建设过程中，各高校遵照国家教育部颁发的《高等学校实验室工作规程》和《基础课教学实验室评估办法和标准》等有关文件要求，打破了实验室按课程分设的模式，建立由以校、系两级为主的综合性管理实验室。如成都中医药大学将中药药理学、中药化学、中药制剂学、中药学等中药学相关的教学实验室整合为中药学实验教学中心，将生理学、病理学、中医诊断学、病原微生物及免疫学等基础课实验室整合为中西医基础医学实验教学中心。

三、三级管理体制

室管实验室由教研室或研究室管理。实验室主任一般由教研室、研究室主任兼任，主要承担本教研室（研究室）所担负课程的实验教学任务。

第三节 高校实验室组织管理机构

高校实验室具备教学、科研、社会服务的职能，是培养学生实践、创新、科学研究以及技术开发的重要基地。重视实验室管理机构设置，研究实验室管理机构设置的必要性和合理性，明确实验室管理机构的职能与任务，对于发挥实验室科学、高效管理和人才培养具有重要意义。

一、高校实验室管理部门现状分析

前几年，普通高校实验室管理部门都经历了由设置到撤销再到恢复的过程，目前国内高校实验室管理机构的设置由于历史等原因采取的模式不相同，名称也不尽一致，即使名称相同但管理的职能及权限也不尽相同。各高校根据实验室建设与设备归口管理类、设备归口管理类、实验室管理归口类等自身的实际情况设置了不同的管理模式，如：实验室设备处、实验室及设备管理处、实验室与装备处、设备与实验管理处、实验室与设备管理部、实验管理处、实验室管理办公室、实验装备处、实验室与资产管理处、设备实验处、设备管理处、科研设备处、房产与设备处、教务处等名称不一而足。这些机构的设置都有其优点和不足之处，有的机构设置偏重实验室的硬件建设，容易造成实验室建设与实验教学需求的脱节；有的机构设置脱离了实验室的建设，侧重于实验教学，缺少对设备的管理，有的机构设置管理功能分散、单一，无法满足全校实验室建设的整体规划与发展需要，严重弱化了实验室的相关功能，阻碍了学校实验室发展的进程。

二、实验室管理机构的设置原则

建立实验室管理机构的基本原则是：统一领导，分工合作，提高效率。具体讲应遵循下列原则。

1. 目标一致的原则 根据现代管理学的观点，建立一个管理机构，必须以共同的管理目标为基础。实验室建设与管理工作涉及实验室的设置、调整，实验仪器设备的计划装备与管理，实验材料的供应管理，实验队伍的建设、实验经费使用管理等，这些工作都与实验室有关。因此，同一个目标的各项工作应集中到同一部门去归口管理。

2. 整体效能的原则 根据系统论的观点，各部门各单位只有通过整体才能表现其效能。所以，必须从整体出发，做到通盘规划、统一指挥、分工协作，实现最佳调控。

3. 高效率工作的原则 设置一个管理机构应在提高工作效率的前提下，对其职责范围进行科学合理的划分和确定。确定恰当的科室结构管理层次、管理范围，务使各岗位职责清楚，分工明确，工作程序规范化。机构名称应鲜明地反映和体现机构的工作性质和主要任务。

4. 与学校规模相一致的原则 机构大小、层次多少和人员数量，必须根据实际工作需要确定，要与学校规模和教学、科研水平相适应，力求于精，并应根据单位规模、任务的发展变化，适时地进行调整和变动。

三、高校实验室管理机构的职能与职责

实验室管理机构具有管理和服务双重职能。作为学校的职能机关，它既履行咨询、决策、指挥、协调、监督等项管理职能，又服务于教学、科研，为教师和学生的教学实验和科研实验提供技术装备、器材等一系列技术保障服务。管理机构要在管理中做好服务，在服务中加强管理，全面履行自己的职责。

实验室管理机构的职责可归纳为以下四个方面的内容。

1. 实验室建设 实验室建设包括组织制定学校实验室发展规划和年度建设计划；实验室建设项目申报、论证、评审、建立项目库、签订项目实施责任书，实验室建设项目实施，实验室建设项目绩效评价等。

2. 实验任务管理 实验任务管理包括了解教学实验和科研实验的任务要求；实验教学计划、教学大纲、指导书审定；实验教学督导；实验技术项目的管理；组织实验室开放和对外社会服务工作等。

3. 实验室的管理 实验室管理包括制定全校实验室基本规章制度；实验教学示范中心管理；实验室设置、调整、撤销的审定；实验室用房管理；实验室仪器设备的管理；大型仪器设备开放使用及效益评估；实验室环境建设、安全管理；实验室评估等。

4. 队伍建设和管理 队伍建设管理包括协同人事部门研究制定实验技术人员和管理人员的编制、岗位职责；编制实验技术人员和管理人员的发展规划和年度调整计划；负责组织实验技术人员的专业技术职务评审工作以及考核和培训工作。

四、实验室管理机构的设置

根据实验室管理机构的职责，遵循设置实验室管理机构的基本原则，各级各类高等学校都应设置相应的处或科级实验室管理专门机构，统一领导、归口管理实验室的全面工作。至于机构的行政级别、层次，则视学校的规模、仪器设备总值、年平均投资数额和专业设置等因素灵活确定。各高等学校规模、类别、专业、性质、办学条件差别较大，各校要根据自己的具体情况，因校制宜，设置实验室管理机构。

第四节 实验室设置的原则和基市条件

依据《高等学校实验室工作规程》的基本要求，结合学校学科、专业等实际情况，各高校均制定了实验室设置的相关文件和管理规定。

一、实验室设置的原则

1. 整体规划逐步到位的原则 从学校的基本任务、培养目标、学科建设、专业设置、科学研究、地理位置、学校发展的实际情况出发，实验室建设应本着科学规划，整体考虑，先易后难，逐步到位的原则，有计划、有目标地组织进行。

2. 提高效益的原则 实验室的调整、合并或新建，应是科学的组合，对实验性质、实验手段、实验方法等相同或相近的学科实验室、课程实验室进行调整或重新组合成既有一定规模，又各有特色的实验室。实验室的科学组合和专管共用，可以从根本上改变

"小而全"的弊端，可以充分发挥实验室整体效益。

3. 满足功能的原则 实验室应具备教学、科研和社会服务三个基本功能。实验室的设置和管理体制改革主要根据承担任务和建设规模，分别建成以教学为主，兼顾科研和开发服务；以科研为主兼顾教学和开发服务；以开发为主，兼顾教学和科研的三结合管理体制。打破实验室单一功能的格局，充分发挥实验室综合功能的作用。

4. 利于管理的原则 根据实验室管理体制，结合实际，建立一、二、三级管理实验室，变实验室多头管理为归口管理，把实验室建设、实验教学、实验技术队伍、实验设备、实验经费等方面工作融为一体，实行实验室主任负责制，形成相对独立的实验室管理体系。

二、实验室建立的基本条件

（一）教学实验室建立的基本条件

《高等学校实验室工作规程》第十一条对高等学校实验室的设置应当具备的基本条件有如下五条明确的规定：有稳定的学科发展方向和饱满的实验教学或研究、技术开发等任务；有符合实验技术工作要求的房舍、设施及环境；有足够数量的、配套的仪器设备；有合格的实验室主任和一定数量的专职工作人员；有科学的工作规程和相应的管理制度。

（二）科研（重点）实验室建立的基本条件

重点实验室是国家科技创新体系的重要组成部分，是国家组织高水平基础研究和应用基础研究，聚集和培养优秀科学家开展学术交流的重要基地。重点实验室的任务是根据国家科技发展方针，面向国际科学前沿和我国现代化建设，围绕国民经济、社会发展及国家安全面临的重大科技问题，开展创新性研究，培养创新性人才。其目标是获取原始创新成果和自主知识产权。重点实验室是依托高等学校具有相对独立性的科研实体，依托的高等学校要赋予实验室相对独立的人事权和财务权，为独立的预算单位，在资源分配上，计划单列，与院、系平行。

为规范和加强高等学校国家重点实验室和教育部重点实验室（以下简称重点实验室）的建设和运行管理，根据国家重点实验室建设与管理暂行办法，教育部于 2003 年 4 月印发的《高等学校重点实验室建设与管理暂行办法》第十二条明确规定了六条重点实验室立项申请的基本条件：

（1）研究方向和目标明确。所从事的研究工作在本学科领域属国内一流水平，具有明显特色。具备承担国家重大科研任务和工程项目，进行跨学科综合研究和培养高层次人才的能力，能够广泛开展国际学术交流与合作。

（2）在所从事的研究领域内有国内外知名的学术带头人和团结协作、管理能力强的领导班子；有一支学术水平高、年龄与知识结构合理、敢于创新的优秀研究群体；有良好的科研传统和学术氛围。

（3）具有一定面积的研究场所和一定规模的研究实验手段：实验室面积不低于 3000 平方米，并相对集中；比较先进的仪器设备原值不低于 2000 万元（部分纯基础学科除外）；有稳定的管理、技术人员队伍与比较健全的管理制度。

（4）依托单位应保证实验室运行经费（每年不低于 50 万元），并提供必要的技术支撑、后勤保障和国内外合作与交流的条件。

（5）一般应为重点学科，并符合重点实验室发展的总体布局。

（6）国家重点实验室立项时，一般应当是已运行并对外开放 2 年以上的部门或地方重点实验室；地方高等学校申请教育部重点实验室立项时，一般应当是已运行并对外开放 2 年以上的地方重点实验室。

三、实验室建立的基本要求

1. 实验室建设、调整和撤销，必须经学校正式批准 《高等学校实验室工作规程》第十二条还明确指出："实验室建设、调整和撤销，必须经学校正式批准"。此条规定，说明了高校实验室的建立、建设、调整和撤销是一件十分严肃、慎重的事，决不能轻率从事。否则，它将会给教学、科研、人才培养、学校财产带来直接影响和重大损失。

2. 教学实验室的布局和建设应整体性考虑 实验室的布局和建设应从专业设置和学科发展的整体性考虑，既要力避低水平、低效益的重复建设，又要从专业学科的特点和教学内容、教学方法的实际出发，应方便教学、有利管理。如：要有足够的学生进行实验活动的场地和空间以及安全配套设施；要有业务熟悉，技术全面，安心本职、热爱实验室工作的专职实验技术人员；要有能满足实验教学要求的仪器设备和实验经费的投入。

3. 科研实验室建设要有学科为依托、明确而稳定研究方向和发展目标 科研实验室建设要有学科为依托，有明确而稳定的科学研究方向和发展目标和较好的条件。如，有规范的实验技术方法和能够引进新技术、新方法的能力、水平及条件；实验室主任应具有为人正派、善于相处，学风严谨，乐于奉献的品质和较强的管理能力，同时应是本研究领域的知名专家和学术带头人；有先进的实验技术装备和良好、配套的科研工作环境。

第五节　实验室的设置模式和实验室命名

一、实验室的设置模式

根据教学、科研、生产的任务不同，实验室设置模式可有以下几种类型。

1. 以教学为主体的实验室 教学实验室的设置应该紧紧围绕学科建设，根据新的专业目录，从学校的培养目标、教学条件实际出发，合理规划，优化组合资产，建立适应新形势下人才培养所需要的教学实验室。实验室主要承担教学实验任务。实验室设置的基础是有饱满的实验教学工作量，实验室建设强调实验的基本条件和环境设施，实验室技术装备以一般教学仪器设备为主。强调教学所需仪器设备的数量和学生实验室的使用面积。公共课、基础课、技术基础课、专业基础课教学实验室一般属于这类实验室。

2. 以科研为主体的实验室 实验室以承担科研实验任务为主体。实验室的设置要求有明确而稳定的研究方向，有固定的科研和实验技术人员，实验仪器设备配套、先进，并且有良好的实验条件和实验环境。实验室实行开放式管理。

3. 教学、科研相结合的实验室 实验室既承担教学任务，也承担科研任务。实验室装备既有一般的教学仪器设备，也有先进、配套的仪器设备。专业课及专业基础课实验室一般属于这类实验室。这类实验室都具有实验教学和实验研究双重功能，但又各有侧重。因此，在实验用房配备、实验仪器设备装备、实验技术力量配备等方面都体现了突出特点、各有侧重。同时，无论那一类实验室都应具有承担项目开发、社会服务的能力和任务。这类实验室在实验室建设上充分注意到实验室建设的规模和特色。既有利本科生、研究生的实验教学和实验研究，又有利于教师队伍业务技术水平的提高和实验室的对外开放，充分发挥实验室现有装备和技术的效益。

4. 产、学、研相结合的实验室　21世纪是我国由计划经济转变到市场经济的时代。科学研究，人才培养都十分强调要面向市场，要走向经济建设的主战场。因此，实验室建设也必须全面适应竞争日趋激烈的市场经济发展的需要。在这种新形势下，高等院校在实验室设置与建设中，应体现实验室必须向具有人才培养、科学研究、社会服务、产品开发等四项职能的方向转化和发展。实验室既承担教学任务，也承担科研任务和生产开发任务。实验室的装备既要满足教学实验的需要，又能满足科研和生产开发的需要。

为了拓宽实验室建设的新途径，拓展学生实验实习基地，开辟实验教学的新领域，注重人才培养与市场接轨和拓宽研究方向，促进科研成果的迅速转化，本着优势互补、资源共享、相互促进、共同发展的原则，高等院校不但应加大校内实验室建设与管理的力度，重视不断探索校内实验室调整、重组、新建的新路子，而且，应重视探索校与校外企业联合共建的多元性投资与管理的新路子。

二、实验室名称的确认和命名

实验室应是具有相对独立性质的科学研究和实验教学的基地，是教学、科研的一个基本单元。

其实验室的名称应反映实验室主要特点，必须与实验室的具体工作内容相一致，实验室名称命名的依据一般有以下几个方面。

1. 按实验室的研究方向命名　如中药资源系统研究与开发利用实验室、中药材标准化、针灸与时间生物学实验室、中医药眼病防治与视功能保护实验室等。

2. 按主要依托的学科名称命名　如中药学实验室，生理学实验室，中医眼科学实验室等。

3. 按主要实验技术手段命名　如分析测试中心，过滤与分离实验室，称量实验室等。

4. 按实验室的主要功能命名　如机能学实验室，医学形态学实验室等。

5. 按实验技术性质命名　如传感技术实验室，生物技术实验室，控制技术实验室等。

6. 以名人的名字命名　如卡文迪什实验室，贝尔实验室，劳伦斯伯克利实验室。

7. 以地方的名称命名　如劳伦斯伯克利实验室，就是因实验室建在伯克利市〔美国加利福尼亚大学（伯克利）分校所在地〕，实验室既用了该室创始人劳伦斯教授的名字，又用了实验室所在地区的地名。

小结

实验室组织管理形式是管理组织基本结构的具体表现形式，它随着实验室的产生和发展不断演变，有多种多样的形式。实验室组织管理受实验室建设规模、依托学科类别、专业性质、分布地点、管理水平以及管理人员的素质等因素的影响。近几年来，高校认真贯彻国家教育部颁发的《高等学校实验室工作规程》，普遍加强了对实验室工作的管理，强化了实验室在教学、科研和社会服务工作中的重要地位和作用，特别是组织开展了重点实验室、实验教学示范中心的评审工作，极大地推动了实验室组织和管理的改革和发展。

◢ 复习思考题 ◣

1. 实验室管理与组织的含义，你所熟悉的实验室是怎样的组织框架。
2. 高校实验室管理机构的设置原则有哪些？
3. 实验室管理的原则有哪些？

（张三印　张天娥）

第三章 ▶ 实验室质量管理

要点导航

1. 了解药学实验室质量管理体系的概念、总体要求及构成要素。
2. 了解药学实验室质量管理体系文件的架构。
3. 熟悉药学实验室检测报告的主要内容。
4. 掌握药学实验室分析质量控制的基本要求。

实验室质量是实验室的生命线，所谓实验室质量管理，是指在质量方面指挥和控制组织的协调的一系列活动，它居于实验室所有管理控制事项的核心地位，包括管理实验室产品质量形成过程和过程各个阶段可能影响产品质量的各种因素，人员、仪器设备、实验环境等都是其管理控制对象。实施实验室质量管理既是中国入世后与全球接轨，更多地参与地区、国际活动的需求，同时更是提高自身服务水平，增强实验室产品竞争力，促进机构持续发展的需要，因而，近年来国家、归口部门及实验室领导均对其高度重视，且有愈演愈烈之势。

药学实验室质量管理为实验室质量管理的一个大的分支，主要涉及对以药学教学、新药研发、药品检研检测为主要内容的药学实验室的质量管理，是一个灵活的、具有可操作性的综合质控体系，主要内容包括：质量管理体系、质量计划、质量控制、数据处理、质量改进等。

第一节　质量管理体系及质量计划

一、药学实验室质量管理体系

（一）概述

在质量方针的指引下，药学实验室为实现质量目标，配备必要的实验条件、资源，设置组织机构和明确职责分工，分析确定需要开展的各项检测检验活动及接口，通过制定程序文件规定各项质量活动的工作流程和方法，使各项质量活动能够经济、高效、协调地进行，这样组成的有机整体称为药学实验室质量管理体系。

目前，我国已有越来越多的药学实验室意识到建立质量管理体系的重要性，纷纷按照检测和校准实验室能力认可准则（ISO/IEC 17025：2005）、检测和校准实验室能力的通用要求（GB/T 15481：2005）、实验室资质认定评审准则（国认实函［2006］141号）、

GLP 及其他一些标准准则的要求建立起了具有自身特点的实验室质量管理体系。同时，实验室还通过实现质量管理的规划→控制实施→数据处理、检查→持续改进的循环，不断提高质量管理能力，最大限度地满足了顾客对产品质量的要求。

1. 建立质量管理体系的意义

（1）建立质量管理体系是优化组织结构，明确权责的有效手段。实验室质量管理体系一般规定了实验室的组织结构以及各类人员的权责，可使各类人员各司其职，协调高效地进行实验活动，可有效避免责任分工不明确，分工不细，管理职责交叉等问题。

（2）建立质量管理体系是强化质量管理，提高实验室效益；增强客户信心，扩大市场份额的最佳途径。随着新产品的不断涌现、检测对象日趋多样化复杂化，国家社会对检测技术提出了更高的要求，如何保证检测结果的准确性成为了药学实验室最重要的工作内容，建立健全的实验室质量管理体系可使各项实验室活动更加规范，测定/检测结果更加准确、可靠，使实验室服务质量稳定并逐步提高，增加效益。同时，完善的质量管理体系可以给予客户稳定的预期，增加双方信任度，从而放心地与实验室订立检测合同，为实验室树立良好的口碑。

（3）建立质量管理体系是减少工作失误和责任事故，规避风险的有力保证。近年来，关于产品质量的诉讼频频出现，检测机构出具的数据成为划分责任的重要依据，因此检测数据的可靠性和实验室的公正性越来越成为社会大众关注的焦点，建立实验室质量管理体系，可使实验室各类人员规范操作，减少工作失误和责任事故，如发现质量问题，也能通过溯源，快速找出出错环节并纠正，规避风险。

（4）实验室质量管理体系是药学实验室管理的重要组成部分，是实施质量管理的必备条件。建立质量管理体系是为了进行产品形成全过程的管理，以便以最经济、最有效的方式来指导实验室的工作人员、设备及信息的协调活动，并使其实现和达到实验室的质量方针和质量目标。

2. 质量管理体系基本准则及总体要求　药学实验室应把以顾客为关注焦点、领导作用、全员参与、过程方法、管理的系统方法、持续改进、基于事实的决策方法、互利的供需方关系作为质量管理体系的基本准则，指导实验室的一切活动，以达到确保检测结果可靠的目的。同时，实验室质量管理体系应符合以下总体要求。

（1）确定实验室质量方针和质量目标，并遵循有关标准及法规的要求，同时考虑到实验室的实际情况，识别质量管理体系所需的过程及其在整个实验室中的应用。

（2）确定完成检测任务的各过程的顺序和相互作用，并能识别，同时应在文件体系中有清楚描述。

（3）确保过程有效运行和控制所需的准则和方法，实现对相关过程的质量控制。

（4）确保对过程运行进行测量、分析和检查，并能整合其他必要的资源和信息，以支持实验运行以及对运行过程的监控。

（5）实施必要的措施，以确保质量管理体系的有效性，并实现对体系的持续改进。

（6）接受相关方对过程的监督，保持检测报告的可溯源性，当实验室存在外包行为时，应确保对这些过程的控制。

3. 质量管理体系构成要素　药学实验室质量管理体系由四个组成要素构成，分别是组织结构、实验过程、程序和资源。

（1）组织结构　指实验室人员的职责、权限和相互关系的安排，有时也包括与外部组织的接口。

（2）实验过程 指一组将输入转化为输出的相互关联或相互作用的活动。其输入与输出有时也是相对的，上一过程的输出可能是下一过程的输入。

（3）程序 指为进行实验活动或过程所规定的途径。

（4）资源 是满足实验室检测检验条件和质量管理体系要求的重要组成部分，包括实验环境、人力、仪器设备、信息、财务及自然条件等。

实验室质量管理体系四个组成要素既彼此独立，又相互依存。其中，实验室组织结构是第一要素，程序是组织结构的继续和细化，也是职权的进一步补充，对实验室组织结构起到巩固和稳定的作用。过程和程序是密切相关的，有了质量保证的各种实验程序文件和作业指导书，通过过程的控制才能确保高质量的检测结果。过程的质量又决定于投入的资源。

（二）质量方针与质量目标

质量方针是实验室在质量方面的宗旨和方向，由最高管理者批准发布；质量目标是在质量方面所追求的目的，追求的含义是指通过努力可以达到，不是轻松可以实现的。质量方针、质量目标是指导实验室进行质量管理的"纲"，既是质量体系的重要内容，又是建立质量体系的出发点。如"科学、公正、廉洁、高效"是质量方针，要做到以上四点，全面贯彻质量方针，建立符合《检测和校准实验室能力的通用要求》（ISO/IEC 17025：2005）要求的管理体系并不断完善，在逐渐增加硬件设施建设基础上，大力提高业务技术水平和检验工作质量，增强服务意识，把实验室建设成为具有国内先进水平的综合性检测机构就是质量目标。另外，ISO9001标准对质量方针没有提出可测量要求，但对质量目标提出了可测量要求，质量目标不可测量，就不符合标准要求。

1. 制定质量方针的要求 在ISO 9001：2008标准5.3条中已做出了明确的规定，最高管理者应确保质量方针：

（1）与组织的宗旨相统一；

（2）包括对满足要求和持续改进质量管理体系有效性的承诺；

（3）提供制定和评审质量目标的框架；

（4）在组织内得到沟通和理解；

（5）在持续适宜性方面得到评审。

（1）～（3）条是对质量方针内容的要求，从中可以看出，制定质量方针应紧紧围绕"一个统一、一个框架、两个承诺"的要求。

"一个统一"，要与实验室的宗旨相统一，质量方针是实验室总方针的组成部分，要与总方针的要求相统一。实验室的生存和发展依存于顾客，所以质量方针应体现本实验室在管理和发展本组织产品上的指导思想。不同的实验室提供的产品（新药、方案）、劳务服务（分析、鉴定）不同，以及规模、目的不同，质量方针也应不同。

"一个框架"，质量方针提出了实验室的质量宗旨和方向，它是制定质量目标的依据，质量方针通过制定和实施质量目标来实现。质量方针和质量目标具有紧密的联系，方针是总的原则和方向，而目标则是对质量方针的展开，以实现方针的具体指标和要求，所以质量方针必须为制定和评审质量目标提供框架，使质量目标的制定具有明确的要求。

"两个承诺"，一是质量方针应具有满足要求的承诺，这种要求主要来自于顾客要求（如文件的要求），来自隐含的或实验室自身对产品的要求（如标准操作规程），最突出的是要提供满足顾客要求服务的承诺。二是质量方针应具有持续改进质量管理体系有效性的承诺，因为顾客要求是不断变化的，产品质量的实现是不断发展的，只有不断地改进提高其体系的有效性才会更好地服务顾客，甚至超越顾客的期望。

（4）、（5）条是对质量方针在实施中的要求，为了质量方针的最终实现，组织的最高管理者必须将它传达到组织内各部门有关人员，使他们相互沟通和充分理解质量方针的内涵。组织应对质量方针是否适合实验室的发展，进行定期评审和修订，以反映不断变化的内外部条件和信息。这种评审一般在组织定期的管理评审中进行。

从上述要求说明，质量方针必须联系本实验室的实际，方针要具体化，防止口号式、广告式，要有具体实质性的内容和含义，作为质量方针的文字应准确、严谨、简练、易于理解，真正起到一个实验室质量管理体系推动剂的作用。不同的实验室运行宗旨不同，服务不同，服务的对象不同，规模不同，实验人员素质不同，目标框架和承诺的内容不同，所以应具有不同的质量方针。

2. 制定质量目标的要求

（1）实验室应在相关职能和层次上建立一整套质量目标，包括满足检测检验服务所需的全部内容　ISO 9001 标准强化了对质量目标的管理，要求应在质量管理体系中建立一套质量目标系统，即实验室应建立总的质量目标，再进行展开建立各科室质量目标和各层次质量目标，其目的是为了有效地实现质量方针确保体系运行的有效性。同时还要求包括满足产品要求所需的内容，即应建立产品相应的质量目标，因为这是顾客真正所关心的内容，也正是质量方针在产品上的具体体现。当然如何形成目标系统，是否需要同时建立科室和作业层次质量目标，究竟在哪些层次要建立目标，由不同实验室的实际情况和需要确定。

（2）质量目标应与质量方针保持一致　质量目标应按照实验室质量方针提供的框架来制定，因为目标是质量方针的具体要求，要体现方针的基本宗旨和方向，保持一致，方针的框架应在质量目标中体现出来。这一要求既明确了目标和方针的关系，也提出了目标制定的原则和要求。对产品建立质量目标也应与质量方针和总质量目标保持一致。

（3）质量目标应是可测量的　质量目标是质量方面所追求的目的，是评价体系有效性、产品特性的具体指标，所以其规定应具有可操作性，可测量性。标准提出的"可测量"是指可以进行定性或定量的鉴定，可实施检查、进行比较、通过数据分析实施改进，而不是空洞的口号。对实施情况达到目标的程度要尽可能用数据进行表达，如某项实验100%完成，样品的检验合格率为90%，计量仪器检验合格率达到99%等等，这些都是可测量的。质量目标可应用于体系、过程和产品，因为哪里有策划，哪里就需要制定质量目标，一个实验室质量方针只有一个，而质量目标随着实验的开展及质量策划的进行其内容是十分广义的，但所有标准要求应是可测量的，这本身体现了 ISO9001 标准所突出注重体系有效性的这一要求。

（三）组织结构与资源配置

药学实验室在进行实验活动的过程中，为确保质量管理体系能有效地运行，应设置适应实验需要的组织结构，并配备一定的资源。

1. 组织结构　指实验室人员的职责、权限和相互关系的安排，是实验室质量管理体系的重要内容。组织结构要求配备各类人员，并落实岗位责任制，明确技术、管理、支持服务与质量体系的关系。一般大型实验室的组织结构为"3＋1"模型。

（1）设立实验室最高的管理机构。最高管理机构全面负责实验室的工作，对实验室具有决策权和支配权，对实验结果负全面责任。

（2）设立技术管理层，如科室主任、课题组组长等。技术管理层应该由一名或多名在实验室某个专业领域内基本知识、专业技能、学术研究等方面领先的人员组成。他们的主要职责是对实验室的运作和发展进行评审和技术指导，并提供相应的管理。

（3）有必要的实验人员，一线实验操作人员需经过专业技术培训和岗位考核，经实验室最高管理机构核准后方可上岗操作。

（4）实验室管理层应另任命一名质量负责人。质量负责人应有明确的职责和权利，拥有一定的实验室资源，以保证监督实验室整个质量管理体系的有效运行；质量负责人直接对实验室管理层负责，其工作不受实验室内其他机构和个人的干扰。

2. 资源配置　资源包括工作场所、仪器设备、环境设施、技术手段和其他检测装置等，是药学实验室建立质量管理体系的必要条件，特别是实验室的质量管理体系要通过认可，就必须依照认可标准配置其所申请的认可范围内的相关资源。例如，理化实验室的中药成分分析要通过认可，管理者就应该配备相应的仪器设备，提供一定的设施和环境以保证分析工作能正常运行，此外，中药成分分析还必须有符合标准要求的技术和方法，即资源的配置要满足工作任务的需要和检测技术规范的技术要求，仪器设备的功能和准确度符合实验的技术要求，环境条件和监控设施符合有关技术规定。

（四）体系文件

药学实验室质量体系文件是描述质量体系的一整套文件，是一个实验室贯彻 ISO9001 质量标准及其他标准，开展质量管理和质量保证的重要基础，是质量体系审核和质量体系认证的主要依据。建立并完善质量体系文件不是质量管理的最终目的，而是为了理顺关系，明确职责与权限，协调各部门之间的关系，沟通意图、统一目标、促使行动一致和使各项实验活动能够顺利、有效地实施，保证实验室的产品质量，以满足顾客和相关方的需要。

一个实验室的质量管理就是通过对实验室内各种过程进行管理来实现的，因而就需要明确对实验过程管理的要求、人员、人员的职责、实施管理的方法以及实施管理所需要的资源，并把这些内容用文件形式表述出来，就形成了该实验室的质量体系文件。体系文件一般为金字塔式结构，可分为：二层、三层、四层（图3-1），但至今未有一项标准硬性规定实验室质量管理体系文件的结构层级，实验室完全可以从自身的实际情况出发、根据需要来安排各层文件。例如，对很小的实验室，可能只需要一本涵盖质量管理体系程序和操作过程程序的质量手册；对于较大型的实验室，则可将文件分为多层次便于管理。文件的数量和详细的程度取决于：

（1）实验室的规模和类型。

（2）实验过程的复杂程度和相互关系。

（3）人员的思想、技能、素质。

（4）证实实验室质量管理体系符合要求的需要。

1. 质量手册（Quality Manual）　质量手册是规定组织质量管理体系的文件，供各级管理者使用。它是实验室质量管理的纲领性文件，是对质量管理体系总体的描述，是质量战略的体现，是实施控制的基础。质量手册的内容包括或涉及：质量方针和质量目标；影响质量的管理、执行、验证或评审人员的职责、权限；质量管理体系的要素及程序要

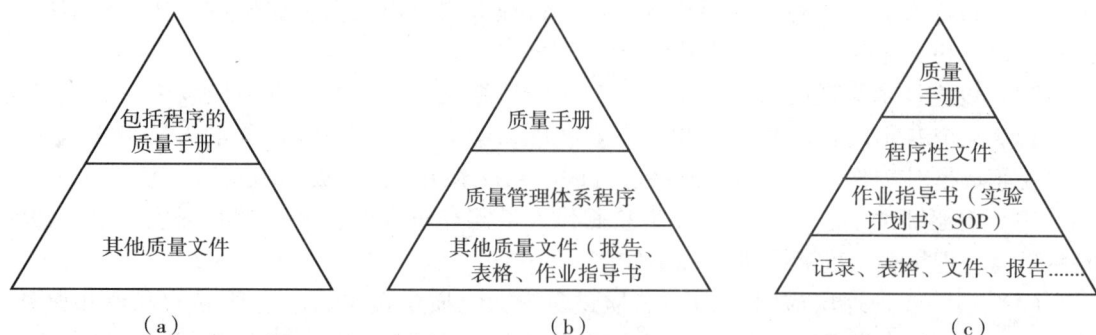

图 3-1 典型二层式结构（a）、典型三层式结构（b）、典型四层式结构（c）

点和说明；关于手册管理的规定。对于按质量管理标准建立的质量管理体系，也可将质量手册称作质量管理手册。

2. 质量管理体系程序（Procedure） 质量管理体系程序是描述质量管理标准规定的质量管理体系过程和要素所要求的实验活动如何开展的文件，它应有力的支持质量手册的各项内容，是为控制可能影响实验的各项因素而制定的文件。质量管理体系程序简称为程序文件，其内容包括如何达到要素活动要求的确切描述，是实施运作的基础。如：对于抽样控制程序的管理规范虽有不同，但均应描述实际抽样具体对象的控制要求和方法，即：谁、何时、何地、做什么。

3. 作业指导书 程序中引用的作业指导书是程序的支持性文件，它更详细的规定某些质量活动的具体管理活动应怎样开展，如样品处置和制备规则、仪器操作规范、标准曲线、数据的处理方法、测量不确定度评定等。质量管理体系程序文件是对质量管理体系全局的过程和要素的描述，而作业指导书是对具体作业活动的描述。

4. 质量文件 除具体实验活动的作业指导书外，质量文件还包括各种质量报告，如：药品管理部门的检验报告、周报、月报、年度统计，客户调查报告、顾客信息反馈报告或其他专项报告等。

5. 记录、表单 记录是阐明所取得的结果或提供所完成实验活动的证据文件，是可追溯的提供文件，是实验室活动结果的表达方式之一，它是实验活动已经发生及其效果的证据性文件书。而制定和填写表单是为了记录有关的数据，以证实满足了药学实验室质量管理体系的要求。表单包括标题、标识号、修订的状态和日期等，表单应被引用或附在质量手册、程序文件和（或）作业指导书中。

记录与表单均是记载过程状态和过程结果的文件，属于质量体系文件的最低层级。它是一种客观证据，可证实实验室的质量控制，是实验室质量管理体系中的关键要素，同时，它还可为采取预防措施和纠正措施提供依据。因此，各类实验人员均应高度重视，做到凡是执行过的工作或实验均有记录或填写表单。

质量体系文件是实验室质量管理体系建立和运行的体现，它是实验室质量活动的法规，所以质量管理体系文件一经制定并开始运行，各级管理人员和实验室全体人员都应当遵守。

二、实验室质量计划的制定

现代实验室质量管理的基本宗旨是："质量出自计划，而非出自检查"。只有做出精确标准的质量计划，才能指导实验项目的实施、做好质量控制。

质量计划是对某一特定情况应用的质量管理体系要素和资源做出规定的文件，也是针对某实验活动、项目或合同，规定专门质量措施、资源和活动顺序的文件，质量计划提供了一种途径将实验室某具体产品特定要求与现行的通用质量体系程序联系起来。虽然要增加一些书面程序，但质量计划无需开发超出现行规定的一套综合的程序或作业指导书，此种情况下，质量计划文件一般就是质量体系文件的一部分。质量计划也可以用于没有文件化质量体系的情况，在这种情况下，需要编制程序以支持质量计划。应当注意，对于某一要素、某一时间段控制活动的计划，需要加上特定的限定词，如：《实验室2013 年质量计划》、《过程控制质量计划》、《检验质量计划》等，而不宜统称为质量计划。

（一） 计划编制要求

（1） 质量计划是以实验室特定的产品为对象，将质量保证标准、质量手册和程序文件的通用要求与特定产品联系起来的文件。仅需涉及与特定产品有关的那部分活动，对一般要求可直接采用或引用现行的质量文件。应保持与现行质量文件要求的连贯性一致性。

（2） 当产品结构简单、品种单一或形成系列产品，一个质量计划可包容时，不必针对每个产品都制定一个质量计划。

（3） 质量计划可高于、但不得低于通用质量体系文件的要求。应明确质量计划所涉及的实验活动，并对其责任和权限进行分配；质量计划应由技术负责人主导，相关部门及人员参加制订，同时考虑相互间的协调性、可操作性。

（4） 当现行产品技术状态发生显著变化时，应考虑编制新的质量计划。

（二）计划制定

当制定一个质量计划时，应规定适当的质量活动并形成文件。

（1） 当实验室的质量手册和文件化的程序包含所需的大多数通用文件时，质量计划所需文件可以选择、改编或增加部分内容即可。质量计划应指明如何将实验室通用的文件化程序与具体产品的任何必须增加的程序联系起来，以达到规定的质量目标。

（2） 质量计划应直接或通过引用适当的文件化程序或其他文件指明如何执行要求的实验活动。

（3） 计划的格式和详细程度应与协商好的顾客要求、供方的操作方法和所完成的实验活动的复杂程度相一致。计划应尽可能简明，并符合中国、国际标准有关条款的规定。在实验室没有一个文件化的质量体系时，质量计划可以是一个独立的文件。

（4） 质量计划也可以作为一个独立文件或一些文件的一部分，这取决于顾客要求或具体实验室的业务状况。必要时，可制定一个由多部分组成的质量计划，每一部分代表一个特定阶段的计划，特定阶段指设计、采样、检验和试验或其他特定活动，如可信度计划。

（三） 质量计划的主要内容

（1） 项目应达到的质量目标、实现质量目标的过程及时间安排。

（2） 实验项目各个阶段人员的安排，责任和权限的明确分配。

（3） 应采用的特定程序、方法和工作指导书。

（4） 有关阶段相适应的试验、检验、验收和审核大致要求。

（5）随项目的进展所变更和修订质量计划的方法。

（6）为达到目标所采用其他必需措施。

第二节　实验室质量控制要求

从 1949 年，美国 College of American Pathologists（简称 CAP）首先开始研究临床实验室室内质量控制问题，1950 年，美国学者 Levery 和 Jenning 发表第一篇关于使用质控图的实验室室内质量控制的文章开始，实验室的质控工作就已正式拉开序幕。到 70 年代，实验室质量控制即推行 Good Laboratory Parctice（简称 GLP），进入全面质量管理阶段，质量控制工作达到一个崭新的高度。我国从 1978 年开始派实验人员参加国际质控培训，至此，我国的实验室质量控制才有了飞速发展，计量认证、实验室认可、能力比对层出不穷，质控措施在检测工作中不断开展、创新。

实验室质量控制，指为将分析测试结果的误差控制在允许限度内所采取的控制措施，通俗地讲，即对影响检测质量的诸多因素制定计划和程序，并在实验过程中进行连续评价和验证，对发现的问题和不合格的情况及时采取纠正措施，减少分析误差，使总的测量不确定度控制在尽可能小的范围内。质量控制含义范围有广义与狭义之分，广义范围与质量管理相近，狭义的范围包括采样、样品前处理、贮存、运输，试剂、溶剂和基准物质的选用，统一检测方法，实验室内部质量控制和实验室外部质量控制等，本节讲的质量控制指涉及狭义理解的药学实验室质量控制。

一、样品的采集、保存要求

样品是获得检验数据的基础，采样、保存是分析检测过程的关键环节，是分析检测的第一步，如果采样、保存不合理，就不能获得有用的数据，会导致错误结论，给工作带来损失，因此，有必要进行控制。

（一）采样

采样是一个困难而且需要非常谨慎的操作过程，要从一大批被测产品中采集到能代表整批样品的小质量样品，因此必须保证采集的样品具有代表性、均匀性和典型性及样品检测的程序性，并掌握适当的方法，防止在采样过程中，造成某种成分的损失或外来成分的污染。

固态样品可能因颗粒大小、堆放位置不同而带来差异，液态样品可能因混合不均匀或分层而导致差异，采样时应予以注意，使采集的样品能够真正反映整批样品的整体水平。

采样时，应详细记录被采样品信息；如接受服务对象送样时，也应记录样品的完整信息，如药品名、状态、数量、产地、批号、送样时间等。

（二）保存

样品采集后应及时分析，以防止其中水分或挥发性物质的流失以及待测组分含量的变化。如不能及时分析则应妥善保存，不能使样品出现受潮、挥发、风干、变质等现象，以确保测定结果的准确性。制备好的样品应装在洁净、密封的容器内，必要时贮存于避光处，容易失去水分的样品应先取样测定水分。

容易腐败变质的样品可用以下方法保存，使用时可根据需要和测定要求选择。

1. 冷藏 短期保存温度一般以 0 ~ 5℃为宜。

2. 干藏 可根据样品的种类和要求采用风干、烘干、冷冻干燥等方法。其中冷冻干燥又称为升华干燥，它是在低温及高真空度的情况下对样品进行干燥（温度：- 30 ~ - 100℃，压强：10 ~ 40Pa），样品成分的变化或损失可以减至最小程度，保存时间也较长。

3. 罐藏 不能及时处理的鲜样，在允许的情况下可制成罐头贮藏。例如，将一定量的鲜样切碎后，放入乙醇中煮沸 30min（最终乙醇浓度应控制在 78% ~ 82% 的范围内），冷却后密封，可保存一年以上。

当样品进入实验室后，实验室应根据样品所处的实验状态用"待检"、"在检"、"检毕"标识。样品的编号规则要保证每份样品的编号在实验室是唯一的，以免发生混淆。样品标识要在《样品登记表》中描述。样品在检验结束后应保留规定时间以备需要时复查，保留期从检验报告单签发之日起开始计算；易变质样品不予保留。保留样品应密封并存入于适当的地方，并尽可能保持原状。

二、标准物质管理

标准物质（标准溶液、对照品、质控样、基准试剂）作为分析测量行为中的标尺，是测量其他药物成分或特性的一种计量标准，也是计量科学中的一个重要组成部分，在校准测量仪器和装置、评价测量分析方法、测量药品或材料特性值和考核分析人员的操作技术水平方面起着不可或缺的作用。同时，严格进行选择、采购、验收、标识、保存、使用，确保投入使用的标准物质、参考物质和标准溶液符合检测方法的要求，保证检测质量，也是实验室质量控制的重要内容。

1. 制定《标准物质目录》 《标准物质目录》由检验部门负责提供，是标准物质的管理文件。《标准物质目录》内容包括：标准物质名称、规格型号、批号、主要用途、纯度、供应商资质条件及验收方法等内容。

2. 采购 采购标准物质必须确保选购有充分质量保证的供应商，如中国药品生物制品检定所、西格玛公司。如果供应商无独立质量保证、实验室对其质量又无法实施检查或验证、不能证明其质量符合要求的，一般不得采购。

3. 标准物质存储与使用 标准物质、参考物质的使用和保管由实验室专人负责，按说明书规定存放于干燥、清洁的环境中，存放要求整齐有序，以免变质、污染。标准物质需要在特殊条件下存储，需要配置必要的设施时，检验部门应按《服务和供应品采购程序》申请办理，保证标准物质存放环境、存放条件符合规定要求和安全要求，并对标准物质存放场所做出明显标志。

使用标准物质，必须进行领用登记，并按说明书规定的条件使用，标准物质只准取出不准倒回。

4. 标准溶液的配制 标准溶液的配制应符合 GB/T 601 - 2002 标准要求，做到双人复标，每人四次平行标定，在规定的有效期内使用，超过有效期的应重新配制。标准溶液的配制、标定和校正都要求有原始记录，内容包括名称、浓度、配制标定时间、温度、介质、配制人、审核人等内容。

5. 记录表单管理 有专门质控部门或负责人编制各种标准物质记录表单，包括《标准物质购买计划表》、《标准物质采购验收记录》、《标准物质控制目录》、《标准物质使用记录》、《标准物质使用质量跟踪记录》等，由涉及人员及时、按实填写。

三、检测标准和方法的选择

实验人员接到测试计划后应选择满足客户需要并适用于所进行的检测、校准活动的方法，可选择国际、区域或国家标准发布的方法，也可选择非标方法及实验室设计制定的方法。若使用后两者检验方法，必须通过质量管理部门确认通过才能使用，且选用的方法应通知客户。同时，为确保使用标准的最新有效版本，实验室应随时对标准和方法进行跟踪查新，并做好更新记录。

1. 国标方法　国家发布的标准方法是实验室使用检测方法的首选。若客户指定的标准和方法为非标准方法时，按客户提供的测试方法、标准和评价方法进行操作。

2. 实验室制定的方法　实验室为某种应用而制定检测和校准方法的过程应是一种有计划的活动，必须由具有足够资格的人员进行，技术人员和其他实验人员应由实验室主管认可。计划应随方法制定的进度加以更新，并确保所有有关人员间的有效沟通。

3. 非标准方法　当必须使用标准方法中未包含的方法时必须征得客户的同意，包括对客户要求的明确说明及检测或校准的目的。对新的检测或校准方法在进行检测或校准前需绘制测试作业指导书，由实验室主管拟订后交质量负责人核准。

4. 测试标准和方法确认　实验室应对非标准方法、实验室设计制定方法、超出其预定范围使用的标准方法、扩充和修改过的标准方法进行确认并证实该方法适用于预期的用途。对于首次使用的测试方法应由实验室主任对测试方法进行再确认；为确保测试方法的适宜性和测试结果的准确性，实验室应不定期地进行测试方法的确认，确认工作时实验室主任（负责人）、相关测试/校准人员都应参加；如果客户指定或提供的方法经确认后发现为不适宜或已过期时，应由实验室主管提请品质负责人确认后以书面形式告知客户。

实验人员记录所获得的结果、使用的确认程序以及该方法是否适合预期用途的声明应在测试报告中加以说明。

四、内部质量控制

实验室内部质量控制简称内部控制，是实验室内部制定并实施的常规程序，是实验室质量控制的基础和核心，也是做好实验室间质量控制的基础和前提，它反映分析/测试的质量高低及稳定性状况，为及时发现分析中的异常情况，随时采取相应的校正措施提供相关支持，最终达到确保实验结果准确可靠的质量目的。

内部控制包括的内容：空白试验、标准曲线、检出限定量限、平行样分析、加标分析、质控样分析、方法比对试验、编制质量控制图等。

（一）空白试验

空白试验是指在不加供试品或以等量溶剂替代供试液的情况下，分析步骤及所加试液与供试品测定完全相同的操作过程的分析测试。在受控实验室，空白试验值的大小及其重复性如何，可在很大的程度上较全面地反映一个实验室的水平及其实验人员专业素质，例如实验用水、化学试剂的纯度、分析仪器的性能和使用情况、玻璃容器的洁净度、实验室环境的污染状况以及分析人员的操作水平和经验等。

另外，实验室在痕量分析时，由于样品测定值很小，常与空白试验值处于同一数量级，空白试验值的大小及其分散程度对分析结果的精密度和分析方法的检测限都有很大影响。这种影响因素也决定了在进行实验操作时必须进行空白试验。

空白试验测定方法和评价包括：

1. 方法确认空白试验 空白试验应与样品测定同时进行，若样品测定有干扰或计算的检出限高于标准分析方法中的规定值，则要考虑空白的影响，找出原因，加以纠正，然后重新测定，直至合格为止。

2. 日常空白试验 日常样品的检测必须做空白试验，检测结果应用空白试验结果进行校正。两个平行空白的相对偏差应小于规定值，如果空白试验值明显超过正常值或超过方法确认时的空白控制限，则应该查找原因，重新进行检测。

（二）校准曲线

校准曲线：即在规定条件下，描述被测物质浓度（量）与检测仪器响应值（指示值）之间定量关系的曲线。校准曲线包括标准曲线和工作曲线，应用标准溶液制作校准曲线时，如果分析步骤与样品的分析步骤相比有某些省略时，则所制的校准曲线称之为标准曲线，如果模拟被测物质的成分，操作步骤与样品完全相同的，绘制的校准曲线称之为工作曲线。

应用校准曲线的分析方法时，为使分析结果的误差限制在要求的范围内，测定结果应控制在线性范围内。在测定方法的整个线性范围内，制作校准曲线的实验点为：一般不得少于6个（含空白浓度）、食品等选7个，或按照国家标准检验方法或作业指导书上的要求设点，且在读取校准曲线各分析信号时，可重复读数 2~3 次，取其平均值，以减少仪器响应信号的随机误差。

校准曲线可用最小二阶乘法对测试结果进行处理，求出回归方程 $Y = aX + b$。一般来说，b 为曲线 Y 轴上的截距，代表空白值，其中还包括比色皿成对性差异引起的吸光度误差；a 为校准曲线的斜率，表示单位浓度（或量）的待测物质产生信号值的大小，也称为灵敏度。校准曲线的线性由相关系数 r 值判断，不同的方法、不同的仪器判断 r 值可能不同，一般要求 r ≥0.999，否则需从分析方法、标准溶液配制的准确度、量器的误差及分析人员的操作技术水平等因素查找原因，改进后重新测定，直至合格为止。

（三）定量限与检出限

近几年，实验室认可和资质认定等对实验室的规范化管理让质量控制进入了实验室理化检验常规工作，作为仪器、方法灵敏度的重要指标，检出限和定量限自然而然的受到重视和应用。其基本定义是：检出限（limit of detection，LOD）是在适当的置信度下，被检出组分的最小量或最小浓度。检出限是我们判断被测组分是否存在的含量水平，即有无的判断。定量限（limit of quantification，LOQ）是按规定准确度能对被分析物含量量化的水平，即定量的判断，包括客户可接受的不确定度如 5%。

检出限、定量限的测定都是通过空白或低浓度样品 N 次测量的标准偏差的倍数来表征的，从统计学的角度不同的 K 值来保证不同的置信度。这个取值及不同空白或低浓度样品的测定次数要符合有关的规定。如高效液相的检出限为 3 倍 S/N，S/N 指信噪比，K 值为 3，置信度为 95%。

（四）精密度

药学实验室内部控制的精密度是指平行性和重复性的总和。平行性指在同一实验室中，同一人员、同一设备，用同一方法对同一样品进行双样或多样平行测定结果之间的符合程度。重复性是指在同一实验室内，当分析人员、设备和时间三个影响因素中至少有一项不相同时，用同一方法对同一样品进行双样或多样平行测定结果之间的符合程度。

1. 平行试验　平行试验指同一实验室，同一分析人员，同一设备，同一方法将同一样品分成若干份数，分别加同样的试剂或前处理进行测试。每批测试样品应随机抽取10%~20%的样品进行平行双样测定，若样品数量较少时，应增加平行双样测定比例，单一样品的检测必须做平行双样。平行双样偏差值在小于检测方法允许限时，结果取均值，对于检测方法中尚未规定平行试验相对偏差控制限的，样品可根据被测物的浓度参照实验室以往数据进行控制。

2. 加标回收试验　加标回收试验是评价测试结果准确度的重要方法之一，它是在某一稳定样品中加入不同水平已知量的标准物质进行测定，将测定结果扣除样品本底，计算回收率的实验室质量控制方法。公式为：

$$加标回收率 = （加标试样测定值 - 试样测定值）/加标量×100\%$$

按样品基质中是否含有被测成分，加标回收试验可分为空白加标回收试验与样品加标回收试验。

加标回收试验应注意以下要点。

（1）加标物的形态应该和待测物的形态一致或相似。

（2）加标量应和样品中所含待测物的测量精密度控制在相同的范围内，一般情况下作如下规定：

①用6个测定结果进行评价时，加标量尽量与样品中待测物含量相等或相近，并应注意对样品形态的影响。

②用9个测定结果进行评价时，设计3个不同浓度，每个浓度分别制备3份供试溶液进行测定，一般中间浓度加入量与所取供试品含量之比控制在1:1左右。

③当样品中待测物含量接近方法检出限时，加标量控制在校准曲线的低浓度范围。

④进行限量物质检查时，加标量控制在限值附近。

⑤在任何情况下加标量均不得大于待测物含量的3倍。

⑥加标后的测定值不应超过方法的测量上限的90%。

⑦当样品中待测物浓度高于校准曲线的中间浓度时，加标量应控制在待测物浓度的半量。

3. 质控样分析　质控样试验作为实验室内部质量控制的重要内容，也是评价测量方法和测量结果的准确度的方法之一。在进行质控样分析时，一般选择基体组成与检测样品相似的质控样，质控样和样品应同步进行测定，将测试结果与质控样的保证值进行比较，其绝对误差或相对误差应符合方法规定的要求。

4. 方法对比试验　国家标准规定的分析方法中有很多提供了一种以上的分析方法，在同一实验室内或不同实验室间有计划的定期进行不同方法的重复检测，可及时发现方法的系统误差并加以纠正，确保检测数据的准确性。值得注意的是，采用不同的分析方法时，由于原理可能不同、操作方法可能不同、所用试剂试药不同、仪器的差别，检测数据不一定完全一致，进行比较时一般选用具有可比性的分析方法进行。

（五）质量控制图

质量控制图涵义：对经常性的分析项目常用控制图来控制质量，可以直观地反映实验室某检测项目分析结果正确度和精密度的稳定性或变化，从而及时发现隐患以便及时采取纠正措施。

绘制包含以下三个步骤。

1. 数据积累　在短期日常测定工作中，逐日对质量控制样品多次（至少 20 次）重复测定，每次测定的质量应保持较好水平。

2. 积累数据的计算统计处理　计算平均值 x、标准偏差 s。

3. 绘图　以实验结果为纵坐标，实验次序为横坐标，将中心线（x）、上下辅助线（$x \pm 1s$）、上下警告线（$x \pm 2s$）、上下控制线（$x \pm 3s$）绘制在质控图中。

常用的质量控制图有均值 - 极差控制图、均值 - 标准差控制图、加标回收率控制图和空白值控制图等。质量控制样品测定值落在上、下辅助线范围内的点数应占总数的绝大部分，若 <50%，则表明此图不可靠；若有连续 7 点落于中心线同一侧则表明出现新的系统误差；连续 7 点递升或递降则表明分析检测工作质量出现异常，凡属上述情况之一者应立即查明原因，必要时重新制作质量控制图。

除了上述几种实验室内部质量控制措施外，有证标物的检测、保留样品的再测试、工作曲线的核查、分析样品不同特性的相关性、实验室人员比对等方法也属于实施实验室内部质量控制的措施，因与其他章节内容交叉，本处不再累述。

五、外部质量控制

实验室间质量控制是在实验室内部质量控制的基础上，为了检查各实验室是否存在系统误差，找出误差来源，提高实验室检测水平而进行的统计学评价，这往往由上级主管单位来组织实施，作为基层的检测单位应主动参加到实验室间质量控制的活动中去，提高实验室检测水平，使检测结果具有准确性、精密性、代表性、完整性和可比性。实验室间质量控制措施包括能力验证、标准液的效正比对、实验室间比对等。

1. 能力验证　能力验证即利用实验室间比对，按照预先制订的准则评价参加者的能力的活动。当有的量值难实现或无法实现溯源时，可利用能力验证来表明测量结果的可信性。常见能力验证的类型有分割样品检测比对、定性比对、实验室间量值比对、已知值比对、实验室间检测比对、部分过程比对等，实验室可以根据其自身实际，有选择地开展或参加这项活动。

2. 标准液的校正比对　实验室间标准液的比对通常由上级实验室指导和负责向参加比对实验的实验室分发稳定、均匀、准确的已知浓度标准液，各实验室利用自己配制的标准溶液进行对比实验，实验室将这两种标准溶液稀释至同一浓度范围，两种标准溶液之间的误差不得超过有关规定。

3. 实验室间比对　实验室间比对可根据不同目的分质量考核、实验室技能评价、实验室间分析质量控制和实验室间数据核对等。在此项工作中，上级实验室向各实验室分发 1 份或几份样品，由各实验室根据统一要求进行测定，由上级实验室将各实验室的测定结果进行比对，根据已知值或平均值进行评价，并将评价结果告知各实验室；在多个实验室内进行质量控制的基础上，也可以在自控前对 1 个方法共同验证试验和分发标准工作，再统一规定共同遵守的技术指标，经自控成熟后由上级实验室分发质控样品来考核实验室；上级实验室也可对被考核实验室分发的考核样品不规定测定方法和仪器设备，只规定各实验室设法把样品成分含量测定准确，上级实验室再根据报告结果给各个实验室评分，并划分等级。

第三节　数据处理、质量改进

一、原始记录

原始实验记录作为实验室质量管理的关键一环，是实验室分析过程中获取研究信息、保存知识及文档质量系统的重要组成部分，也是为可追溯性提供文件的基础环节，因此，有必要实施 GLP 实验记录操作规范，采用标准操作程序处理实验记录。

作为原始记录，首要条件要保证检测事件的可追溯性，主要包括：人、机、料、法、环、时间等方面。常见基本内容：检测产品名称、检测产品编号、检测项目、检验方法、检测时间、检测过程中需要记录的各种数据、检验结果、检测人、审核人等内容。

原始记录必须遵循的原则：

（1）数据计量单位应使用法定计量单位，废止的非法定单位和词头要避免使用，如 1M 应改为 1mol/L、1g% 应改为 10g/L。

（2）对所用的标准物质、基准物质、传递标准液或工作标准液应在标准基本信息记录表中记录其购买单位、日期、级别以及其他相关信息，以便溯源。自配标准溶液有必要时要经过量值溯源，或购买有证标准溶液进行比对。

（3）所用仪器设备应在实验记录中准确记录其唯一标识，以便检查是否经专门的计量部门进行校正与期间核查，同时，做好仪器设备的使用记录。

（4）实验过程中的原始数据应及时记录、表格按制式如实填写，不得随意更改。

二、有效数字的修约

有效数字是指在计算过程中实际能测量到的数字，它包含全部确定的数字和最后一位可疑数字。如某物重 0.7240g，其中 0.724 是准确的，"0"位可疑，即其有上下一个单位的误差，也就是说此物重的绝对误差为 ±0.0001g。

有效数字的确定是根据测量中仪器的精度而确定的，不能任意扩大与缩小。例如，用万分之一的分析天平称量实验样品，精度为 0.1mg，以"g"作单位，则试样重只能记录到小数后第四位，如 0.2006g；滴定管精度为 0.01ml，则滴定剂消耗体积应记录到小数后第二位，如 17.10ml。为了得到准确的分析结果，实验操作人员不仅要能准确地测量，而且还要正确地记录、运算及修约。

（一）有效数字的运算规则

1. 和或差的有效数字　几个数相加减时，和或差的有效数字的保留，应以小数点后位数最少的数据为根据，即决定于绝对误差最大的那个数据。

例如：$92.01 + 0.0904 + 11.24881 = 103.34921$，应以 92.01 为依据，即原式 = 103.35

小数点后位数的多少反映了测量绝对误差的大小，如小数后有 1 位，它的绝对误差为 ±0.1，而小数点有 2 位时，绝对误差为 ±0.01。如果小数点后具有相同位数的数字，其绝对误差的大小也相同。同时，绝对误差的大小仅与小数部分有关，而与有效数字位数无关。因此，在加减运算中，原始数据的绝对误差，决定了计算结果的绝对误差大小，计算结果的绝对误差必然受到绝对误差最大的那个原始数据的制约而与之处在同一水平上。

2. 乘除法 几个数相乘、除时，其积或商的有效数字应与参加运算的数字中，有效数字位数最少的那个数字相同。即：所得结果的位数取决于相对误差最大的那个数字。

例如：$0.0054 \times 2.77 \times 31.25 = 0.4674375$ 积应与 2.77 在同一水平，即取两位，原式 $=0.47$

又如：$1.07 \times 9.2 = 9.8$

有效数字的位数的多少反映了测量相对误差的大小。如 2 位有效数字 1.0 和 9.9，它们的相对误差分别为 $\pm 10\%$ 和 $\pm 1\%$，即：两位有效数字的相对误差总在 $\pm 1\% \sim 10\%$。三位有效数字的相对误差总在 $\pm 0.1\% \sim \pm 1\%$，四位有效数字的相对误差总在 $\pm 0.01\% \sim \pm 0.1\%$ 之间。因此，具有相同有效数字位数的数字，其相对误差 Er 处在同一水平上，而且 Er 的大小仅与有效数字位数有关，而与小数点位数没有关系。因此，积或商的相对误差必然受到相对误差最大的那个有效数字的制约，且在同一水平上。

总之，不论是加减，或是乘除运算，都要遵循一个原则，即：计量结果的精度取决于测量精度最差的那个原始数据的精度。

（二）数字的修约原则

计算结果要按有效数字的计算规则保留适当位数修约掉多余数字。

1. 四舍五入规则。

2. 四舍六入五成双 当尾数 ≤ 4 时舍去，尾数 ≥ 6 时进位。当尾数为 5 时，则看留下来的末位数是偶数还是奇数。末位数是奇数时，5 进位，是偶数时，舍弃，如：2.1375，2.1365，处理为四位有效数字时则为：2.138，2.136。当被修约的 5 后面还有数字时，该数总比 5 大，这种情况下，该数以进位为宜。如 8.752，94.503 处理为两位有效数字时，如：8.752→8.8，94.503→95。注意：在修约数字时，只能对原始数据修约到所需位数，而不能连续修约。如：要把 17.46 修约为两位，只能一次修约为 17。而不能 17.46 → 17.5 →18。

对有效数字记录与运算要注意以下几点：

（1）记录时保留一位可疑数字。

（2）运算中，采用"四舍五入"或"四舍六入五成双"修约原则，先修约，后计算。

（3）首位数字大于或等于 8 的，则有效数字位数可多算一位（主要指乘除计算），如：8.37 是三位数，可看作四位。0.7812 是四位数，可看作五位。

（4）加减运算，以绝对误差最大的那个原始数据为准；乘除运算，以相对误差最大的那个原始数据为准。

（5）对于一些分数、常数、自然数可视为足够有效。不考虑其位数。

（6）高组分含量的测定（$\geq 10\%$）一般保留四位。中组分含量（$1\% \sim 10\%$）一般保留三位。低组分含量（$\leq 1\%$）一般保留两位。如：pH $=4.37$ 为两位有效数字。在化学平衡计算中，一般保留两位或三位有效数字。

（7）当计算分析测定精密度和准确度时，一般只保留 1 位有效数字，最多取 2 位。

三、不确定度

不确定度是指测量结果的可行性、有效性的怀疑程度或不肯定程度，是定量地说明测量结果质量的一个参数。实际上是由于测量不完善和人们的认识不足，所得的测量值具有分散性，即每次的测量的结果不是同一个值，而是以一定的概率分布在某个区间的许多个值，而测量不确定就是说明被测量值间分散性的参数。也就是说，不确定度愈小，表示所测量的结果与被测量的真值愈接近，质量越高，水平越高，其使用价值越高；不确定度越大，测量结果的质量越低，水平越低，其使用价值也越低。在报告物理量测量的结果时，必须给出相应的不确定度。

1. 不确定度的来源 从客观上讲，测量不确定度一般来源于随机性和模糊性，前者归因于条件不充分，后者是因为事物本身概念的不明确。从影响测量结果的因素考虑，测量的不确定度一般来源于：被测对象、测量设备、测量环境、测量人员和测量方法。

具体上讲不确定度有以下几个方面的来源：

（1）对被测量的定义不完整或不完善；

（2）实现被测量定义的方法不合理；

（3）取样的代表性不足；

（4）对被测量过程受环境影响的认识不够，或对环境条件的测量与控制不完善；

（5）对模拟仪器的读数存在人为偏差；

（6）测量仪器的分辨力或鉴别力不足；

（7）赋予测量标准和标准物质的值不准确；

（8）用于数据计算的常量和其他参量有误；

（9）测量方法和测量程序的近似性和假定性；

（10）在表面上看来完全相同的条件下，被测量重复观测值的变化。

在实际情况中这些不确定度的来源可能是单个的，也可能是几个方面交叉影响的结果。

2. 不确定度的分类及其特点 由于测量结果的不确定度往往由多种原因引起的，对每个不确定度来源评定的标准偏差，称为标准不确定度分量，用符号 u_i 表示。不确定度的分类及其特点见表 4–1。

表 4–1 不确定度的分类及其特点

	分类	定义	特点
标准不确定度	A 类不确定度（uA）	以观测列的数学统计方法来表示的不确定度	uA 等同于由系列观测值的标准差 σ 用贝瑟尔法、别杰尔斯法、极差法、最大误差法计算
	B 类不确定度（uB）	用非统计及方法表示的不确定度	基于其他方法估计概率分布或者分布假设来评定标准差并得到 uB
	合成不确定度（uC）	当测量结果是由若干个其他量的值求得时，按其他各量的方差和协方差算得的标准不确定度	uC 是由若干标准不确定度分量构成，以其中的一个为主，其他忽略不计
扩展不确定度（u）		确定测量结果区间的量，合理赋予被测量值分布大部分可含于此区间所表示的不确定度	u 是合成标准不确定度的倍数 K（K = 2，3）

3. 测量不确定度的评定流程

（1）根据 JJF–1059–1999 规定，标准不确定度的流程图见图 3–2。

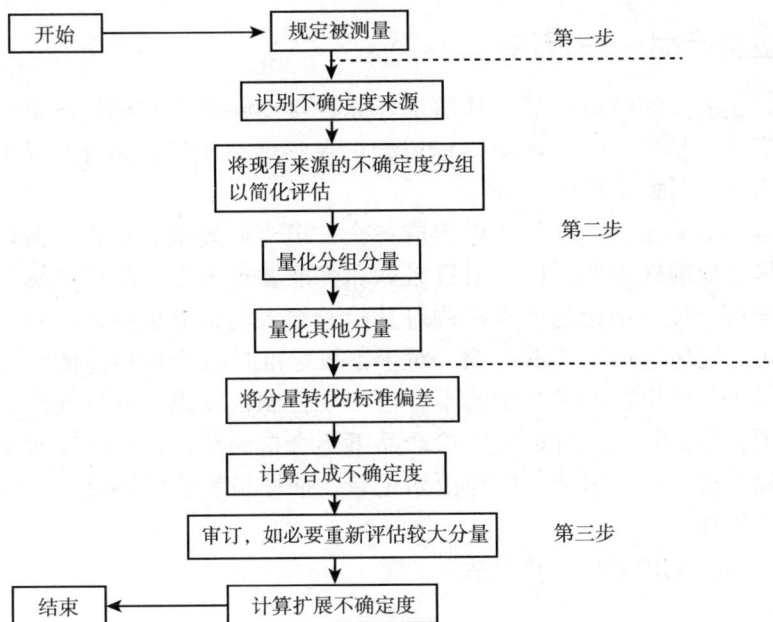

图 3 – 2 标准不确定度的流程图

（2）扩展不确定度评定流程图见图 3 – 3。

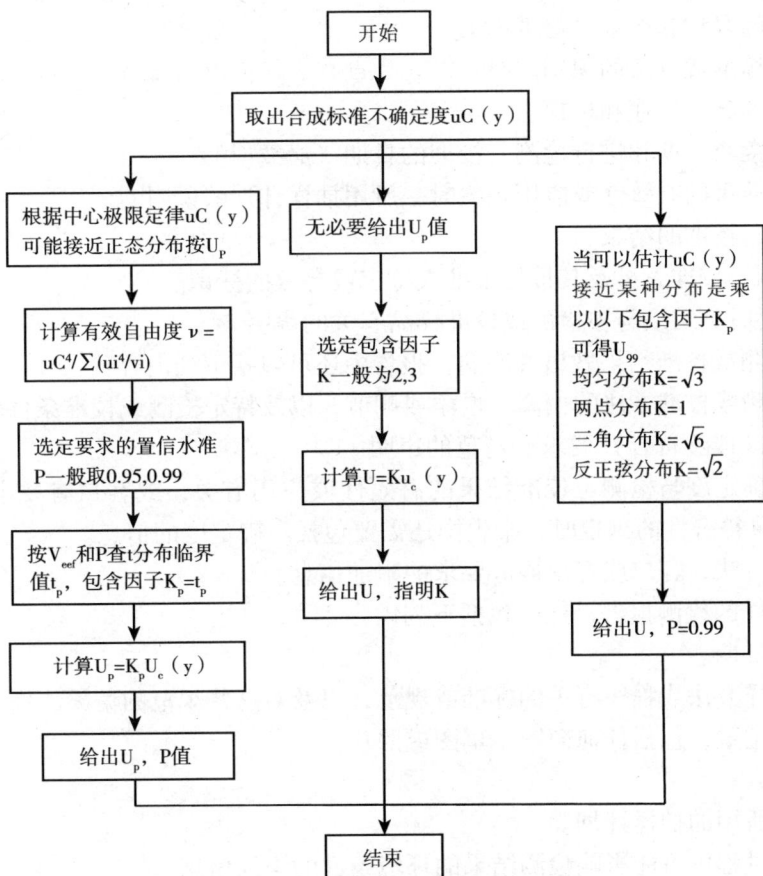

图 3 – 3 扩展不确定度的流程图

四、实验室产品——报告

检验报告是实验室的特殊产品，其质量好坏直接反映出检测机构质量管理水平和检测技术水平的高低，检验完毕，各项指标原始记录整理完毕后，结合抽样单，委托检验协议等，即可形成一份检验报告。

根据评审准则的要求，检验报告内容应齐全，填写应规范、正确、清晰，检验结果和检验结论的描述应准确无误，检验项目名称和标准要求内容严格按照标准规定的名称去填写，不能简写，检验结论是质检机构对其检验结果与检验依据进行对比分析后，得出的综合性评价，它应与检验依据一致，对于不按标准进行全项检验的结论只能对所检项目的质量情况进行评价，如果其中的不合格项是强制性要求，项目或产品标准中已明确规定不合格项，按照规定，可以给所检产品下不合格的结论，也可以对该产品项下不合格的结论，检验报告一经形成，应与原始记录，抽样单和检验协议一并按规定期限存档，专门负责人管理。

1. 检测报告涵盖的内容应主要包括：

（1）标题。

（2）实验室的名称和地址，以及与实验室地址不同的检测/校准的地点。

（3）检测/校准报告的唯一性标识（如系列号）和每一页上的标识，以及报告结束的清晰标识。

（4）客户的名称和地址（必要时）。

（5）所用标准或方法的识别。

（6）样品的状态描述和标识。

（7）样品接收日期和进行检测、校准的日期（必要时）。

（8）如与结果的有效性或应用相关时，所用抽样计划的说明。

（9）检测、校准的结果。

（10）检测、校准人员及其报告批准人签字或等效的标识。

（11）必要时，结果与被检测或校准样品有关的声明。

2. 需对检测或校准结果做出说明的，报告中还可包括下列内容：

（1）对检测或校准方法的偏离，增添或删节，以及特定检测或校准条件信息。

（2）符合（或不符合）要求、规范的声明。

（3）当不确定度与检测、校准结果的有效性或应用有关，或客户有要求，或不确定度影响到对结果符合性的判定时，报告中还需要包括不确定度的信息。

（4）特定方法，客户或客户群体要求的附加信息。

3. 对含抽样的检测报告，还应包括下列内容：

（1）抽样日期。

（2）与抽样方法或程序有关的标准或规范，以及对这些规范的偏离，增添或删节。

（3）抽样位置，包括任何简图，草图或照片。

（4）抽样人。

（5）列出所用的抽样计划。

（6）抽样过程中可能影响检测结果的环境条件的详细信息。

4. 检测报告中含分包结果的，这些结果应予清晰标明。分包方应以书面或电子方式报告结果。

5. 当用电话、电传、传真或其他电子、电磁方式传送检测/校准结果时，应满足本准则的要求。

五、质量改进

持续改进质量管理是实验室质量管理体系的永恒目标，实验室应不断寻求对其过程实现持续改进的机会，以改善产品的特性，不断满足顾客的要求。为了确保实验室质量改进目标正确、有效地进行，可以从以下几个方面入手。

1. 保持实验室质量体系正常有效，持续适用。确保健全的实验室质量管理组织机构是其基本条件；保证体系的现行有效性和实用性是实验室质量不断改进的前提条件；而准确地定位现行的质量方针和目标是实验室发展的航标。

2. 不断优化实验室资源配置。包含以下几个方面内容：足够的人员配置和完善的培训考核机制，人才的培养和人才梯级建设是实验室的基本内容；相应配套的仪器设备和动态管理，仪器设备是实验室的有机组成部分，动态管理措施是实验室正常进行和发展的必须条件；合理的实验室设施和环境条件是实验室规范化建设和安全的重点。

3. 建立长期有效的监督体系和机制。质量体系是一个不断完善和改进提高的过程，这个过程就需要人为的把握和监督实施措施，保证其正确和有效的前进方向。

4. 利用体系内审、外审和管理评审，评价体系的运行效果。实验室的质量改进要从其发展措施的运行和各个方面反馈的效果这两个方面的相互印证和促进来保证其发展运行措施的正确有效性。

5. 强化实验室质量意识，营造人人参与管理的氛围。将实验室质量改进目标转化为各个层次的具体内容，同时人人参与管理也是创建实验室质量改进的基础性工作，激发各个层次人员的主人翁态度和热情。

实验室实施持续改进的活动主要有：通过质量方针的建立与实施，营造激励的氛围和环境，适时修订质量方针；每半年或一年进行一次质量目标的评审，明确持续改进与发展的目标，促进持续改进；通过实施数据分析、内部审核、纠正和预防措施等内容，不断寻求持续改进的机会，实验室每年进行管理评审，由实验室领导主持评价改进的整体效果，对持续改进活动进行布置安排，确定新的质量目标与发展规划，实现实验室的持续改进。

最终，实验室质量管理实现质量管理的规划→控制实施→数据处理、检查→持续改进的循环，不断提高实验室的质量管理能力，最大限度地满足顾客对产品的要求。

小结

目前，药学实验室质量管理已基本上覆盖了药学类高校教学实验室、跨国新药研发实验室、各级药品检测检验所、第三方药品检测机构等，且大多数实验室以国际标准 ISO/IEC 17025：2005《检测和校准实验室能力通用要求》、GLP、GMP 建立并运行了各具特色的质量管理体系。本章内容既包括 ISO/IEC17025 的要求，也涵盖了 GLP 和 GMP 的理念，初步介绍了质量管理体系的构成要素及其框架内容，并论述了实验室质量控制的基本措施，这些内容是药学实验室质量管理的核心，也是实验室自身发展、提高管理能力不可忽视的方面，它基本上满足了国内外对药学实验室质量管理的要求。

针对 ISO/IEC17025 标准中的其他要求：标书和合同的评审、检测和校准分包、服务和供应品的采购、服务客户、不符合工作的控制、合同评审、申诉和投诉、纠正措施、量值溯源、设备、设施和环境条件等，因在本书其他章节及同类书籍中有较多介绍，故本章不再累述。

◢ 复习思考题 ◣

1. 试述药学实验室质量管理体系的概念、总体要求及构成要素？
2. 药学实验室分析质量控制的基本要求有哪些？
3. 实验室内部质量控制措施有哪些？
4. 试述不确定产生的来源？
5. 简述实验室检测报告的基本内容？

（杨昌林）

第四章 ▶ 实验室人力资源管理

要(点)导航

1. 掌握实验室人力资源管理的基本内容。
2. 熟悉实验室人员的组成、结构、素养及职责。
3. 了解实验室人力资源培训的重要意义、方法及评估方式。

实验室人力资源管理是实验室管理的重要组成部分，包括实验室人员的组成、结构、素养、职责和培养等方面，涉及到对实验技术人员和实验室管理人员的发现、选配、使用、培养、考核和调整等各个环节。实验室人力资源的建设，相关人员及群体作用的发挥，关键在于实验室人力资源管理。实验室人力资源管理的目标是达到人员数量及组成结构的合理、素质的精良，建立一支思想觉悟高、掌握现代科学技术及管理知识又相对稳定的实验室技术和管理队伍。

第一节　实验室人员组成与结构

实验室的人员结构，是指实验室各类人员的组成及比例，也就是指实验室包括的各类专业技术及管理人员的比例、人员职称比例以及年龄梯队，还涉及实验室人员与全校职工、教师、学生的比例。如何建立一支结构合理的实验室人员队伍，是实验室人力资源管理的一个重要课题。

一、实验室人员的组成

根据工作性质的不同，实验室人员主要分为四大类：实验教师和科研人员、实验技术人员、管理人员以及参加实验研究的研究生等。这些人员有的是长期的，有的是短期的；有的是固定的，有的是流动的。因此，实验室人员是一个动态的群体。习惯上，把长期、固定在实验室工作的人员称为实验室人员。

1. 教师和科研人员在实验室中的主导地位　实验室是开展实验教学和科学研究的基地，离不开教师和科研人员。其主要工作包括：参加实验教学和科学研究，制定实验室发展规划，论证实验仪器设备规划，设计新型实验仪器设备、实验方案和实验项目，开发实验仪器设备功能，进行实验室学术管理和技术管理。

2. 实验技术人员是实验室的骨干　实验技术人员是实验室固定人员，长期在实验室工作，是实验室的骨干力量。因此，实验室必须拥有一支训练有素、结构合理、稳定的实验技术人员队伍。实验技术人员主要围绕实验方法和仪器设备进行技术管理工作，承担如下工作任务：配合教师和科研人员开展教学和科研工作，参与制定实验室规划和设计，参加仪器设备的调查、选型和可行性论证，参与仪器设备的安装、调试、验收、维修、保养工作，参与仪器设备的设计制造、功能开发、改进和改造等。目前，由于种种原因，实验技术人员存在数量不足、后继乏人、素质不高、知识老化、人员不稳等亟待解决的问题。

3. 实验室管理人员是保证实验室正常运作的关键 实验室是一个复杂的系统，没有科学的管理不行。因此，应围绕实验室的需要，建立一支高素质的管理队伍，保证实验室的正常运转。实验室管理人员主要承担设备管理、人员管理、物资管理、安全管理、环境管理等任务。从目前情况来看，实验室管理人员数量不足、素质不高，是实验室效益不高的重要原因。要把有限的人力、物力、财力的作用发挥好，加强管理，重视实验室管理人员的建设和培养十分必要。

4. 研究生是实验室的辅助力量 研究生是一支实验室不可忽视的力量。虽然不是实验室的固定人员，其主要任务是学习，但他们精力充沛、思维敏捷、富有创造力和开拓精神。根据具体情况，研究生可以承担部分实验教学工作，参与实验技术开发，新仪器设备的研制，仪器设备的功能开发，技术难题的攻关等等。

总之，实验室人员是一个群体，应当由教师、技术人员、管理人员和研究生等组成。他们的工作各有侧重，密切配合，共同维持着实验室的良好运转。合理的实验室人员组成，是发挥实验室效益的重要因素。

二、实验室人员的结构

实验室人员的结构是实验室建设与管理的基础，也是实验室人力资源管理的重要组成部分，它不仅决定着实验室人员的功能、成果和贡献的多少，更决定着实验室活力的大小。实验室人员的结构包括专业结构、职称结构、学历结构及年龄结构等。

1. 专业结构 专业结构是指在实验室人员中具有各种学科和专业知识的人员及其比例，即一个实验室内相关专业比例构成及其相互关系。随着当今科学技术的飞速发展，学科专业的划分越来越细，同时学科专业之间又相互交叉渗透、相互促进，各种技术装备的综合性越来越强，这就要求实验室人员具备的知识要有一定的深度，还要有一定的广度。实验室取得成功的因素很多，人员专业结构合理是其中很重要的一个原因。如著名的美国贝尔实验室成立 80 多年来，平均每个工作日获得 3 项专利，先后有 11 人获得诺贝尔奖。该实验室的科研人员主要为电子工程和通信工程专业人员，但只占 40% 左右；其他各类专业人员占 60% 左右，包括计算机科学、物理和物理化学、数学、机械工程、化学工程、冶金工程、文科、商业、法学、外事、工程管理、财务、心理等专业。由此可见，实验室具有合理的人员专业结构，通过各类人员学科交叉、相互配合、智能互补，能更好地发挥科研人员的群体效应，提高科研工作效率。对于不同的实验室，主要依据实验室工作任务和发展方向的需要，进行专业结构的合理配备。此外，专业结构的配备还应照顾全面，加强重点，体现实验室的特色。

2. 职称结构 职称结构是指实验室人员中不同知识和能力的人员比例，是影响实验室人力资源质量和效能的一个重要因素。合理的职称结构应由不同知识和能力水平的人员，按一定的比例构成一个有机体，以发挥整体优势。实验室应根据实验室工作的性质、工作量以及实验室的发展，拥有一定比例的高、中、初级专业技术人员。若高级人员不足，整个团队将缺少学术带头人和指挥人员；若中级人员不足，导致高级人员缺乏助手而将一定的精力用在一般性的技术工作上，造成人才浪费；若初级人员不足，实验室的日常运作和维护将受到影响。合理的职称结构大多呈金字塔形的。一般来说，基础研究机构中的高、中、初级人员的比例为 1：（2~3）：（2~7），应用研究机构为 1：（3~5）：（4~8），发展研究机构为 1：（2~3）：（8~10）。对于现存的不合理职称结构应有计划、有步骤地逐步改善，从而建立起一支完善的技术人才梯队。

3. 学历结构　学历结构是指实验室人员中具有不同学历的人员比例，反映实验室人员受教育的程度，以及专业队伍的基本素质和水平。学历结构和能力结构有比较密切的关系，二者的区别在于前者只能代表人员受教育的情况，与工作能力没有必然的联系。但学历结构对于实验室的发展，以及实验室整体技术水平的提高有很大关系。只要用人得当，良好的学历结构将发挥巨大的能量，成为实验室建设和发展的强大推动力。

4. 年龄结构　年龄结构关系到实验室人员的整体质量、创造力和生命力，也影响着实验室整体活力和潜力。首先，脑力劳动是复杂劳动，需要劳动者具有旺盛的精力和很强的创造力、记忆力和理解力以及丰富的想象力，这些因素与年龄密切相关。青年人具有大胆创新的精神，而且精力旺盛、记忆力强；年龄较大的科学家或专家经验丰富、判断力强、情绪稳定，并能有效地利用相关资料。因而，不同年龄人员的合理组合可更好地发挥实验室的能力。其次，合理的年龄结构对于建立良好的年龄梯队、实现人员的新老交替、促进实验室建设和可持续发展、提高实验室的技术水平和科研能力都十分重要。因此，实验室在对人员进行补充时，应结合各单位的实际情况，根据不同专业、不同学科的特点设计出符合实际需要和发展趋势的合理年龄结构，逐步把实验室人员的年龄结构调整到最佳状态。

总之，实验室应根据工作任务的特点、数量以及实验室的特点，通过系统全面地评估实验室人力资源的现状以及发展趋势来确定合理的人员结构，以确保实验室在完成教学、科研和技术开发任务时，能够提供一定数量和质量的人员，以满足各种岗位的需要。

第二节　实验室人员的素养要求

职业素养是一个人能完成工作所必须具备的基本条件，也是其能完成任务取得成绩以及能继续发展的前提。虽然事业的成功有许多客观条件，但良好的素养是任何一个有成就、有发展的人完成任务并获得成功必不可少的重要因素。在知识经济的今天，实验室人员的素养的含义大为扩展，它包括思想品德素养、文化知识素养、业务能力素养、心理素养、身体素养等方面。

一、思想品德素养

实验室工作人员必须以主人翁的意识维护实验室声誉，自觉遵守国家的有关法律、法规和实验室的各项规章制度，具有崇高的理想和抱负，有坚强的意志力和良好的敬业精神，坚持民主的思想作风，大公无私，有奉献精神，严格遵守本行业的职业道德规范。

二、文化知识素养

文化知识素养包括有广博的知识、合理的知识结构、精通专业知识。文化知识不仅包括书本的理论知识，还应包括实践经验，知识更新程度以及独立思考问题、分析问题和解决问题的能力。实验室人员不仅要具有扎实的专业知识，还应具有其他方面的文化知识。

三、业务能力素养

业务能力素养是指一个人的智力、技能或才能，也包括一个人的观察力、记忆力、想象力、思维能力以及接受新事物的能力。智力是一个人运用知识解决实际问题的能力；技能是在多种素质的基础上，经过实践锻炼而形成的工作能力。不同的工作需要具备不同才能的人，而不同的人有其最适宜的工作范围。实验室管理者应具备科学的决策能力、组织指挥能力、沟通协调能力、灵活应变能力和改革创新能力等，实验室技术人员则应具备良好的动手能力、独立思考能力、分析问题与解决问题的能力和创新能力等。

四、心理素养

人的心理是指人的感觉、直觉、思维、情绪、意志、兴趣及性格等。因而，人的心理素养应包括一个人的知、情、意、行，是一个人人格气质、性格、个性倾向等方面的综合体现。良好的心理素质至少应包含情绪的稳定性、对人的宽容性、对事物的创新性、对工作的时效性。情绪的稳定性是指遇到任何障碍或困难时，心理不失衡，能采取社会所需的正确态度和行为来对待；对人的宽容性是指能包容别人的缺点及自己看不惯的事，心胸开阔，与人和睦相处，密切配合并共同完成任务；对事物的创新性是指具有创新精神、敢想敢做、不固步自封，能做到胜不骄、败不馁；对工作的时效性是指能合理规划时间，工作效率高。

五、身体素养

身体素养即身体条件、健康状况。人的体力受身体发育程度和健康状况的影响，表现为人的负荷力、推拉力、耐力等。人有了充沛的体力，才能承担繁重的实验室工作任务。良好的身体素养还表现为对外部环境变化的广泛适应性，如炎热或寒冷、高空或地下、陆地或水中。人的身体只有适应各种外部环境，才能在各种条件下正常工作。

在实验室人员素养中，良好的心理素养是其他素养的基础，身体素养是文化知识素养和业务能力素养的保证，思想品德素养是文化知识素养和能力素养正常发挥的前提。

第三节　实验室人员的职责

实验室是教学和科研的重要基地，为更好地完成教学、科研及其他任务，实验室应建立一支结构合理、相对稳定的实验室队伍。为保证实验室各项工作任务的顺利完成，实验室各级工作人员应各尽其责，其职责分列如下。

一、实验室主任

实验室主任是实验室工作的领导者和组织者，全面负责实验室的各项工作。其主要职责是：

1. 根据教学、科研任务及本学科、本专业的发展方向，制定实验室建设规划、年度工作计划，并组织实施和检查执行情况。

2. 熟悉并掌握实验室建设与管理动态，吸收国内外先进教学和科研理念，不断提高实验室建设与管理水平。

3. 按教学大纲和科研计划要求，会同有关教学、科研人员，审定或参加编写实验教学大纲、实验教材、实验指导书和科研实验计划，不断提高实验教学质量和科研水平。

4. 领导本室各类人员的工作，制定岗位责任；负责本室人员的培训及考核，不断提高全室人员的业务水平和工作能力。

5. 合理安排、使用实验教学等各种资源，组织编制仪器设备的申购和维修计划，提高设备的利用率和完好率。

6. 在完成教学、科研任务的前提下，积极开展社会服务，开展学术、技术交流活动。

7. 搞好实验室的科学管理，认真贯彻各项规章制度，对本实验室的国有资产管理和安全工作负责。

二、高级技术职务人员

高级技术职务人员包括高级实验师、高级工程师，在实验室工作的教授、副教授、研究员、副研究员。其职责如下：

1. 熟悉并掌握本专业领域国内外基础理论和实验技术动态，引进国内外先进实验技术、仪器设备和管理经验，提出实验室的建设方向和发展规划，负责（或协助）指导实验室的建设与管理，促进实验室水平的提高。

2. 参与或承担实验教学工作，组织编写实验教材、实验指导书，开设较高水平的实验课程，承担指导中级技术职务人员、研究生的工作和学习。

3. 承担本学科的重大科研项目的实验技术工作，解决实验室工作中的关键性技术问题。主持设计、研制较高水平的实验装置，撰写高水平的实验报告和论文。

4. 负责大型设备、精密贵重仪器的可行性论证、安装、验收、调试、技术培训、使用、功能开发、维护和技术管理工作。

三、中级技术职务人员

中级技术职务人员包括实验师，在实验室工作的讲师、工程师、高级工。其职责如下：

1. 掌握本学科的基本理论和实验技术，有较丰富的实验经验或专长，能独立组织和实施各项实验技术工作。

2. 参与或承担实验教学工作，参与编写实验大纲、实验指导书、实验讲义，设计实验方案，做好实验准备，指导学生实验，记录实验情况，批改实验报告，进行实验总结。

3. 参与或承担实验室的科研项目和实验技术与装置的研制或改造。撰写较高水平的实验报告或论文，指导和培养初级技术职务人员及技术工人、保管员。

4. 承担仪器设备的技术管理工作，包括选型、购置、安装、调试、使用、开发、维修等环节。

5. 及时总结实验教学、科研、实验室建设等方面的经验，提出实验室工作的改进措施与方案，做好实验室的日常管理、安全卫生等工作。

四、初级技术职务人员

初级技术职务人员包括助理实验师，在实验室工作的助教、助理工程师。其职责如下：

1. 熟悉本学科的基础理论和实验技术，掌握实验室仪器设备的原理、结构、性能、使用方法及维护，制定实验规程，编写仪器设备操作规程等。

2. 做好实验准备工作，指导学生正确使用仪器设备，保证教学质量。

3. 参加科研实验，承担技术测试项目，参加实验装置的研制或改进。

4. 参与实验室建设、仪器设备的技术管理工作，认真做好实验室日常管理、安全卫生工作。

5. 加强理论学习，努力钻研实验技术，不断提高实验技术和业务能力。

五、实验室管理员

1. 负责实验室仪器设备、材料和低值易耗品的领取、保管、发放和借用等工作，保持帐目清楚，数字准确，帐、卡、物相符。

2. 到设备处领取材料和低值易耗品，必须经实验室主任签字，管理员亲自办理领取手续。保管室所存物资，既要方便领用，又要防止积压浪费。

3. 根据所保管物品的不同性能、技术要求和存放条件，分门别类，做到防火、防水、防盗、防震、防热、防冻、防潮、防锈、防腐蚀等，并经常检查，防止损坏和丢失。

4. 保管室设备、物资的领用、借出、调拨必须严格办理手续，由制度规定的各级负责人签字，由保管员亲自办理，并认真登记帐目。

5. 在实验室主任领导下，具体负责办理本实验室仪器设备、材料和低值易耗品的记帐、统计、上报和积压、损坏、报废及处理等工作。

6. 根据上级主管部门的要求，认真做好年终盘点、清理、核对工作。

六、实验室学生

1. 应按照课前分组穿白大褂进入实验室，不得穿拖鞋、打赤膊。

2. 遵守组织纪律，不迟到，不早退，不无故缺席，不在实验室内打闹说笑，不得带饮食进入实验室并在实验室内吃喝，不在实验室内进行与实验无关的活动。

3. 不拿走实验室的药品及器材，未经许可不得动用与本实验无关的仪器设备。按操作程序使用实验仪器设备，实验结束后，应填写使用纪录，如有污迹，应做清洁，如有损坏，应按价赔偿。

4. 实验前做好预习，了解实验目的和要求，认真听取指导教师的讲解，尽快熟悉操作规程及安全注意事项，培养自己动手能力和操作能力。综合开放性实验项目和课题设计须在实验教师的指导下定出实验方案后开展。

5. 严格遵守操作规程，科学进行实验。实验过程中听从实验教师和实验技术人员的指导和安排，若有异常情况出现，应及时报告实验教师或值班教师。实验中独立思考、规范操作、细致观察、如实记录，培养严谨和实事求是的科学作风。实验完毕后及时整理实验数据和记录，认真分析问题，按要求写出实验报告，送交实验指导教师。

6. 不弄虚作假，不任意修改实验数据，不得抄袭实验报告。

7. 严格遵守实验室安全和卫生管理制度，保证实验室安全、整洁、规范、文明、有序。

第四节　实验室人力资源建设和培养

实验室人力资源建设和培养是实验室建设的重中之重，是提高实验室管理水平、充分发挥实验室功能的关键，实验室人力资源水平的高低决定了实验室建设水平的高低，进而关系到实验室的可持续发展。只有建设和培养一支高素质，年龄、学历、职称结构合理，科研与教学相结合，团结协作，生气勃勃，有持续发展后劲的实验室人力资源，才能使实验工作顺利开展，更好地发挥实验室的重要作用。

一、实验室人力资源建设和培养的重要性

实验室人力资源可分为实验教师系列和实验技术人员系列两大类，前者主要承担实验教学任务及开展科学研究工作，后者主要从事实验室的日常教学管理、实验操作运行管理、实验室技术安全管理及实验仪器设备的管理、使用、维护、保养等工作。实验教学作为一种知识与能力结合、理论与实践结合的教学模式，既是理论教学的扩展与延伸，又是培养学生创新能力与创新精神的重要手段，教学与科学研究的水平高低与实验室人力资源的强弱有着重要的相关性。

1. 培养高素质人才的需要　高等教育的目标是培养具有实践能力和创新精神的高级人才，实验室对高等教育目标的实现具有不可替代的独特作用，而承担着教学、科研和实验室管理任务的实验室人员是实验室最重要和关键的因素，所以高校必须加强实验室人力资源建设，提高实验室人员的素质、能力和工作积极性，才能适应人才培养的需要。同时随着科学技术的不断进步，以及国家对教育投入的大幅度增加，各种新型大型精密仪器设备不断充实到各类实验室中并应用于实验教学，新的实验教学内容和实验方法采纳与应用，对实验教师、实验技术人员提出了更高的要求。因此，打造一支具有较高理论素养、较强动手能力，既熟悉实验设备性能，又能熟练操作这些设备，并指导学生实验的实验人员是搞好实验室建设和实验教学、充分发挥仪器设备效益的关键，建设和培养一支高水平的实验室人力资源，是不断提高教学质量、培训高素质人才的有效保障。

2. 人力资源自身发展的需要　传统实验室人力资源管理模式以"管理"者为中心，实验教师、实验技术人员和管理人员很少有实现自身价值的机会。作为实验教学、科研和管理的主力，他们渴望到最能发挥自己才能的岗位上实现自己的价值。只有改革传统的人力资源管理的方法，实行现代人力资源管理模式，建立科学合理的用人机制、竞争机制、激励机制，才能人尽其才，为人力资源的发展提供机会和条件。

二、实验室人力资源培养机制

实验室人力资源的培养是实验室建设管理的关键，只有充分认识实验室人力资源培养的重要性，政策到位，在人才的引进、培养、管理上多做工作，创造条件，完善实验室人力资源的培养机制，做好年度实验室人力资源再教育和培训计划，有计划有目的地提高实验人员素质，才能建设和培养出一支高素质、高质量、稳定的实验室人力资源。

针对当前实验室人才的现状和未来发展，从选才机制、用才机制、育才机制、考核

机制、激励机制和运行机制等方面进一步完善实验室人力资源的培养机制。

1. 选才机制 设定合理的实验室人才准入机制。根据实验室的实际工作需要，本着避免人才浪费的原则确定实验室的人员需求数量，坚持固定编制和流动编制相结合的原则，公布招聘计划。同时，对于候选者的专业背景、学历层次、创新精神、科研能力和思想品质等方面应进行综合考核，并且按照择优录取的原则，挑选合适的人才。对于管理岗位人员应侧重考察其管理能力、沟通能力和思想水平，对于专业技术人员则更看重其学科背景、学历层次、科研能力和实际操作水平。招聘过程应公开、公正、公平。

2. 用才机制 根据实验室的岗位特点，引入目标管理的方法，为每个职位设置合理的工作内容、工作目标。在工作中要充分发挥人的主观能动性，而不能光靠硬性规定，应该本着"能本管理"、"人尽其才"的原则，设置比人员自身能力稍高的工作任务，这样才能充分激发其工作积极性。同时，大胆提拔现有实验室人力资源中技术水平高、管理能力强、乐于奉献、工作责任心强、具有开拓精神的实验人员作为实验室负责人，带领实验团队开展多种形式的技术培训、工作评优、技能比赛、专题讲座等活动，通过传、帮、带，逐步提高整个实验队伍的整体素质。

3. 育才机制 实验室人力资源管理队伍应根据每个人员的实际情况做出符合个人需求的培训规划，可以采取长效的培训方式，培训过程中应以在职培训为主，其他培训方式结合的方式。例如，定期邀请相关领域专家或者学科带头人举办学术前沿讲座，保证实验室工作人员对相关学科动态有所掌握，这对一些年龄较大、学历层次较低的工作人员的培训尤为重要。药学实验室还可以与企业合作，定期组织人员深入企业参观学习，甚至采取外派的方式进行短期快速学习，从而将高校科研与生产实践结合起来，避免以往出现的人才培养与实际工作脱节的现象。

4. 考核机制 实验室人员工作成绩的主要衡量手段就是评估和考核。在考核过程中，对实验室中的管理岗位和技术岗位要加以区分，管理岗位的评估考核侧重考察人员的日常管理能力、解决问题能力、沟通能力、工作人员满意度等；而对于技术类人员的考核则着重考察其实验教学能力、设备维护能力、学术创新能力等。具体的考核指标应该做到详细、合理、量化，不能量化的工作采用民主评议、群众推荐等多元化的评价管理办法。考核结果应及时向相关人员反馈，并组织人员认真总结，对连续几次考核成绩较差的人员进行警告，保证评估考核的效力。考核结束后，根据实际情况，对实验室的岗位设置进行重新调整，设置在人员能力之上具有挑战性的工作任务，由此激发实验室人员的工作热情。

5. 激励机制 坚持"以人为本"的管理理念，在实验室人力资源管理工作中实施激励机制。彻底打破长期以来定编定岗，人员工资、待遇的平均主义倾向，"干多干少一个样，干好干坏一个样"的局面，因此，有效的人才培养机制还必须有梯度的激励机制。对此，可以充分利用奖金、职称评定和选拔人员外出学习等机会，将物质激励和精神激励两种手段相结合，奖励为实验室的发展做出突出贡献的人才，并且把这种激励当作一项长期的制度延续下去。在奖励与奖励之间也可设置多层次的梯度，一方面可以节约资源，另一方面也能够激发更多人的工作热情，从而为实验室的人才培养提供有力的保障。实行奖惩罚懒的工作激励机制，按岗位履职要求分年度和聘期来考核受聘实验人员的工作量，实行多劳多得，充分调动实验人员的工作积极性和创造性，大力弘扬爱岗敬业精神。

6. 运行机制 鼓励高水平人才与校外企事业单位合作，充分利用校外资源建设实验室，扩大实验室的社会影响；允许高水平人才以技术参股，实现实验室投资主体多元化；鼓励支持科研成果转化，允许高水平人才自办实业，并在资金上予以支持。

三、实验室人力资源培训

人力资源培训系指由组织提供有计划、有组织的教育与学习，旨在改进工作人员的知识、技能、工作态度和行为，从而发挥更大的潜力，以提高工作质量，最终实现良好组织效能的活动。药学类实验室各种方式、各种类型的培训是人力资源管理的重要内容，是提高整体素质和水平、充分发挥员工效能的重要措施。实验室人力资源培训应按照培养机制，制订和设计培养计划和内容，实施培训，然后对培训进行评估。

（一）培训的主要内容

按照建立的培养机制选择培训对象、培训教师以及具有针对性的培训内容等实施培训，主要从以下几个方面进行。

1. 实验室人员思想道德素质和职业道德培训 要建设一支高水平、能力强，具有实干精神的实验队伍，必须加强实验队伍的思想道德素质和职业道德培训力度，激发实验队伍的吃苦耐劳、勤奋工作、团队协作的精神，让他们具有坚定的事业心、认真的工作作风、踏实的工作态度，对于已进入实验室工作的"特殊人群"，要有针对性进行思想教育，摒除少数人的优越感或自卑情绪，从精神上鼓舞他们，从而能够在工作中投入更多的热情和能量。

2. 实验室人员的学历提高 制定实验人员在职培训制度并设立专项培训经费，根据实验队伍学历结构状况，每年度有计划地安排实验室人员进行学历教育，对学历层级较低的实验技术人员，可适当安排自考、成教等在职性质的学历教育，对学历层级较高的实验人员，可采取在职或脱产形式的硕士、博士研究生学历教育，让实验技术人员在及时掌握和使用新仪器设备、技术更新以及实验室管理的先进经验的同时，提高实验室人员学历层次。

3. 实验室人员的实验技能培训 根据实验技术人员实验技能水平，可通过举办培训班、讲座等形式，对他们进行实验技能的培训。各类实验技术人员应了解自己需要掌握的实验技能并积极参加培训，如仪器设备尤其是大型精密仪器的正确使用、试验试剂的配制、各种实验操作步骤等内容，使实验技术人员达到对实验室开设实验内容熟悉、过程清楚、操作规范。

4. 实验人员的管理能力培训 管理能力是实验室人力资源建设中迫切需要提高的能力之一，实验室应当创设条件，尽可能让实验室人员参加教育部、厅级以及相关高校、特色实验室主办的实验室建设、管理方面的研讨班和讨论会，以拓宽实验室人员视野，加强他们对实验室管理的理念熏陶，从而为实验室建设和发展出谋划策。

（二）实施培训

1. 成立培训领导机构 培训领导者和管理者应具有人力资源培训和开发工作的理论和实践经验，具有人力资源开发与培训的战略眼光，具备较多的管理知识和较广泛的知识面，善于人际交往，具有服务和献身精神及一定的组织和管理能力。

2. 确定培训对象 应针对学员的个人培训规划，确定每次培训的学员类型和层次应基本一致。

3. 选定培训教师 教师承担着传授知识和技能的主要任务，是培训成败的关键。教师应当是在所授知识领域有较深造诣的专家。教师应认真安排课程，讲授丰富和恰当的内容，有效运用各种必要的教学辅助设备和设施，进行生动活泼的讲解，达到良好的教学效果。

4. 解决培训经费　经费是培训得以实施的重要保证。应当有明确、合理的经费预算，规定使用范围、使用的点和方向。

5. 培训实施　保证培训所需教材、教学设备和环境要求；设有培训记录，内容包括培训内容、培训的人员及数量、教师、教学质量和学员对教学的反馈意见及学员成绩的考评记录。

（三）培训的评估

评估是运用科学的理论、技术、方法和程序对培训项目的建立、设计、实施、组织管理以及培训实际效果等进行的系统考察，收集系统的有关资料、信息，评价该项目是否达到了预期目标并做出总结，为进一步决策提供参考。评估的类型一般有全面评估和单项评估两类。

1. 全面评估　在规划、计划结束或某一培训项目（培训班）结束后，对培训从开始计划、设计到项目完成一系列过程的全面评估。全面评估的要点是：规划与计划是否合理，是否适用；规划与计划的执行情况如何；培训的组织工作是否完善、有序；培训内容设计是否符合需求；教师授课水平及学员的反映；教学设施及设备能否满足教学要求；学员的学习效果如何；经费使用是否合理及改进意见和建议等。

2. 单项评估　对培训工作的某个方面、某个环节的评估。包括培训计划评估、培训成本评估、教学评估、培训管理评估、教学设计评估等。单项评估的要求是：培训设计是否恰当；培训准备工作如何；是否与个人需求一致；教学组织工作是否高效、有序；教师授课水平与学员对教学的反映；教材与教学设备是否满足要求及改进建议等。经常进行的评估内容是：接受培训者对培训的综合评估；教学评估；教学组织评估；培训对象学习行为的评估；培训效果评估；经费使用评估等。评估的方法很多，因评估的目的、内容、对象和参与评估人员的不同，其采用的方法也不同。

第五节　医药类实验室人力资源要求

随着医药学的发展，医药类实验室也在不断的发展和完善。由于攸关人类生命健康，医药类实验室对人力资源的要求较高，同时各种各类的医药类实验室对人力资源要求也有所不同。本节主要结合我国《药物非临床研究质量管理规范》（Good Laboratory Practice，GLP）的相关要求，介绍医药类 GLP 实验室人力资源的要求。GLP 实验室应建立完善的组织管理体系，配备机构负责人、专题负责人、质量保证部门负责人和相应的工作人员。

一、对研究人员的总体要求

在 GLP 实验室工作的研究人员需要具备严谨的科学作风、良好的职业道德及相应的学历；具备工作所需的知识结构、工作经验和业务能力，并经过专业培训、考核，取得上岗资格；熟悉 GLP 规范的基本内容，严格履行职责，熟练掌握并严格执行标准操作规程；及时、准确和清楚地进行试验观察记录，对实验中发生的可能影响实验结果的任何情况及时向专题负责人书面报告；根据工作岗位的需要着装，遵守健康检查制度，定期进行体检，患有影响研究结果的疾病者，不得参加研究工作，确保供试品、对照品和实验系统不受污染。

二、对实验室负责人的要求

GLP 实验室负责人应具备医学、药学或其他相关专业本科以上学历及相应的业务素质和工作能力。实验室负责人全面负责实验室的建设和组织管理；建立工作人员学历、专业培训及专业工作经历的档案材料；确保各种设施、设备和实验条件符合要求；确保有足够数量的工作人员，并按规定履行职责；聘任质量保证部门负责人，并确保其履行职责；制定主计划表，掌握各项研究工作的进展；组织制定和修改标准操作规程，并确保工作人员掌握相关标准操作规程；研究工作开始前，聘任专题负责人，有必要更换时，应记录更换的原因和时间；审查批准实验方案和总结报告；及时处理质量保证部门的报告，详细记录采取的措施；确保供试品、对照品的质量和稳定性符合要求；与协作或委托单位签订书面合同。

三、对专题负责人的要求

GLP 要求每项研究工作必须聘任专题负责人。专题负责人全面负责该项研究工作的运行管理；制定实验方案，严格执行实验方案，分析研究结果，撰写总结报告；执行标准操作规程的规定，及时提出修订或补充相应的标准操作规程的建议；确保参与研究的工作人员明确所承担的工作，并掌握相应的标准操作规程；掌握研究工作的进展，检查各种实验记录，确保其及时、直接、准确和清楚；详细记录实验中出现的意外情况和采取的措施；实验结束后，将实验方案、原始资料、应保存的标本、各种有关记录文件和总结报告等归档保存；及时处理质量保证部门提出的问题，确保研究工作各环节符合要求。

四、对质量保证部门及负责人的要求

GLP 实验室应设立独立的质量保证部门，其人员的数量根据 GLP 实验室的规模而定。质量保证部门负责人负责保存 GLP 实验室的主计划表、实验方案和总结报告的副本；审核实验方案、实验记录和总结报告；对每项研究实施检查，并根据其内容和持续时间制定审查和检查计划，详细记录检查的内容、发现的问题、采取的措施等，并在记录上签名，保存备查；定期检查动物饲养设施、实验仪器和档案管理；向实验室负责人和（或）专题负责人书面报告检查发现的问题及建议；参与标准操作规程的制定，保存标准操作规程的副本。

总之，GLP 实验室全体人员应对 GLP 的必要性、重要性有统一的理解和认识，对 GLP 试验研究过程中主要环节、监督检查要点、实施细则有清楚的了解，结合自己的岗位职责，熟悉和掌握 GLP 的具体要求，保证试验研究的质量和可信性，并通过 GLP 培训、教育计划不断提高工作能力。

小结

实验室人力资源管理包括人员的组成、结构、素养、职责和人员培训等。要使实验室具备较高的综合实力，就必须考虑实验室人才队伍建设和人员培训。实验室人力资源管理要以人员组成及结构合理、素质精良为目标。

素养是一个人能完成特定工作或活动所必须具备的基本条件，也是其能继续发展的前提。实验室人员的素养包括思想品德素养、文化知识素养、业务能力素养、心理素养和身体素养等。

人力资源培训是指实验室对其人员进行有组织、有计划培养和训练，旨在改进实验室人员的知识、技能、工作态度和行为，从而使其发挥更大的潜力，以提高工作质量，最终实现良好的组织效能。人力资源培训是实验室人力资源管理的重要内容，是提高实验室人员整体素养和水平、充分发挥员工效能的重要措施。

评估是运用科学的理论、技术、方法和程序对培训项目的建立、设计、实施、组织管理以及培训实际效果等进行的系统考察，收集系统的有关资料、信息，评价该项目是否达到了预期目标并做出总结，为进一步决策提供参考。在培训结束后，对培训的计划、执行情况、组织工作、培训内容设计、授课教师水平、教学设施及设备以及学习效果等进行全面评估和单项评估。

GLP实验室应建立完善的组织管理体系，配备机构负责人、专题负责人、质量保证部门负责人和相应的工作人员。

复习思考题

1. 实验室人力资源管理的主要内容是什么？
2. 如何进行实验室人力资源培训？
3. 对培训的效果从哪些方面进行评估？
4. 以 GLP 实验室为例，阐述医药类实验室人力资源要求？

（罗　云　张小梅）

第五章 ▶ 实验室环境管理

要点导航

1. 掌握实验室环境管理的重要意义以及实验室环境和建筑要求的主要内容。
2. 熟悉通风的方式和空气洁净等级标准。
3. 了解医药类实验室特殊环境要求。

随着科技的进步，实验技术手段不断提高，电子技术、传感技术等新技术在医药行业的逐步应用，各类精密仪器、计量器具在医药类实验室广泛使用，使得实验测量结果的精密度与准确度大幅提高。同时也对医药类实验室环境条件提出了更高要求。适宜的实验室环境条件，对实验仪器设备的正常运作，以及实验结果的准确可靠提供保障。因此，对实验室环境条件的质量控制是实验室工作质量的基本保证。

同时，医药类实验室根据专业特点需使用大量化学药品、易燃易爆物品、剧毒物品，使用强光、高压、高温、射线，实验动物和生物制品，会产生各种大量有毒有害废弃物。如何减少实验过程中环境因素对实验结果的影响，减少实验过程中污染废弃物的排放和对实验人员的伤害，以及实验中节能降耗，节约成本等一系列环境问题成为实验室管理必须考虑的要素。实验室环境管理包括实验室环境要求和建筑要求，主要包括：通风、空气洁净度、噪声、温度、湿度、规划布局、内部设施、供电、照明、给排水，有害、有毒物及气体排放处理，放射性、病菌污染处理，防火、防震等方面。

第一节 实验室环境要求

一、通风

所谓通风，就是把室内的污浊空气直接或经净化后排至室外，把新鲜空气补充入室内，从而保持室内的空气条件。我们把前者称为排风，后者称为送风。医药类实验过程中常会产生各种有毒、有害、有腐蚀性、异臭、易燃易爆气体，对空气环境造成污染，影响实验人员的健康和安全，影响仪器设备的精度和使用寿命。通风的主要目的是提供安全、舒适的工作环境，减少人员暴露在危险空气下的可能，保障实验人员的身体健康。因此实验室必须具备良好的通风条件。

（一）通风的方式

1. 全面通风 全面通风是指在房间内整体进行通风换气的一种方式。当有些实验不能使用局部排风，或局部排风满足不了实验要求时，则采用全面通风。在未设置通风柜的化学实验室、药品库、暗室、贮藏室、准备室等实验用房中，有害物质通常呈发散状态，需要采用全面通风方式控制室内空气条件。全面通风可分为自然通风和机械通风。

（1）自然通风　自然通风是指依靠室外风力造成的风压或室内外空气温度差造成的热压，促使空气流动，使室内外空气交换，将室内有害气体排至室外的通风方式。依靠门、窗使空气任意流动的方式，称无组织自然通风或渗透通风；依靠进风口和出风竖井，使空气按要求方向流动的方式，称有组织自然通风。具体方法是在外墙或门的下部安装百叶风口，在房间内侧设置通风竖井，使室外空气从百叶风口进入室内，通过通风竖井排出室外。

自然通风不消耗动力，节省能源，节省设备投资和运行费用，是一种经济有效的通风方式。因换气速度慢，只适用于有害物质浓度低，对空气洁净度要求不高，室内温度高于室外空气温度的情况。

（2）机械通风　机械通风是指通过安装轴流通风机等空气设备对室内进行强制换气的通风方式。机械通风可弥补自然通风换气量不足的缺点。危险品库、药品库在自然通风基础上必须加用机械通风。散发有腐蚀性气体的房间应采用防腐通风机；散发易爆性气体的房间应采用防爆通风机。

2. 局部排风　局部排风是指在有害物质形成比较集中的区域，或工作人员经常活动的工作区域，设置捕集装置将有害物质集中排出，以控制其在室内扩散的通风方式。局部通风在有害物质产生后立即就近排出，能以较小风量排走大量有害物质，获得较好的控制效果，在实验室中广泛采用：如通风柜、原子吸收罩、万向排气罩、吸顶式排气罩、台上式排气罩等。

通风柜是实验室中最常用的一种局部排风设备。其原理是通过排风机吸入工作区域的污染气体，稀释并通过排风系统转移至户外使其低浓度扩散，从而使污染气体远离操作者，来达到吸入接触的最小化的目的。

（1）通风柜的种类　常用通风柜有以下四类：①上排风式通风柜，适用于散发余热为主的热态实验过程；②下排风式通风柜，适用于散发废气比重大的冷态实验过程；③上下同时排风式通风柜，适用于发热量不稳定的实验过程，可在上下均设排风口，随柜内发热量的变化调节上下排风量的比例，从而得到均匀的风速；④下补风式通风柜，室外空气从操作台下方接近操作口端向上进入操作口，形成风幕，阻挡柜内有害气体外逸，同时为通风柜内提供空气，以利于有害物质排出。

（2）通风柜的功能　在医药类实验室中，实验操作时易产生各种有害气体以及易燃、易爆、腐蚀性物质，为了保护操作者的安全，防止污染物质向实验室扩散，需在污染源附近使用通风柜。这就要求使用通风柜的最大目的是排出实验中产生的有害气体，保护实验人员的健康，发挥高度的安全性和优越的操作性，因此通风柜应具有以下功能。

①释放功能：将通风柜内产生的有害气体用吸收柜外气体的方式，使其稀释后排至室外。

②不倒流功能：在通风柜内由排风机产生的气流将有害气体从通风柜内部不反向流进室内。为确保这一功能的实现，一台通风柜与一台通风机宜采用单一管道连接，如不能用单一管道连接的，也只限于同层同一房间的可并联，通风机尽可能安装在管道的末端（或屋顶处）。

③隔离功能：在通风柜前面应具用不滑动的玻璃视窗将通风柜内外进行分隔。

④补充功能：应具有在排出有害气体时，从通风柜外吸入空气的通道或替代装置。

⑤控制风速功能：为防止通风柜内有害气体逸出，需要有一定的吸入速度。决定通风柜进风的吸入速度要素是：实验内容产生的热量与换气次数的关系。其中主要的是实验内容和有害物的性质。通常规定吸入速度为：一般无毒的污染物 0.25～0.38m/s；有毒或有危险的有害物 0.4～0.5m/s；剧毒或有少量放射性 0.5～0.6m/s；气状物 0.5m/s；粒状物为 1m/s。

（二）实验室空调

通风只能换气或过滤净化，但无法调节室内的温度、湿度，不能满足某些精密计量测定、实验仪器及计算机的工作条件，不能保证特殊实验室恒温、恒湿的要求。空气调节系统适用于对温度、湿度、空气洁净度要求比较高而有毒、有害气体排放浓度较低的实验室。有些特殊实验室对空气要求应保持一定的洁净度，需要确定洁净等级，并对空气过滤有特殊要求。

单体空调机可满足特殊实验室控温、控湿需要，空调效果好，能随意调节，使用方便，设备基础投入相对较少，耗能较低。集中空调系统（中央空调），可使各实验室处于同一温度水平上，有利于提高检验及测量精度，降低噪声，缺点是能耗较大，且基础设备投入较大。空调的设计和安装可参照《采暖通风与空气调节设计规范》（GB50019－2003）中的有关规定。

（三）实验室空气洁净度

1. 空气洁净度及标准 空气洁净度是指洁净环境中空气含悬浮粒子量多少的程度。通常空气中含尘浓度低则空气洁净度高，含尘浓度高则空气洁净度低。按空气中悬浮粒子浓度来划分洁净室及相关受控环境中空气洁净度等级，就是以每立方米空气中的最大允许粒子数来确定其空气洁净度等级。

空气洁净等级标准是衡量洁净室内及洁净区空气洁净度的指标。我国《洁净厂房设计规范》（GB50073－2013），标准中规定的空气洁净度整数等级等同采用国际标准《空气洁净度等级划分》（ISO146644－1）中的有关规定。洁净室及洁净区空气中悬浮粒子洁净度等级见表5－1。

表5－1　洁净室及洁净区空气中悬浮粒子洁净度整数等级

空气洁净度等级（N）	大于或等于要求粒径的最大浓度限值（pc/m³）					
	$0.1\mu m$	$0.2\mu m$	$0.3\mu m$	$0.5\mu m$	$1\mu m$	$5\mu m$
1	10	2	－	－	－	－
2	100	24	10	4	－	－
3	1000	237	102	35	8	－
4	10000	2370	1020	352	83	－
5	100000	23700	10200	3520	832	29
6	1000000	237000	102000	35200	8320	293
7	－	－	－	352000	83200	2930
8	－	－	－	3520000	832000	29300
9	－	－	－	35200000	8320000	293000

《药品生产质量管理规范（2010年修订）》（GMP）对洁净区空气中悬浮粒子洁净度

等级标准规定见表 5 - 2。

表 5 - 2　洁净区空气中悬浮粒子洁净度等级标准

空气洁净度级别	悬浮粒子最大允许数/立方米			
	静态		动态	
	≥0.5μm	≥5.0μm	≥0.5μm	≥5.0μm
A 级	3520	20	3520	20
B 级	3520	29	352000	2900
C 级	352000	2900	3520000	29000
D 级	3520000	29000	不作规定	不作规定

2. 洁净室　实验室空气洁净度通过建立洁净实验室来实现。洁净室，是指将一定空间范围内之空气中的微粒子、有害空气、细菌等之污染物排除，并将室内之温度、洁净度、室内压力、气流速度与气流分布、噪音振动及照明、静电控制在需求范围内，而所给予特别设计之房间。亦即是不论外在之空气条件如何变化，其室内均能具有维持原先所设定要求之洁净度、温湿度及压力等性能之特性。洁净室的设计按照国家标准《洁净厂房设计规范》（GB50073 - 2013）执行。

知识拓展

《药品生产质量管理规范（2010 年修订）》（GMP）规定：任何进入洁净区的人员均应当按照规定更衣。工作服的选材、式样及穿戴方式应当与所从事的工作和空气洁净度级别要求相适应。各洁净区的着装要求规定如下。

D 级洁净区：应当将头发、胡须等相关部位遮盖。应当穿合适的工作服和鞋子或鞋套。应当采取适当措施，以避免带入洁净区外的污染物。

C 级洁净区：应当将头发、胡须等相关部位遮盖，应当戴口罩。应当穿手腕处可收紧的连体服或衣裤分开的工作服，并穿适当的鞋子或鞋套。工作服应当不脱落纤维或微粒。

A/B 级洁净区：应当用头罩将所有头发以及胡须等相关部位全部遮盖，头罩应当塞进衣领内，应当戴口罩以防散发飞沫，必要时戴防护目镜。应当戴经灭菌且无颗粒物（如滑石粉）散发的橡胶或塑料手套，穿经灭菌或消毒的脚套，裤腿应当塞进脚套内，袖口应当塞进手套内。工作服应为灭菌的连体工作服，不脱落纤维或微粒，并能滞留身体散发的微粒。

二、噪声

噪声对人体危害大，实验人员长期在噪声超标环境下工作影响健康；噪声影响精密仪器设备的运行，影响测定结果的精密度和准确度，同时，噪声的排放对外部环境造成噪声污染。因此，有效控制噪声对实验室环境管理尤为重要。工业企业实验室和固定设备环境噪声排放限值按照国家标准《工业企业厂界环境噪声排放标准》（GB12348 - 2008）执行。

1. 实验室噪声声源　实验室噪声主要来源于室外噪声和室内噪声。室外噪声指在工业生产、建筑施工、交通运输和社会生活中所产生的干扰环境的声音。室内噪声是指实验室内使用的设备，如真空泵、粉碎机、超声波、抽风机、摇床等机械噪声、气流噪声及某些电器设备的磁场等造成的电器噪声。

2. 实验室噪声治理　噪声污染的形成主要是三个因素，即：声源、传播媒介和接收体。只有这三者同时存在，才能对听者形成干扰。从这三方面入手，通过降低声源、限制噪声传播、阻断噪声的接收等手段，来达到控制噪声的目的，在实验室噪声控制技术上，可采用控制声源、吸声、隔声和消声四种措施。在无法对声源和传播媒介采取控制措施情况下，接受噪声的个人可采取防护如佩戴耳塞、耳罩、防声头盔等。

三、温度和湿度

实验室的温度和湿度构成的微小气候是保证实验正常进行的重要条件。因此，需要将实验室环境温度、湿度控制在一定范围内，以满足实验程序各个过程的需要。主要有以下步骤。

1. 明确各项内容对环境温度、湿度的要求　主要有以下要素：仪器需要、试剂需要和实验程序需要。此外，从人性化角度优化实验人员工作环境。人体在温度 18~25℃，相对湿度在 35%~80% 范围内总体感觉最舒适。经多方面综合考虑，列出对温度、湿度控制范围要求清单。

2. 选择并制定有效的环境温度、湿度控制范围　从以上各要素所有要求清单中选取最窄范围作为该实验室环境控制的允许范围。

3. 保持和监控　通过各项措施保证实验室环境的温度、湿度在控制范围内，对环境温度、湿度监控并记录，超过允许范围及时采取措施，开空调调节温度，开除湿机控制湿度。

第二节　实验室建筑要求

一、实验室规划布局

参照《药品生产质量管理规范（2010 年修订）》（GMP）规定，实验室的选址、设计、布局、建造、改造和维护应当能够最大限度地避免污染、交叉污染、混淆和差错，便于清洁、操作和维护。实验、行政和辅助区的总体布局应当合理，不得互相妨碍。

（一）总体布局

通常分为三种布局类型：集中布局、相对分散布局、全面分散布局。

1. 集中布局　将实验用房与行政管理用房、图书资料用房、科研辅助用房等其他功能用房集中组合在一幢建筑物中的布局形式。集中布局便于联系，利于统一管理，节约用地，适用于规模小、投资少的建设单位。实验用房应置于建筑物上部，其他功能用房置于下部。实验用房楼层间的布局应按类别组合设置。

2. 相对分散布局　将实验用房集中在同一建筑物内，设置为独立的综合实验楼。实验用房与行政管理、图书资料等功能用房分区明确，相互干扰小，易于管理。

3. 全面分散布局　将各类实验用房按功能归类，分别设置独立建筑物的布局形式。不同功能的多幢实验楼及辅助建筑灵活组合，各类用房分区明确，相互干扰小，满足实验性质的多样性和特殊性要求，体现实验室建筑特性，利于分类管理。

（二）楼层平面布局

通常分为三种建筑平面类型：单走廊平面布局、双走廊平面布局、单元组合平面布局。

1. 单走廊平面布局　单走廊平面布局为实验建筑中最常见的平面形式，一般为中间走廊，两侧布置实验室、研究室，也有单侧走廊形式。其优点是形式简洁，便于施工，造价较低，易于布置管道，特别适宜于利用自然通风、采光的普通实验室。但走道过长时，交通和噪声会有一定的影响。因外墙较多，故不宜于作为空调、洁净要求较高的实验室。

2. 双走廊平面布局　双走廊平面布局是在单走廊平面基础上，加大进深，两侧布置实验室、研究室，中间布置特殊实验室。其优点是有利于空调面积较多的实验建筑，可以节约能源，室内温度波动小。同时由于建筑物加大了进深，可以节约用地，建筑物内管网也易于集中，各实验室间交通相对缩短。其特殊形式是环形走廊，适宜于洁净要求高的高纯实验室，同时也有利于事故发生时人员疏散。

3. 单元组合平面布局　单元组合平面布局是为适应实验室扩展需要，提高实验建筑灵活性所采取的另一种布置形式，它有利于实验室及其管网的相对集中。实验楼扩建时，可以根据实际需要增加若干单元，既可以单向扩建，也可多向扩建，而不影响建筑的完整体形。

二、实验室内部设施要求

（一）实验室面积及设施配备原则

实验室面积及设施配备要根据学科专业功能，体现安全性、人性化、实用性、预见性。可根据实验室发展目标，预留实验室空间。

（二）设施要求

（1）实验台主要由台面，台下的支架和器皿柜组成。实验台面一般宽750mm，长度根据房间尺寸，可为1500～3000mm，高可为800～850mm。台面常用贴面理化板，实芯理化板，耐腐人造石或水磨石预制板等制成。理想的台面应平整，不易碎裂，耐酸碱及溶剂腐蚀，耐热，不易碰碎玻璃器皿等。

（2）实验台排水设备通常包括洗涤盆、台面滴水盆与台面排水槽。洗涤盆常采用玻璃钢或陶瓷品，设在实验台的两端。根据实验台的长度在管线通道上方设置小型滴水盆，便于台面设置多套蒸馏实验装置进排水需要及用以排除台面上的药液需要。为了便于冲洗实验台，也有在实验台的中间设长排水槽，将水引入洗涤盆或直接排除。

（3）为方便操作，台上可设置药品架，宽度以能并列放置两瓶中型试剂瓶（500ml）为宜。

三、供电

实验室供电系统是实验室最基本的条件之一。医药类实验室用电主要包括照明电和动力电。动力电提供各类仪器设备、通风设备等电力供应。实验室供电系统的设计配置，应遵循以下原则。

（1）根据实验室的规模和用途，合理设计供电容量，应留有充分余地。

（2）每间实验室内配置三相交流电源和单相交流电源，在室内靠走廊墙内设置总电源控制开关柜，以便检修和切断室内电源。

（3）通常采用双路供电或设置自备电源，特殊实验室可配备不间断电源（ups）。每个实验台上设置一定数量的电源插座，至少有1个三相插座和数个单相插座。可安装带有开关控制和保险功能的插座，以防发生短路时影响整个实验室的正常供电。

（4）配电导线最好采用铜芯线，以穿管暗敷方式敷设。

（5）实验室电路应有良好接地系统，最好有单独的接地网。总线路及各房间的总开关上应装漏电保护开关，所有线路均应符合安装规范，确保安全供电。

四、照明

照明是利用人工光或自然光提供人们足够的照度，或提供良好的识别及其他特殊目的手段。实验室照明设计的要求如下。

1. 光源选择　自然光的光质均匀、稳定、柔和，是理想的照明光源。白天在室内工作一般都用自然光。其方法是在墙壁上开窗，或在屋顶上设置天窗。实验室人工照明宜用白炽灯和荧光灯。此类光源发光效率高，发光面积大，眩光小，使用寿命长。白炽灯适用于走廊、楼梯间以及生活用房的照明。

2. 安装方式　实验室灯具安装方式多采用吸顶式，可起到防尘、防酸腐蚀作用，同时避免产生眩光。有爆炸、着火危险及有腐蚀性气体的场所，须安装防爆密闭式灯具。

3. 照度要求　一般实验室，全面工作照明的照度为300LX，按照国家标准《建筑照明设计标准》（GB 50034 - 2004）执行。

五、给排水

1. 给水　实验室给水是从室外给水管网引入进水，以满足实验过程用水、日常用水和消防用水。可由城市给水管网直接供水或抽取地下水。高度超出给水管网水压范围的，应增设加压设备。实验室可根据实际情况配置去离子水、纯水制备设备，以满足实验工作需要。

2. 排水　实验污水杂质浓度高，并含有一定化学试剂（溶剂），污水中酸碱浓度变化较大，单位时间污水排放量较大可能出现堵、漏现象，甚至出现重大管网漏裂事故，影响实验室正常工作秩序。安全、规范设计实验室排水设施是保证实验室持续、稳定、安全运行的重要环节。实验室排水装置宜采用耐腐蚀的排水管道，接口用焊枪焊接，弯头处预留清理孔。一般实验室的废水无须处理就可排入污水处理站进行处理，对高浓度的酸碱废水应先中和再排入污水处理站，对此类废水的排放建议采用耐酸减的排水管道，从实验室直接排放到处理站，对大量使用有机溶剂的实验室应安装耐有机溶剂的排水管道，例如可采用铸铁管接入污水处理站。实验室应根据不同功能，采用不同材料的排水管道，分别设计相互之间不交叉，分别排放到污水处理站。实验室的有害废水必须净化处理，除去废水中的污染物，杀灭致病微生物，才能排入下水网道。含放射性物质的实验废水应集中收集后按放射性废物的处理方法处理。

知识拓展

《药品生产质量管理规范（2010 年修订）》（GMP）第五十一条规定：排水设施应当

大小适宜，并安装防止倒灌的装置。应当尽可能避免明沟排水；不可避免时，明沟宜浅，以方便清洁和消毒。

六、防火

实验室常使用易燃易爆化学试剂和气体，易发生严重火灾或爆炸事故，属于消防安全的重点部位。实验室的设计和建筑必须严格执行国家标准《建筑设计防火规范》（GB50016-2006）相关规定。

（一）实验室建筑物的防火设施

1. 防火墙 防火墙能限制火势水平发展，防止热辐射及爆炸波的影响，可将建筑物分隔为若干个防火单位，是实验楼必须设置的主要防火构筑物之一。防火墙应直接设置在建筑物的基础或钢筋混凝土框架、梁等承重结构上，从楼地面基层隔断至顶板底面基层；横截面中心线距天窗端面的水平距离小于4.0m，且天窗端面为燃烧体时，应采取防止火势蔓延的措施；当建筑物的外墙为难燃烧体时，防火墙应凸出墙的外表面0.4m以上，且在防火墙两侧的外墙应为宽度不小于2.0m的不燃烧体，其耐火极限不应低于该外墙的耐火极限；建筑物内的防火墙不宜设置在转角处；防火墙内不应设置排气道；防火墙的构造应使防火墙任意一侧的屋架、梁、楼板等受到火灾的影响而破坏时，不致使防火墙倒塌。

2. 防火门窗 防火墙上不应开设门窗洞口，当必须开设时，应设置固定的或火灾时能自动关闭的甲级防火门窗，其耐火极限应不小于1.2h。

3. 防火带 因技术或其他方面的原因不便设置防火墙，可用防火带代替。防火带承重墙的耐火极限应不小于4h，屋顶结构应采用耐火极限不小于1.5h的非燃烧材料构成，其宽度不得小于6m，并应高出相邻屋脊70cm。在防火带下面不得放置易燃、可燃、易爆物品，也不得进行此类物质的操作。

（二）实验室防火安全疏散设施

实验室防火安全疏散设施主要有疏散楼梯间和楼梯，疏散走道、安全出口以及应急照明和疏散指示标志等。

1. 疏散楼梯间和楼梯 是建筑物中主要垂直交通设施，是安全疏散的重要通道。根据防火要求，可将楼梯间分为敞开楼梯间、封闭楼梯间、防烟楼梯间和室外疏散楼梯四种形式。

2. 疏散走道 是疏散时人员从房间内至房门口，或从房门口至疏散楼梯间或防烟前室或合用前室或外部出口的全过程所经过的走道。在火灾情况下，人员要从房间等部位向外疏散，首先要经过疏散走道这一必经之路，在日本通常称为疏散的第一安全地带。

3. 安全出口 是指供人员安全疏散用的房间的门、楼梯或直通室外地平面的门。安全出口的布置应分散简捷，易于寻找，且有明显标志，每个防火分区的安全出口一般不应少于两个，应保证安全出口畅通，不得封堵安全出口。

4. 火灾应急照明和疏散指示标志 应两路供电或双回路供电，即日常使用电源和紧急备用电源，紧急备用电源可由自备发电机组成或用蓄电池，其连续供电时间不应少于20min，高度超过100m的高层建筑连续供电时间不应少于30min。当常用电源切断时能自动转换接通备用电源，并在常用电源恢复使用时能够自动地切断备用电源。火灾应急照明和疏散指示标志应两路供电或双回路供电，即日常使用电源和紧急备用电源，紧急备用电源可由自备发电机组成或用蓄电池，其连续供电时间不应少于20min，高度超过100m的高层建筑连续供电时间不应少于30min。当常用电源切断时能自动转换接通备用电源，并在常用电源恢复使用时能够自动地切断备用电源。

七、防震

实验室防震包含两方面内容：一是建筑物防震；二是仪器防震。

1. 建筑防震 根据《建筑工程抗震设防分类标准》（GB50223－2008），科学试验建筑中，研究、中试生产和存放剧毒的生物制品、天然和人工细菌、病毒（如鼠疫、霍乱、伤寒和新发高危险传染病等）的建筑，划分为特殊设防类。

2. 仪器防震 医药类实验中使用的特殊精密仪器，对实验室环境要求高，需要安装防震装置，确保实验结果的准确性。可采用安装精密仪器防震台、桌上型除震台等防震装置利用空气防震，可有效消除震动，适用于光学实验设备、高精密电子天平、电子实验仪器等精密仪器设备。

此外，阻尼弹簧减震器，结构简单、安装方便，适用于风机、空调机组、冷水机组等机械设备的减震。

第三节 医药类实验室特殊环境要求

随着高等医药教育的发展和科技创新能力的提升，医药类实验室是学生实践能力培养的重要场所，也是技术开发和科学研究的重要平台，因此高校实验室的利用率越来越高，但是随之而来的是高校实验室的环境问题却日益突出。特别是医药类实验室，存在化学污染、生物污染以及辐射污染等多种特殊环境污染因素，因此如何减少实验过程中环境因素对实验人员的伤害，减少实验过程中污染废弃物的排放，以及实验中节能降耗，节约成本等一系列环境问题成为高校建设必须考虑的问题。为了满足实验室环境管理体系的要求，对医药类实验室提出了特殊的环境要求。

一、医药类实验室特殊环境

根据国家标准，环境就指的是运行活动的外部条件，包括空气、水、自然资源、土地、植物、动物、人，以及它们之间的相互关系。实验室的环境因素包括废气、废水、固体废弃物、噪声、辐射及原材料的消耗等。按照污染物形态，可分为废水、废气、固体废物三类；按照污染性质，实验室污染又可分为化学污染、生物性污染和放射性污染三类。

1. 化学污染 包括有机物污染和无机物污染。有机物污染来自有机试剂和有机物样品，包括农药、黄曲霉毒素、亚硝胺等强毒性物质。无机物污染包括强酸、强碱、重金属、氰化物等污染。其中汞、砷、铅、镉、铬等重金属不仅毒性强，且在土壤环境和人体中有蓄积性。

2. 生物性污染 包括生物废弃物污染和生物细菌毒素污染。污染物有检验实验室的标本，如血液、尿、粪便等；检验用品，如实验器材、细菌培养基和细菌阳性标本等。

开展生物性实验的实验室会产生大量高浓度含有害微生物的培养液、培养基，实验室内通风设施不完善或者未经适当的灭菌处理而直接外排，会使生物细菌毒素扩散传播带来污染，甚至带来严重不良后果。

3. 放射性污染 包括放射性标记物、放射性标准溶液等。

二、医药类实验室特殊环境的危害

高等院校医药类实验室实验项目多而繁杂，涉及化学药品种类繁多，其中很多是有毒有害的药品。实验室使用的特点是：使用人员多，流动性大，实验项目换的多，环保意识不强，实验过程中由于不熟练、乱撒、乱倒、乱放的现象严重，这样就给管理带来很大的难度。有些废液和废弃物如不经处理直接排放，很多固体物质可溶于水进入河流、土壤和大气后对人类和生物产生危害。有些有害物质会经过食物链，被动植物吸收并富集后，又被人食用后可能会引起致癌、致畸、致突变的三致作用。有毒物是在较小剂量下作用于有机体，与细胞成分产生生物化学作用和生物物理变化，会扰乱或破坏有机体的正常功能，引起功能性或器质性改变，导致暂时性或持久性病理损害甚至危害生命的物质。某些致癌物使人的体细胞变化，产生肿瘤的作用。某些有毒物使人体的细胞，特别是胚胎发生细胞突变出现不孕或早产等作用。或使胚胎畸变，导致畸胎，或某些功能不全等缺陷。所以不管污染物有多少，都不能随便抛弃，都要经过回收处理。良好的实验室环境管理能力是每个工作者的必备素质。

三、医药类实验室特殊环境要求

医药实验室均配备多种精密分析仪器、计量器皿、化学试剂、生物试剂、实验耗材以及计算机等，因此实验室基本要求：建筑设计合理，防震好，消防设备齐备，水电气供应保证，布局合理，通风良好，无振动、辐射、噪声干扰，环境卫生和空气洁净度符合相关要求。并且医药类实验室对药物进行非临床实验研究或者临床实验研究与评价，研究过程中会产生：异味，有毒、有害气体，仪器噪声，废水、生物垃圾、固体废弃物，甚至放射性物质等，因此对医药类实验室环境有一些要求，以保证实验仪器的正常使用和实验研究的顺利进行。

1. 实验室的换气、排气 医药类实验室可分为化学实验室、药品库、暗室、准备室、制样室等，一般换气排气有两种：一种是全室通风，另一种是局部排风。全室通风的风量根据消除室内有害气体所需要的换气量来确定。计算公式：

$$L = Z/(Y_p - Y_j)$$

式中：L——换气量，m^3/h；

Z——散入室内的有害气体量，mg/h；

Y_p——排出空气中有害气体的浓度，即室内有害气体的最高容许浓度，mg/m^3；

Y_j——进入空气中有害气体的浓度（对于清洁空气 $Y_j = 0$），mg/m^3。

根据计算可知：实验室的通气量可按房间的换气量与房间的体积之比计算换气次数。化学分析实验室的换气次数约为 5~10 次/h；暗房换气次数约为 5 次/h；药品和危险品库通常换气次数约为 5 次/h，但在发生事故中通风换气次数约为 12 次/h。

局部排风能以少量的风排走大量的有害物质，在实验室使用广泛，通风柜是常用局部排风设备。通风柜常用靠墙布置，装有空调的实验室通风柜一般不靠门窗等空气流通处，最好布置在空气流通的"死角"。另外，通风柜还可嵌墙布置或独立布置，最大限度的排走室内污染空气。

2. 实验室空调　通风能解决换气或过滤净化，但无法调节实验室温度和湿度，不能满足精密仪器工作要求。空调适用于温度、湿度、洁净度要求较高而有毒、有害气体排放浓度较低的实验室；对实验室有洁净度要求需同时考虑空气过滤等特殊要求。

3. 实验室空气洁净度　衡量洁净室内洁净度的指标就是洁净等级标准。医药类实验研究内容的不同，洁净度要求也有差异。一般敞开的 $100cm^2$ 面积实验室空气中的尘埃达 $200\mu g/m^3$ 时，每天可降尘 $20\mu g$ 以上；在密闭的 $100cm^2$ 面积实验室每天可降尘 $10\mu g$。配有除尘设施的 $100cm^2$ 面积微量分析室，每天降尘量小于 $2\mu g$。通常使用高效过滤器净化空气，对于大于等于 $0.3\mu m$ 的微粒滤除效率高达 99.97%，即将空气中 99.7% 的细菌、灰尘、大气沉降物、飞灰、植物花粉及人眼可见纤维与微粒滤除，但对于烟雾、油烟、病毒等小于 $0.3\mu m$ 的微粒不能滤除。

洁净室的设计应满足功能布置与洁净度要求：将洁净室按洁净度等级分级集中设置，要求高的洁净室布置在人流少的地方；洁净室平面形状简单、体形简洁；人员与物料出入口应分开设置，各自紧贴洁净区布置；洁净区各种管线需隐蔽；多层洁净室的物料垂直运输采用货梯时，电梯应在洁净区外；洁净区内应采用轻质隔墙；洁净室应考虑火警和紧急事故的应急安全出入口，一般设置在走廊套间处；洁净室应尽量避免布置在结构沉降缝或伸缩缝处，以保证它的密闭性。

4. 实验室的噪声　实验室噪声来源主要为室外和室内噪声。噪声治理常采用控制声源、吸音、隔声使用消声器等，因此实验室建设初期区域的选择对室外噪声控制有一定帮助，另外房间装饰材料选吸音材料，一般可以使室内噪声降低 $5\sim8dB$。

实心的均匀墙体隔声性能好，通常墙体的单位面积质量越大其隔声效果越好。由隔声墙和隔声门等构件组成的隔声房间，但门窗和墙体上有较多细小的孔隙，隔声效果减弱。当噪声源比较集中，可将噪声源密闭在一个小的隔声空间内，这种隔声空间就是隔声罩，通常罩板用 $1\sim3mm$ 厚钢板或密度大的木质纤维板。隔声门通常采用多层复合结构，隔声窗的效果主要取决于玻璃厚度。另一种有效控制噪声的手段就是隔声屏障，屏障背后产生一个声影区，使声影区内噪声级别低于屏障前。

5. 实验室的环境卫生　实验室应有冲水、洗手、防虫等设施；实验中产生的废水、废料的排放和处理要符合国家有关规定。

四、医药类实验室特殊环境管理要求

为加强医药类实验室污染防治，提高实验室对产生污染物的处理水平，保护和改善生态环境，促进经济社会和环境可持续发展。实验室环境基本要求的建立是指导实验室教职工进行与环境有关活动的行动指南。

1. 实验室执行登记制度　危险废物污染监控与处置制度、新化学物质环境管理制度、放射源与射线装置安全许可制度等，要全面做到稳定达标排放，有效防治实验室排污对环境和公众安全的影响。实验室科研教学活动中产生和排放的废气、废液、固体废物、噪声、放射性等污染物，应按环境保护行政主管部门的要求进行申报登记、收集、运输和处置。严禁把废气、废液、废渣和废弃化学品等污染物直接向外界排放。

2. 落实专人负责　建立健全本校实验室排污管理规章制度和环境保护责任制度，加强相关科研人员、研究生的环保教育和培训工作，把环境保护工作，尤其是实验室排污管理纳入学校日常工作计划。

3. 减少危险化学物品和生物物品的使用　提倡实验室采用无毒、无害或者低毒、低害的试剂，替代毒性大、危害严重的试剂；采用试剂利用率高、污染物产生量少的实验方法和设备；要采取有效的措施，降低排放量，并分类收集和处理，以降低其危险性。

4. 实验室产生的废水　禁止直接或间接向水体或者生活污水管道排放油类，酸液，碱液，含有汞、镉、砷、铬、铅、氰化物、黄磷等剧毒废液废渣及含有重金属、病原体、放射性等有毒有害物质的废弃物。生物实验室废水及其他含病原体的污水，必须经过消毒处理，符合国家有关标准后方可排放。实验室产生的各类废水，包括含有铬、铅、汞、镉、镍等一类污染物废水、含有铜、锌、锰等二类污染物废水以及含有砷、氰化物、黄磷等有毒有害废水和酸碱废水，必须采取处理措施，在实验室废水排放口达标排放。禁止直接或间接向水体排放含有高放射性和中放射性物质的废水。向水体排放含有低放射性物质的废水，须符合国家有关放射性污染防治的规定和标准。向城镇污水集中处理设施排放水污染物，应当符合国家或地方规定的水污染物排放标准。尚未具备废水处理设施设备的实验室，对实验室产生的油类，酸液，碱液，含有氰化物、黄磷等剧毒废液废渣及含有汞、镉、砷、铬、铅等重金属，应以规范的容器进行收集，统一交由有资质的单位处理，严禁未经处理直接排放。

5. 实验室排放废气　向大气排放粉尘的实验室，必须采取除尘措施。禁止向大气排放含有毒物质的废气和粉尘；确需排放的，必须经过净化处理，严格按有关标准排放。实验活动过程中产生的可燃性气体应当回收利用，不具备回收利用条件而向大气排放的，应当进行防治污染处理。可燃性气体回收利用装置不能正常作业的，应当及时修复或者更新。在回收利用装置不能正常作业期间确需排放可燃性气体的，应当将排放的可燃性气体充分燃烧或者采取其他减轻大气污染的措施。实验活动中排放含有硫化物气体的，应当配备脱硫装置或者采取其他脱硫设施。向大气排放含放射性物质的气体和气溶胶，必须符合国家有关放射性防护的规定，不得超过规定的排放标准。向大气排放恶臭气体的排污单位，必须采取措施防止周围居民区受到污染。

6. 实验室边界噪声　必须符合国家规定的环境噪声排放标准，并遵守国家和地方关于噪声排放的有关规定。

7. 实验室固体废物　产生危险废物的实验室，必须按照下列规定，妥善收集、贮存危险废物，并最终将其交由有相应处理资质的危险废物集中处置单位处置，制定危险废物管理计划，并于每年年底前向当地县级环境保护行政主管部门书面报告年度危险废物的种类、产生量、流向、贮存、处置等有关信息资料。及时收集实验活动中产生的危险废物，按类别分别置于防渗漏、防锐器穿透等符合国家有关环境保护要求的专用包装物、容器内，并按国家规定要求设置明显的危险废物警示标识和说明。危险废物暂存期限不得超过一年。配备符合国家法律、法规、规章和有关技术规范要求的危险废物暂时贮存柜（箱）或者其他设施、设备。按照国家有关规定，及时将危险废物交由依法取得危险废物经营许可证的单位集中处置。转移危险废物的，应当按照《中华人民共和国固体废物污染环境防治法》和国家环境保护部的有关规定，执行危险废物转移联单制度。不得随意丢弃、倾倒、堆放危险废物，不得将危险废物混入其他废物或生活垃圾中。

　　建立健全实验室分级规范化管理标准，根据实验室安全程度不同对实验室进行分级，为各级别实验室制定相应的管理细则，实现长效管理。在学生实验守则中加入有关环保、废弃物处理等内容，提高学生的环保意识和培养严谨的科学态度。随着环境管理体系的运行不断修改和完善环境管理手册、程序文件、作业指导书、操作规程等环境管理体系文件，使这些文件具有更强的可操作性和适宜性，进一步提高环境管理体系运行效率。

（马鸿雁　胡　嫒）

第六章 ▶ 实验室仪器设备管理

要点 导航

1. 掌握实验室仪器设备管理的基本任务、重要意义及主要内容。

2. 熟悉实验室仪器设备的前期管理、后期管理和贵重仪器设备的共享管理。

3. 了解当前现代实验室仪器设备管理发展形势。

实验室仪器设备是开展教学和科研工作的基础和保障，是培养实验人员实验能力、开发创新能力和开展科学研究的物质基础。仪器设备的管理是实验室管理的重要组成部分。随着科学技术的发展和高等教育办学规模的扩大，如何加强仪器设备的科学管理，对充分发挥仪器设备在教学与科研中的作用，提高仪器设备的使用效益具有重要意义。

仪器设备管理的任务，就是利用有效的管理措施，使仪器设备以最佳的技术状态，为各类实验工作提供优质服务，最大限度地发挥仪器设备的效益。做好仪器设备的前期管理、后期管理以及贵重仪器的共享管理具有举足轻重的意义。

第一节　实验室仪器设备的前期管理

仪器设备管理作为一个过程，涉及计划选型、论证审批、招标采购、安装使用、维护维修、改造更新以及报废等全部过程。可分为 2 个阶段，即前期管理和后期管理阶段（包括常规管理以及技术管理阶段，见图 6 - 1）。经验表明，仪器设备的前期管理决定了管理全过程费用的 90%。如果前期工作中能保证仪器设备质量优良、性能稳定，就可以为后期管理打下良好的基础。在有限的经费投入下，做好仪器设备管理工作，充分发挥仪器设备的效能，是一个亟待解决的问题，直接关系到设备管理的质量和经济效益。

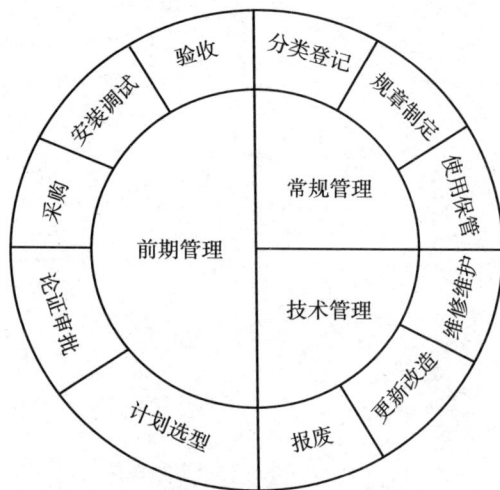

图 6 - 1　仪器设备管理全过程示意图

仪器设备的前期管理包括计划选型、论证审批、采购、合同签订、安装调试、验收等环节。这些环节互相联系，互为补充，需要层层把关。因此，要严格按程序进行。抓好仪器设备前期管理可以防止重复建设和低效投资，能有效地把有限的经费管好、用好，有利于教学、科研以及医疗工作的顺利进行。因此，必须加强仪器设备前期管理，为仪器设备后期管理打下一个坚实的基础。

一、计划选型

仪器设备的购置，要根据单位整体发展规划、专业设置和科研等方面的需要，分轻重缓急制定出购置计划。贵重仪器设备的购置，必须提出可行性报告，针对购置理由、效益预测、选型论证、安装及使用条件等，充分论证。

实行计划管理是为了便于统筹安排资金和采购工作。制定设备购置计划的主要工作就是要做好仪器设备的选型工作。设备选型是否合理不仅关系到设备效能的充分发挥，还直接影响投资的经济效益。设备选型，首先要坚持选型论证，即在设备购置和选型计划决策前，通过科学的技术经济方面的讨论，对设备计划以及所涉及到的各个方面进行系统的分析，为决策者提供正确的技术依据，提供设备选型的基础保证。

选型应遵循使用原则（购置的目的是为了满足使用的需要）、技术原则（考虑可靠性和稳定性、维修性、耐用性、互换性和成套性等）以及经济原则（仪器设备的整个管理过程中，以最少的投入取得最大的效益）。尤为重要的是，仪器设备的选型应注意如下几个方面：

（1）坚持先进、合理、适用原则，不盲目追求多功能、高性能；

（2）注意把握投资方向，基础实验室要以教学实验需要为主，专业实验室要坚持以学科发展为要；

（3）环保、动力、场所等环境条件要仔细考虑，不具备条件的不能投资购买。

二、论证审批

要根据单位总体发展规划和教学科研等工作的需要统筹计划，严格执行按级审批制度。各部门提出仪器设备购置计划后，经审核后报业务主管部门综合审批，方可执行。对于贵重设备的购置，除按上述程序外，还要由仪器设备管理委员会进行严格的项目论证和审核。对申购设备的必要性、可行性、实用性和先进性，以及设施配套、价格、软件使用、升级换代、售后服务和潜在功能的发挥等诸多因素进行全面论证，以最大限度地发挥投资效益。

注重科学论证应根据不同情况采用多种论证选型形式。

（1）专用设备由使用科室进行反复调研论证后，确定配置方案，报上级审定。

（2）大型项目及设备由单位组织设备管理委员会专家论证，职能部门审核后报主管领导审批。

三、采购

采购是仪器设备前期管理的一个重要环节。采购计划的制订与实施，要在充分掌握市场信息、技术信息并充分征求使用人员意见的基础之上，按程序制订计划并加以实施。在实施中，应十分重视订货合同及其管理。

设备的采购是集汇总需求信息、开展市场调查、选择合格供方、签订供货协议和确保双方履行合约的一项复杂工作。采购时，要充分了解市场行情，精通业务，防范各种可能出现的问题。在确保设备质量的前提下，要争取合理的价格，节约经费。

设备购置一般采用招标的方式。通常情况下，公开招标或邀请招标可以获得更有竞争力的报价。选定供货厂家签订设备购置合同，要严格遵守法律相关规定，对方应有法定代表人的授权委托，经双方签字盖章后，方具法律效力。

四、合同签订

（一）合同签订的基本原则

1. 合法性原则　合同签订不得违反国家法律和政策，这是合同有效的前提。

2. 平等互利原则　合同签订的当事人在法律上处于平等地位，不得签订双方责权利关系不平等的合同。

3. 协商一致原则　合同签订必须是当事人双方的自愿行为，在充分协商的基础上取得一致而达成协议。要防止他人通过胁迫、欺诈手段签订合同。

4. 等价有偿原则　合同签订必须遵循价值规律，不允许不等价交换。

（二）合同签订的规范性

按规范签订合同是保证合同履行、避免经济损失的前提。工作中，如管理人员不具备相应的法律知识，或法制意识淡漠，就可能出现大量无效和内容不规范的设备合同，为各种合同纠纷埋下隐患。

（三）合同的条款

设备购置合同的主要条款分为三大类：①技术性条款，主要有名称、型号、规格、质量、标准、数量、价格、人员培训等内容；②管理性条款，主要有交货方式、运输、交货期限、验收、结算方式等内容，对大型设备还要增加审核设计图纸、预付款内容；③责任性条款，主要有双方责任、违约赔偿、不可抗力影响、合同纠纷等内容。

目前高校购置标准仪器设备与供方签订购销合同时，常用的经济合同示范文本中的"GF－90－0101 工矿产品购销合同"和"GF－90－0102 工矿产品订货合同"两种格式形式。其合同文本一般是由供方提供，在签订合同时，要审核其条款是否符合国家发布标准，填写时如有其他说明或要求可增加附本。在签订大型设备或技术有特殊要求的设备，可单列合同条款或购置设备协议书。

（四）国际订货合同

国际订货合同比国内订货合同要复杂得多。因此，在条款内容上要特别注意增加价格、保险费、关税、汇率等有关内容和说明的条款。

五、仪器设备的验收

仪器设备的验收是实现仪器设备计划的重要环节，是保证仪器设备质量的关键，是保证仪器设备投入正常使用的基础。仪器设备的验收一般分为常规验收和技术验收。

常规验收是指对仪器设备的自然情况按订货要求进行检验。主要目的是检验仪器设备是否符合合同要求。常规验收的主要内容是：检验仪器设备的包装、外表是否完好，核对零配件、备件以及说明书等技术资料是否齐全。

技术验收的目的是保证仪器设备有一个良好的技术状态。技术验收的主要内容是：

按照说明书的要求安装调试仪器设备，检验仪器设备的各项技术指标是否达到规定要求。验收人员必须做好验收记录，投入使用后如果发现残缺损坏，及时办理退、换、补等手续。

仪器设备的验收步骤如下。

（一）验收准备

1. 在验收前应确定仪器设备保管使用人，要求其和项目负责人（或委托负责人）认真阅读合同、招投标文件和有关技术资料，熟悉仪器设备的技术与性能要求。

2. 督促供应商按合同发货，并要求供应商提前书面告知发货时间、设备安装调试所需的条件与要求，包括：安装场地、设备布局、设备搬运方案、设备基础、上下水、强弱电、气路、家具、通风、空调、照明等的准备。

3. 落实仪器设备存放场地，项目负责人（或委托负责人）负责准备好仪器设备试运行期间的测试样品和相关试剂的准备，以及按要求完成水、电及装修方面的改造。

（二）到货接收

1. 供应商提前通知准确的到货时间，仪器设备保管使用人告知具体存放点，并负责接货后的保管。

2. 到货后，应认真检查仪器设备的外包装是否完好，有无破损、变形、碰撞创伤、雨水浸湿等情况。如发现上述问题，应做详细记录，并拍照留据，办理退回货物相关手续。

（三）开箱安装验收

1. 外观检查。检查仪器设备及附件外表有无残损、锈蚀、碰伤等。

2. 数量型号检查。以合同和装箱单为依据，逐件清点核对，检查主机和附件的名称、规格、型号、生产企业名称、产地和数量，装箱单与合同不一致的，以合同要求为准。

3. 随机资料检查。检查随机资料是否齐全，如：说明书、操作规程、维修手册、出厂质量检验报告、产品检验合格证书、保修单、光盘等技术文件和配套教学资料。

4. 安装调试的设备，应由厂商技术人员负责开箱，厂商人员不在场或不经厂商人员同意不得开箱。仪器设备保管使用人应参与开箱检查的全过程，并认真做好记录。

5. 开箱验收过程中，仪器设备保管使用人应认真负责，严格核对，不得随意签署证明性文件，做好现场记录，发现问题，立即与厂商交涉处理。

（四）技术性能初步验收

1. 设备安装完毕，项目负责人及设备操作人员应要求厂家技术人员（或在厂家技术人员指导下）按标书及合同要求，全方位、多角度在安全范围内不间断、满负荷运行仪器设备（如至少 30 天），对仪器设备各项功能及指标进行全面试用、检查和测试，要重点做好关键性技术参数与性能的逐项检查和测试。

2. 认真做好试运行记录，如实填写仪器设备使用登记表。

3. 系统集成或成套设备，供应商应在安装调试结束后提供安装合格证明书，方可进行试运行。

4. 仪器设备正常运行后，项目建设单位就提出验收请求，经项目建设主管部门同意后审批。

5. 接到验收申请后，组织正式验收。

6. 试运行期间，若发现仪器设备达不到技术指标要求的，应及时与供应商沟通，并要求供应商提供再次调试、测试的技术支持和协助。

（五）正式验收

1. 项目建设单位介绍项目建设基本内容与要求。

2. 仪器设备保管使用人介绍接货、开箱情况。

3. 项目负责人或委托负责人宣读验收申请，介绍安装、调试、试运行情况。

4. 工作人员介绍第三方验收测试报告。

5. 对仪器设备关键性技术参数进行现场测试，要重点检查招标期间有投标单位质疑的技术参数与性能，贵重仪器设备必须逐台查看实物及运行状况。

6. 验收完成后，由验收小组签署验收结论。

（六）验收结果

1. 验收结果合格，验收组签字确认后，验收工作完毕。

2. 验收结果如发现与合同无严重冲突的、可正常使用的仪器设备，验收组将在验收报告中提出整改意见，供应商必须根据整改意见进行整改，在项目负责人确认整改合格后，验收组才对验收报告签字确认。

3. 验收结果发现与合同严重冲突的或与合同不符的、已不能满足用户需要的设备，验收组将结果定义为不合格，则办理相关索赔及更换等业务。

（七）资料建档

1. 仪器设备所附的软件、技术资料、使用说明书、图纸等应列出清单，由各单位资产管理员妥善保管，不得丢失。

2. 档案管理员应及时了解仪器采购信息并督促有关单位及时上交其档案材料，向上级部门通报档案归档情况。

（八）资产登记

完成验收并且验收结论为合格后，办理固定资产登记手续，打印标签，办理入账审核。

（九）质保期内有关要求

质保期内，如发现仪器设备运行不正常，仪器设备保管使用人应首先报告项目负责人（或委托负责人），并书面联系供应商进行维护，做好登记备案。

六、安装调试

设备安装包括设备的到货验收、出库及运输、安装条件准备和检验、安装就位、检查试验等具体工作。设备安装施工应严格按照设备工艺平面布置图及安装施工图划线定位，组织基础施工及设备搬运就位。安装过程中要对关键零部件、单机设备和成套设备的安装质量进行全程监控，必须满足生产工艺的需要及维护、检修、安全、工序连接等方面的要求。

设备调试包括各种静态和动态试验、冷态和热态试验，及设备运行状态和程序的调整、设备系统联动程序的设定和成套设备的试运转试验。这一系列工作完成后，应断开设备的总电路和动力源，做好设备润滑、紧固等检查，做好整理检查及试验记录。

在安装过程中要落实必要的工作环境及辅助设施的安全管理，包括温度、湿度、水电气供应、空气净化、化学及生物污染、高压及负压等方面的安全管理，创造安全良好的环境，确保仪器设备高效安全地运行。

设备前期管理是设备管理部门的常规工作，前期管理工作的好坏直接关系到设备后期管理，以及单位的经济利益。不仅要重视和做好这项工作，还要在实践中去探索新的方法。认真做好仪器设备的前期管理工作，为后期管理打下一个坚实的基础，使设备管理工作取得事半功倍的效果。

第二节　实验室仪器设备的后期管理

仪器设备安装、验收完毕之后，其正常运转、维护维修到报废的阶段即为后期管理。后期管理时间漫长，是仪器设备管理的重要环节，做好设备后期管理可以显著增加其效益。实验室仪器设备的后期管理包括常规管理和技术管理两部分。

一、常规管理

常规管理的内容有：仪器设备的分类、编号和登记，规章制度的建立和贯彻执行，使用保管人员的落实，仪器设备的出借、转让和调拨，仪器设备事故处理等。

（一）仪器设备的分类管理

实验室仪器设备种类繁多，按不同的类别、用途和属性，分类编号和登记是仪器设备管理的重要手段。例如，将分类目录采用 8 位数字，4 节编码法，固定资产分为 16 大类为一级分类，这种分类编号方法是原国家教委条件装备司 1989 年 5 月编印沿用至今的，20 多年来对高校实验仪器设备建立资产数据库对实现实验仪器设备科学化、规范化、信息化管理与社会化交流起到了重要的作用。即：①房屋及构筑物；②土地及植物；③仪器仪表；④机电设备；⑤电子设备；⑥印刷机械；⑦卫生医疗器械；⑧文体设备；⑨标本模型；⑩文物及陈列品；⑪图书；⑫工具、量具及器皿；⑬家具；⑭行政办公设备；⑮被服装具；⑯牲畜。在 16 大类以下，以物资属性和使用方向定为二级分类；以结构特点，性质用途定为三级分类；以名称作为四级分类。如以火焰光度计为例，分类号力03030408，各节数字表示内容见图 6－2。

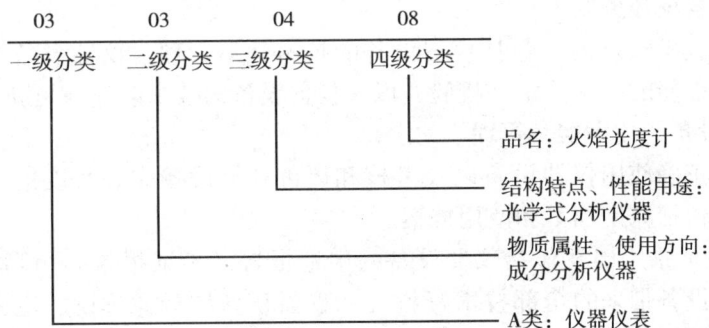

图 6－2　仪器设备的分类编号

分类编号确定之后，为了便于核对管理，要在仪器设备上做出标志（漆号或贴标牌）。另一方面，要建立固定资产管理卡片（一式 3 份），并登入固定资产总账、分户账和分类账，定期复核查对，做到账、卡、物一致。

（二）仪器设备的使用保管

仪器设备经过验收投入使用后，使用单位要落实操作和保管人员，建立岗位责任制，制订操作规程和维护、使用管理办法，以保证仪器设备经常处于良好的运行状态。对于使用效率不高的仪器设备，应考虑组织开放使用。对本单位已不再适用或长期闲置的仪器设备，应及时调出。对不值得修复改造的陈旧仪器设备，可以申请报废，经过技术鉴定，办理报废手续。

（三）仪器设备的出借和调拨

当教学、科研任务的变动或实验条件的更新，在用的仪器设备需外借或调拨时，应按有关规定履行手续。仪器设备的转让或调拨，无论是有价的还是无偿的，仪器设备的所有权均要发生变动，因此，一定要进行质量鉴定，办理财产转移和相应的财务处理。

对于临时借给外单位使用的仪器设备，所有权虽然不改变，但要办理借用手续。在外借时，须向借用人交待仪器设备的完好情况和使用注意事项。归还时应仔细验收，了解其使用情况，并登记在使用记录中存档，以便查考。如发现问题，要及时处理。

（四）仪器设备的事故处理

发生仪器设备损坏、丢失事故时，必须立即报告，迅速组织有关方面负责查明情况和原因，分清责任，提出处理意见。处理事故要坚持做到"三不放过"：事故原因分析不清者不放过；事故责任者和有关人员未受到查处和教育时不放过；没有采取防范措施的不放过。凡因责任事故造成损坏丢失的，均应赔偿。对造成损失重大、后果严重的，除责令赔偿外，应根据具体情况给予行政处分或依法追究刑事责任。

二、技术管理

技术管理的目的，是为了保证仪器设备精度，提高使用机时，挖掘潜力，发挥作用。技术管理的基本任务为：建立完整的技术档案，遵守操作规程，以保证仪器的测试精度；加强维护保养，定期校验，以提高可用机时率；开展技术培训，推广使用，以提高利用率；致力功能开发，开展技术改造，扩展技术领域，开发实验技术，以挖掘仪器的技术潜力，发挥仪器的经济效益；改进修理制度，力求高效优质地修复损坏仪器，使之尽快恢复运行，重为各项任务服务。

仪器设备的技术管理内容包括仪器设备的技术档案管理，仪器设备的维护、保养和修理，仪器设备性能的技术鉴定和校验，以及仪器设备的技术改造与更新。

（一）仪器设备的技术档案管理

技术档案是正确使用仪器设备以及考核和评价仪器设备完好程度的重要依据。仪器设备的技术档案包括原始档案和使用档案。

1. 原始档案　原始档案包括仪器设备的申请报告（论证报告）、订货合同和验收记录，以及随仪器设备带来的全部技术资料（如仪器设备结构原理图、电路图、出厂检验单及合格证、使用说明书、附件、备件明细表等）。

2. 使用档案　使用档案包括工作日志和履历卡。工作日志主要记录仪器设备每次使用的操作人员、操作时间、仪器设备运行情况、工作内容及结果等，是考核仪器设备使用效益的重要依据。履历卡要记录故障现象、原因、排除故障采取的措施、维修记录、质量鉴定及精度检验记录、技术改造记录等技术状态情况。它是仪器设备的性能和技术指标的历史记录，是考核仪器设备技术状态的依据。

（二）仪器设备的维护、保养和修理

仪器设备的维护保养和修理是仪器设备在使用过程中的客观要求，以保证仪器设备

的正常运行。仪器设备在运行过程中，技术状态必然会发生变化，如零部件松动，元器件老化、接触不良，控制失灵或者精度下降等。仪器设备的维护保养就是采取有效措施，延缓这些现象的出现，提高仪器设备的使用寿命，最大限度地保持仪器设备的性能，使其经常处于良好的技术状态。

一般情况下，仪器设备维护保养工作的内容可分两大类。一类是环境条件保证，主要内容有清洁、润滑、防尘、防潮、防震、防腐蚀，以及温度调节等。主要功能是保证仪器设备在合理的工作条件下使用；另一类是技术检测保证，主要内容有部位检测、性能检测、环境条件检测等。主要功能是随时监测仪器设备的技术状态，保证仪器设备经常处在良好的工作状态。

仪器设备的修理与维护保养的区别主要在于维护保养是仪器设备正常运行情况下，为了延长寿命，保持性能，最大限度地保证仪器设备正常运转而采取的保护性和预防性措施；而修理是在仪器设备出现故障或预测将要出现故障前而采取的修复措施，它的主要功能是修复损坏部位或即将损坏的部位，保证仪器设备的正常运行。

仪器设备的修理分为事后修理和预防修理。事后修理是指仪器设备损坏后的修理，是被动式的。这种修理一般情况下由专业人员在停机的情况下来完成。预防修理是对仪器设备劣化程度有一个预测的情况下，有针对性地采取修复措施。所谓"预防维修"是设备还处在正常运行时，定期给予维护和保养的手段措施，其主要方法有六点，具体内容如表6-1。

表6-1 仪器设备的"预防维修"方法

"预防维修"方法	要　点
清洁防锈	及时清洁内外的灰尘、污水、药品、实验材料等脏物，保持设备干净、干燥，预防腐蚀生锈，保护金属表面光洁度。保持培养箱、干燥箱等内外的卫生
搁架摆放	按要求设备应摆放在设计标准的木制或铁制的搁架上操作使用，防止地板积水直接蒸发给设备电路元器件带来的不利影响，加速故障蔓延扩大
设备润滑	合理的选择和使用润滑剂，采取正确的换油方法，保持设备良好的运行情况，提高设备的后期运行
通电防潮	设备的经常性通电工作，通电时间一般以30min以上为佳，保持电器电路处于一个良好的干燥性环境，确保设备一个正常性运行状态
设备检查	发现异常和隐患及时处理（如生锈部分的上油润滑、螺丝松动的拧紧加固及电路接触不好的复位）
间歇使用	在使用过程中利用同系列设备轮换交替工作的运行方法，起到保护、延缓设备失效的作用

一般来说，仪器设备应以预防维修为主，尽量减少事后维修的情况。但由于仪器设备情况复杂使用情况也不同，而检测手段又受各种条件的限制，所以在使用过程中，仪器设备出现损坏的情况也是不可避免的。

（三）仪器设备性能的技术鉴定和校验

仪器设备性能的技术鉴定和校验是合理的使用仪器设备的必要技术措施。一般来说，仪器设备的性能不可能始终保持不变。在正常使用的情况下，仪器设备的性能自然下降是正常的。要保证仪器设备在不同的性能状态下，按其实际情况使用，就是对仪器设备最合理和最经济的使用。要做到这一点，就必须对仪器设备的性能做定期的技术鉴定和校验，以保证测试结果的准确性和可靠性。有时在仪器设备使用过程中，发现异常情况，也要及时对其性能进行鉴定和校验。

(四) 仪器设备的技术改造与更新

仪器设备的技术改造和合理的更新是提倡"节约型"社会的一项重要措施。仪器设备的技术改造是把科学技术的新成就应用于现有的仪器设备，改变它的技术状况，提高其技术水平，使老设备发挥新作用，它是实现仪器设备现代化的一个重要途径。

需要改造的仪器设备，多是出现技术老化，或者制造上有先天缺陷，质量不高等问题。或者由于任务的特殊要求，将原有相近的仪器设备进行改造，使之满足任务的要求。还有一种情况是将先进的最新科技成果，应用于较新仪器设备的改造，以提高功能和精度，使仪器设备更加先进，这种情况是开发性的改造，是更高层次的技术改造。

在技术改造时，一般应事先提出技术改造方案，做出经费预算，进行可行性论证。然后报主管业务部门审批，审批后应以任务形式下达，以确保技术改造的顺利完成。

仪器设备的更新是指以比较先进的仪器设备来更换不能继续使用或陈旧落后的仪器设备。更新的主要参考依据：

1. 技术寿命　是指仪器设备开始投入使用到技术落后不能继续使用所经历的时间。

2. 经济寿命　是根据仪器设备维修费用而确定的年限。如果维修费用很高，接近或等于新购仪器设备的价格，那么仪器设备就不值得再维修，也即失去了使用价值。

通常用微分法来求得设备经济寿命。假设使用后的设备残值为零，随着使用年限增加，设备的维护费用及燃料、动力消耗增加，设备性能不断下降，这就叫设备低劣化，每年数值增加，则平均每年的设备费用为：

$$Y = \lambda T/2 + Ko/T$$

式中　Ko—设备原值；T—设备使用年数；λ—年低劣化增值。

3. 使用寿命（自然寿命）　是指仪器设备从投入使用到自然报废所经历的时间。

(五) 仪器设备的报废

确已失去实用价值的设备，由有关人员对设备做出技术鉴定，填写申报报废表，经上级主管部门批准，可予以报废。批准报废的设备需要及时做好销账、撤卡和档案资料转移工作。

处理废旧设备时应采用的原则：处理报废设备时内部制定处理标准；拆下报废设备中关键零部件，以备相同设备维修使用；贵重仪器设备实行整机拆零处理；以竞争价格处理报废设备；与生产厂家协商回收报废设备。

设备后期管理是设备管理部门的常规工作，但其重要性不言而喻，同时关系到设备管理部门的工作质量和学校的经济利益，值得努力探索和实践。

第三节　实验室贵重仪器设备的共享

贵重仪器设备是教学、科研条件的重要组成部分，是学科发展水平的重要标志之一，它直接影响到高层次人才的培养，影响到高水平科研成果的获得，同时也是单位的主要技术装备。提高贵重仪器设备的使用效益意义重大，而提高贵重仪器设备的使用效率最有效的途径是实现实验室贵重仪器设备的共享。

根据教育部《高等学校仪器设备管理办法》，贵重仪器设备界定为：单价在 40 万元以上（含 40 万元）的所有仪器设备；单台件单价不足 40 万元，但整套仪器设备总值超过

40 万元的成套设备；单价虽不达 40 万元，但品种稀少，质量精密功能特殊的仪器设备，经有关方面协商评定为重点管理的仪器设备。

如上述范围仪器设备由于多年使用已陈旧过时、性能降低的，经审批将归档管理后，不再属贵重仪器设备管理范围。

一、贵重仪器设备的特点和共享的意义

为了提高贵重仪器设备的使用效益和投资效率，增强科技创新能力，贵重仪器设备的共享成为贵重仪器管理的主要途径，关系到单位的资源共享率和投资效益，意义重大。

贵重仪器设备开放共享是实现资源社会化、公平化使用的有效手段。我国自 1997 年开始进行全国范围内的贵重仪器协作共享工作。2005 年 7 月 18 日，科技部、财政部、国家发改委、教育部等四部委联合印发《"十一五"国家科技基础条件平台建设实施意见》（国科发财字〔2005〕295 号），要求对全国单台（套）价值 50 万元以上的科学仪器设备资源进行整合，形成全国性的仪器设备共享网络。

《高等学校仪器设备管理办法》第八条也规定，单价在 10 万元（含）以上的仪器设备为贵重仪器设备，教育部所管的贵重仪器设备范围为单价在 40 万元（含）以上的设备。为开展协作共用，实现资源共享，充分发挥贵重仪器设备在教学、科研和服务中的重要作用，减少和避免由于重复购置所造成的浪费，都应创造条件开放使用。

（一）贵重仪器设备资源的特点

1. 设备需求多样化　贵重仪器设备的用途、种类、性能指标等方面的需求存在着显著的多样性特点。这种特点也表现在仪器设备的共享性区别方面，一般来说，通用型的测试设备容易实现资源共享，而专业化特征较强的仪器设备其共享程度往往存在较大局限性。从另一个角度来说，仪器设备资源的多样化特点，也正是加强贵重仪器设备资源共享的有利条件。

2. 资源分布不平衡　不同的单位、科研院所因其需要购买的贵重仪器种类不同或相对集中。如果实现了资源共享，就能够缓和这种不平衡，为各科技发展提供共同的支撑平台。

（二）贵重仪器设备管理存在的问题和现状

目前，贵重仪器设备管理存的问题主要表现在以下几个方面。

1. 使用与管理不科学　传统的实验室管理一般为分散管理模式，仪器设备分散在各个单位或部门，不能共享，相互封闭。使仪器设备只能供一个部门或者有限的几个部门使用，利用率很低。特别是在进行课题研究时，仪器设备成了自己的专属，不对外开放，课题研究人员在使用完仪器设备之后即闲置，造成资源的浪费。很多单位在购买贵重仪器设备时没有进行全面的分析，缺乏对仪器设备的整体考察，也没有对周边同类仪器设备的数量和使用情况进行考察，没有对仪器设备购置后如何使用和开放共享做出具体的预测和分析。盲目的采购不仅浪费了学校资金，还使购置的仪器设备没有充分发挥作用，造成资源的浪费。另外，贵重仪器设备需要定期的检修和维护，维护费用比较高，有些单位为了节省资金就尽量不使用设备，使设备不能得到充分利用，造成资源和资金的浪费。

2. 缺乏贵重仪器设备资源共享机制　贵重仪器设备资源共享机制需要有较强的技术手段作为支撑，受到技术水平的限制，贵重仪器的管理软件和硬件都无法满足需要。贵

重仪器设备资源共享也没有完善的管理机制，使得一系列相关规章制度不完整，例如管理人员的人事安排、资金的合理利用、收费与核算的方法等等，这些因素都阻碍了资源共享机制的建立。

3. 专业技术人员少，影响设备使用率　实验室管理人员不仅需要具有一定的管理经验，更重要的是有较高的技术水平。贵重仪器设备本身的结构就比较复杂，操作起来比较麻烦，并且具有一定的危险性，在仪器设备使用后，还需要对仪器设备进行定期的检查和护理，这都需要较高的技术含量，因此实验室管理人员要有较高的技术水平。但在实际管理中，很多实验室的管理人员的素质没有达到要求，普遍认为实验人员只不过是负责操作的人员，不用有太高的技术水平，因此在实验室管理人员的人员安置上，没有对实验室管理人员进行管理技能和技术水平的相关培训，使得管理人员的素质普遍不高。

总之，贵重仪器设备存在利用率偏低，资源闲置等问题。要管好、用好贵重仪器设备，最大限度地提高贵重仪器设备的使用效益非常重要。国家科委关于"大型精密仪器管理暂行办法"，以及教育部关于"高等学校仪器设备管理办法"都提出对贵重仪器实行开放共享。充分发挥有限的仪器设备资源的作用，提高使用效益，更好地为教学科研服务，是实验室与设备管理部门非常重视的工作内容，也是国家长期关注的一个难点。

（三）贵重仪器设备共享的意义

1. 有利于资源的最大化利用，实现资源的优化配置　通过建立贵重仪器设备共享平台，能充分利用现有资源，打破单位内部的使用壁垒，实现资源的优化配置，最大程度地减少重复购置现象。构建资源共享平台，实现贵重仪器设备开放共享，是防止资源浪费、提高贵重仪器设备资源利用率的需要。

2. 有利于科技创新人才的培养　目前，虽然各级政府部门和高校加大了对科研工作的支持力度，但科研经费还是十分有限的，而科研用到的不少贵重仪器设备价格昂贵，只靠科研经费购买往往是不现实的，因而建立贵重仪器设备共享平台是保障科研工作能顺利进行的重要措施。另外，通过贵重仪器设备共享，还能为学生或员工创造更多的与贵重仪器接触机会，从而提高了他们的科技创新能力。

3. 推动设备使用人员的交流与学习，促进共同进步　通过建立贵重仪器设备共享平台，各相关单位之间可以互相进行资源共享，增进更多的学术交流和学科协作，推动仪器新功能的开发，从而促进彼此共同进步。同时，有利于促进与外单位的交流合作，能更好地服务于学校建设。

4. 更有效地实施贵重仪器设备的监督管理　通过建立贵重仪器设备共享信息平台，不仅能实现贵重设备的在线查询和预约等功能，而且能更有效地实施全校贵重设备的监督管理。

二、贵重仪器设备共享管理的措施

（一）建立贵重仪器设备开放共享平台

1. 集中管理贵重仪器设备，建立公共服务体系，开放共享使用　实现贵重仪器设备的共享，为教学、科研和对外开放服务。贵重仪器设备集中配置，统一管理的最大好处是：提高利用率。贵重仪器设备统一管理，消除了设备用于某个部门实验室的局限，直接服务于各个需求部门。需要使用设备的部门向共享管理中心提出使用申请，经审核后统筹安排设备的集中配置，可以发挥出多种设备配合使用的优势，使得实验室有能力承接复杂的测试、实验任务。另外，集中贵重设备，可以大幅降低运行成本，按需决定维护资金的分配和使用比例，统一对设备进行保养，安排专人负责设备维护，降低维护成本。

2. 充分利用网络技术，有偿对社会开放 贵重仪器设备价格昂贵，技术先进，在满足本单位使用的基础上，还可以对社会开放，提高设备的使用效益。互联网的普及，为贵重仪器设备对外开放共享提供了技术上的支持。贵重仪器设备主管部门可以建立设备共享网，提供对外开放服务的信息。公布贵重仪器设备的名称、性能、收费标准等信息，方便需要使用设备的单位进行查询。另外，设备共享网上应具备申请预约功能，便于使用单位申请，经管理部门审核批准后，到期交费使用设备即可。这样既方便了需要使用设备的单位，又提高了设备的经济效益。贵重仪器设备共享管理网络系统见图6-3。

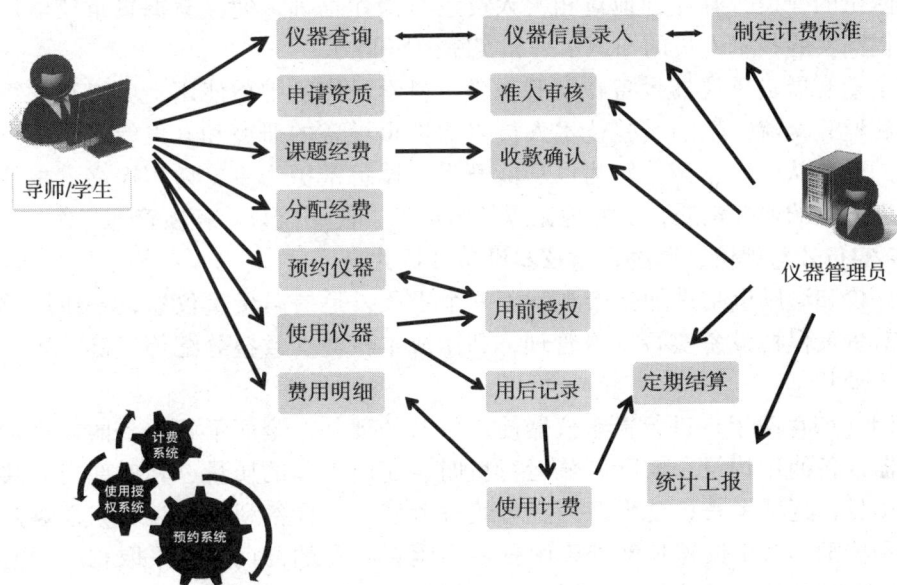

图6-3 贵重仪器共享管理网络系统

（二）建立贵重仪器设备共享管理体系

为切实有效提高贵重仪器设备的使用效益及开放共享度，应建立贵重仪器设备共享管理体系。负责贵重仪器共享平台日常工作，包括：运行管理专项经费、年度效益评价考核和激励措施、共享平台的对接等。

（三）构建科学与高效的平台运行机制

1. 制定合理的贵重仪器测试收费标准及经费使用分配办法 开放的贵重仪器设备使用机时收费标准可根据仪器设备的精密等级、折旧费、人工费、材料费、测样时间等，也可参照国内同类仪器设备使用收费情况等确定。

2. 建立年度考核机制和奖惩机制 贵重仪器建设与管理领导小组每年对贵重仪器的使用情况进行一次评估考核，对使用效益好的贵重仪器优先补足其维护费，同时对机组人员进行奖励。对于不按规定提供良好共享服务的单位和个人，建立可操作性强的机制进行教育与惩罚。

3. 建立长效培训机制，引导用户独立安全地使用贵重仪器设备 贵重仪器设备共享平台既可为用户进行样品测试，也要培训用户（包括教师、学生及其他员工）自主上机操作仪器。通过培训，实行持证上机制度和上机安全责任书签署制度，以确保操作人员的实验安全。

（四）强化贵重仪器设备管理人员队伍的建设

贵重仪器设备技术含量高，须有高水平的管理和操作人员配合才能充分发挥作用。一个稳定、高水平的实验技术人员队伍，是设备得到良好保养、维护、发挥其功能的重要保障。同时，应建立管理人员考核制度，调动其积极性，促进实验技术人员自觉提高自身业务水平。

贵重仪器设备的管理，需要专业技术人才的积极参与，才能充分发挥共享平台的优势。因此不仅要注重选拔和引进高层次的专业人员进入实验室队伍，还应大力加强实验技术人员队伍的建设，有计划地对相关人员进行操作培训，使其掌握贵重仪器设备的相关知识，提高实验技术人员的知识水平和实际操作能力。

还要定期开展贵重仪器设备在实验教学、科学研究、维护使用、功能开发等方面的专题研讨和经验交流，鼓励实验技术人员参加贵重设备的研究和开发等工作中。使实验技术人员的职责从以操作为主转为以功能开发、设备维护为主，切实提高贵重仪器设备使用和管理人员的业务素质，更好地完成技术培训、使用监督等各项管理工作。

（五）实行效益评价，激励贵重仪器设备开放共享

效益评价和激励机制是加强宏观管理一个手段，是提高贵重仪器设备使用效益的制度保障，对贵重仪器设备实行统一管理，利用成本核算、效益分配等经济手段，有效引导设备的主动共享。

应定期（如每两年）进行贵重仪器使用效益的评估，全面了解设备的使用情况。按照贵重仪器设备使用记录、实际开放运行机时、完成工作的质量、其他部门对共享服务的评价等项目，逐项考查、公平评判。对效益考核好、设备利用率高、综合效益明显的给予表彰和奖励；对于仪器长期处于闲置或半闲置状态的部门，要采取相应的措施或将贵重仪器调拨到其他急需的部门，以增强仪器拥有单位的经济责任意识。

要加大对仪器功能开发工作及仪器管理人员的劳动报酬和奖励制度。对开放共享管理好、仪器使用效益高的部门予以奖励。重视加强维修、新功能开发，对贵重仪器维修、开发有贡献者，及时给予物质和精神奖励，调动技术人员钻研业务、提高水平的积极性，从而有效提高设备的完好率，促进共享平台的可持续发展。

综上所述，大型仪器设备是教学科研的重要物质基础，其使用和效益情况直接反映了单位的整体管理水平。建立高效的贵重仪器设备公共服务体系，提高贵重仪器设备的使用效益，是实验室管理的一项重要工作。抓好提高贵重仪器设备的使用效益的管理，不仅可以促进提高人才培养的质量和科研水平，还可以为社会科技发展提供强有力的支持。贵重仪器设备要更多、更有效地投入到教学、科研和社会服务中去，减少贵重设备的重复购置，使贵重仪器设备管理在社会建设中发挥更大的作用。

小结

仪器设备的管理，包括前期管理、后期管理以及贵重仪器设备的共享管理。

前期管理，首先要做好仪器设备的购置计划，是实验仪器设备有效管理的前提，是仪

器设备管理系统中最基础的工作是满足教学科研的前提条件。其次，加强仪器设备的日常管理，要保证仪器设备要处于正常使用状态。日常管理主要是仪器设备的技术档案管理，仪器设备的维护、保养和维修等。要严格执行有关仪器设备管理的规章制度。

设备后期管理是设备管理部门的常规工作，也是设备管理重要的环节，忽视设备后期管理过程会使设备管理过程中断，造成巨大的隐性损失。抓好设备后期管理可以节约可观的资金，增加大量效益，重视和做好设备后期管理有着重要的现实意义。后期管理中要做好仪器设备的预防维修和后期改造工作。

提高贵重仪器设备的共享使用率是一个系统工程，贵重设备共享平台建设是贵重仪器设备使用和管理发展的必然趋势，有利于最大化利用资源，培养创新型人才，保证大型精密仪器设备的可持续发展。建立贵重仪器设备共享平台，实现资源共享，提高其使用效益和投资效益。建立有效的共享运行机制和开放机制，可以科学管理贵重仪器设备。通过实现资源共享，提高仪器设备的利用率，使贵重仪器设备在教学、科研以及科技创新中发挥更大的作用。

◢ 复习思考题 ◣

1. 简述实验室仪器设备管理的意义。
2. 实验室仪器前期管理包括为哪几个方面？
3. 实验室仪器验收如何实施？
4. 实验室仪器设备的维修包含哪些内容？
5. 怎样做好仪器设备的效益管理？

(严志宏 傅 舒)

> 1. 掌握实验室信息化建设的重要意义和信息安全管理基本原则。
> 2. 熟悉实验室信息化建设及信息安全的基本内容。
> 3. 了解实验室信息管理系统及其发展趋势。

一般而言，实验室是采用系列技术途径获取数据，并对数据所隐含的信息与科学规律进行分析加工的重要场所。在全面信息化的时代大背景下，实验室信息化是实验室建设的重要内容，是促进实验室发展的根本途径。因此，在实验室系统进行信息化建设，具有天然的优势以及重要的意义。但另一方面，实验室信息化建设是一项琐碎、动态、复杂的工作，因技术、管理、人员等方面的因素所造成的信息安全问题日益突出。本章探讨实验室信息化建设基本内容，实验室信息管理系统及信息安全管理等内容。

第一节　实验室信息化建设

一、信息化时代及其基本特征

当今时代是由工业化迈入信息化的时代，是信息产生价值的时代。信息化代表着当代社会发展的大趋势，代表着先进生产力。信息化进程对政治、经济、科学、教育乃至日常生活，都产生了日益重要的影响。其基本特征包括以下几点。

1. 开放性　开放与创新是信息时代及信息技术产业的灵魂。开放不仅是指社会开放，更重要的是心灵开放。开放是创新的心灵开放，创新是开放的源泉。

2. 全球性　信息技术正在弱化时间和距离的概念，信息时代大大加速了全球化进程。随着因特网的发展和全球通信卫星网的建立，网络参与人员之间可以不考虑地理上的联系而重新组合在一起。

3. 个体性　在信息时代，信息和信息交换遍及各个地方，人们的活动更加个性化。个人之间的信息交换日益增加，将成为网络信息主流。

4. 交互性　实时交互作用，是信息化时代的又一个重要特征。

5. 综合性　信息化在技术层面上指的是半导体技术、信息传输技术、多媒体技术、数据库技术和数据压缩技术等多种技术综合的产物。在内容层次上，是政治、经济、社会、文化等诸多领域的整合。

6. 竞争性　信息化与工业化一个突出的差别是，知识的生产成为主要的生产形式，知识成了创造财富的主要资源。信息化过程中，知识取代资本，人力资源比货币资本更为重要。

7. 渗透性　信息化使经济和文化的相互交流与渗透日益广泛和加强，使社会各个领域发生全面而深刻的变革，成为经济发展的主要牵引力。

二、实验室信息化建设的重要意义

实验室信息化建设是高校信息化建设的重要组成部分，是当今实验室建设的重要内容，是促进实验室发展的必由之路。充分利用信息化理念和手段促进高校实验室建设与管理水平，建立健全实验室信息化平台，探索建设虚拟实验室，是全面提高学生实践能力和创新精神的基本保障，是提高高校办学水平的有力支撑。为主动适应高等教育信息化的发展趋势，借助飞速发展的现代化信息技术、网络技术实现高校优质实验资源共享、实验室信息化管理，充分发挥高校实验室相关资源的优势和作用，对创建智能驱动型、资源节约型社会具有重要意义。

值得注意的是，虽然高校校园网络建设较为成熟，信息化程度不断提高，但实验室信息化建设及管理相对滞后。实验室具有设备仪器多、测试项目多、人员流动大等特点，信息化需求十分明显。但是，目前大部分实验室的管理模式仍然延续传统的面对面式的管理，在信息管理与使用主要存在如下问题。

1. 效率低下，出错率高　实验室传统的信息处理与传递方式，容易出现对分析内容的误解和传递中断，导致做错项目、重复性录入、传递速度慢、出错率高。

2. 执行偏差大，动态跟踪难　由于传达、监管等环节繁多，计划调整频繁，容易产生执行的偏差，更无法对整个过程进行动态跟踪。

3. 检测结果难以保存与利用　检测过程难于溯源、追踪，检测结果难以保存、分析利用。为应付各种检查与课题总结，还需要大量补单。

4. 审核控制弱，流程控制差　工作流程难于实时控制，难以避免不审或假审。

5. 报告编制困难，管理效率低下　传统的实验室分析测试报告多为重复性劳动，经常造成延迟出报告，且信息储存、提取造成管理人员浪费大量精力，管理者难以掌控实验室的整体运行情况、员工业务情况、工作量完成状况等。

实验室信息化水平低下，还表现在管理体制机制落后、仪器设备利用率与共享率低下、实验室开放与数据共享内容单薄、实验室之间缺少信息交流和开放等方面。这严重制约了高校教学和科研水平的提高，也妨碍了对大学生实践动手能力、开拓创新能力等方面的培养。如何创新实验室管理体制，改革实验室信息化管理模式，构建实验室信息化管理平台，充实信息资源、完善信息化管理平台以实现资源共享，从而全面实现实验室管理的信息化，更好地培养创新型人才，已成为高校实验室信息化管理工作亟待解决的问题。

三、实验室信息化建设的基本内容

实验室信息管理平台是在传统实验教学管理基础上，基于科学化、现代化实验教学管理理念，利用先进的计算机、网络通信、数据库等技术，将现实实验室中的各种实验资源数字化，建设综合性、开放型的实验教学管理平台。实验室信息管理平台充分利用了实验室现有资源，提高了仪器设备的使用率，为学生提供了一个数字化、开放性、个体化学习环境，同时也为实验教学提供了一个方便、有效的数字化管理平台。目前，各高校实验室网络信息管理平台除了用于实验室管理工作外，主要用于积极开展计算机网络的虚拟远程互动实验教学，进行开放式实验教学。各高校独自建设的实验室信息管理平台，一般由实验预约系统、实验授课系统、实验数据管理系统、学习系统、实验考核系统、实验室仪器设备管理系统等组成，以满足实验教学、管理、学习等各种功能需求。建立实验室信息管理平台是进行开放式实验教学管理的有力支撑。

实验室信息化建设是一项琐碎、动态、复杂而又十分重要的工作。基本建设内容包括信息化平台、资源和人才培养三个方面，重点突出实验室信息管理平台、数字实验室和虚拟实验室的特色，为培养师生信息素养、提高教学和科研效率发挥日益重要的作用。基于信息化现状与发展趋势，实验室信息化建设，主要包括如下基本内容：信息化环境下实验室管理的新思路、新机制探讨；开放式实验室信息化建设的基本内涵与外延界定；传统实验室、数字化实验室、虚拟实验室及其混合存在模式探索；开放式实验教学网络整体解决方案研发与应用研究；高校实验室信息化的平台和资源构建；实验室网络智能化、信息化及其在实验教学之中的推广应用；信息化环境下的科研实验管理体系与管理模式研究与应用；信息化环境下的实验室信息安全隐患与防护机制研究与应用。

第二节　实验室信息管理系统

一、实验室信息管理系统概念与基本功能

实验室信息管理系统是一个多功能的信息管理平台，包括实验室人力资源管理、质量管理、仪器设备管理、试剂与标准品管理、环境管理、安全管理、信息管理等，亦涉及对实验室设置模式、管理体制、管理职能、建设与规划等方面的管理内容。概言之，它涉及实验室有关的人、事、物、信息、经费等全方位管理。

实验室是获取数据并对数据进行科学分析的场所，故实验室进行信息化建设具有天然的优势。实验室信息化管理就是运用局域网建立信息管理平台，实现业务工作流程管理、办公自动化管理、系统管理和维护。当今信息时代的开放实验室，必须引入与完善信息化管理系统，实现实验室网上管理、网上实验数据统计分析管理等基本功能。这不仅使科研人员充分享受网络带来的便利，实现异地查询实验室资源和联络实验室管理员，进行实验登记，同时也实质性促进实验室管理的信息化、规范化和工程化。

实验室信息管理系统（Laboratory Information Management System，LIMS）是将以数据库为核心的信息技术与实验室管理需求相结合的信息化管理工具。LIMS 是实验室管理科学发展的重要成果，是对实验室进行全方位管理的计算机软硬件系统。LIMS 的基本功能包括业务流程管理、用户需要个性化管理、各类资源管理、行政管理等。目前实验室信息管理系统在西方发达国家的应用相对比较成熟，我们国家经过多年发展，很多实验室也开始逐渐认识到信息化在管理中的作用，纷纷开始引入 LIMS。实验室信息管理系统也在各个行业进行不断的改进和提升。LIMS 的具体作用有以下五个方面。

1. 提高样品测试效率　测试人员可以随时在 LIMS 上查询自己所需的信息，分析结果输入 LIMS 后，自动汇总生成完整的分析报告。

2. 提高分析结果可靠性 LIMS 提供的数据自动上传、计算和自检报错等功能，可以显著降低出错概率，消除人为因素，保证分析结果的可靠性。

3. 提高对复杂问题的分析处理能力 LIMS 将整个实验室的各类资源有机地整合在一起，工作人员可以方便地对实验室相关历史数据、检测样品和结果进行查询，从而得到完整而有价值的信息，提高对复杂问题的分析处理能力。

4. 协调实验室各类资源 管理人员通过 LIMS 平台实时了解各台设备和人员的工作状态、不同岗位待检样品数量等信息，能及时调节实验室内不同部门富余资源，化解分析流程出现的瓶颈，缩短样品检测周期，减少资源浪费。

5. 实现量化管理 LIMS 可以随时提供对整个实验室各种信息的统计分析结果，得到诸如设备使用率、维修率、不同岗位工人工作量、出错率、测试项目分布特点、实验室全年任务的时间分布状态、试剂或经费的消耗规律等信息，很好地实现实验工作的全面量化管理。

针对以上任务，可以通过建设实验室局域网，将实验室的各个专业科室连接起来，建立以实验室为中心的分布式管理体系，根据科学的实验室管理理论和计算机数据库技术，建立完善的质量保证体系，实现检测/校准数据无纸化，完成资源与成本管理、人员量化考核等。实际上，国内外相关专业软件已出现数十种，并开始在实验室管理之中展示其应有的威力。下面列举 2 个代表性实验室信息管理系统，加以说明。

二、健坤实验室信息管理系统简介

健坤实验室信息管理系统（JK－LIMS）是国内开发与应用较早的实验室信息管理系统。该系统以 ISO/IEC17025：2005《检测和校准实验室能力的通用要求》（GB15481）规范为基础，结合网络化技术，将实验室业务流程、实验室相关资源以及先进的行政管理思想等，以合理方式进行整合式管理。通过 LIMS 系统，配合分析数据的自动采集和分析，大大提高了实验室的检测效率，降低了实验室运行成本并且体现了快速溯源和分析，使传统实验室手工作业中存在的各种弊端得以顺利解决。JK－LIMS 具有如下几个方面的特点。

1. 基于更严密的管理思想，实现更高程度的量化管理 量化管理是各种现代管理理论融合的产物，是科学管理的实际应用。JK－LIMS 包含了先进的管理思想，把先进的智能计算分析方法融入 LIMS，自动生成各种趋势图、规律图，帮助实现更高层次的实验室量化管理，升级传统实验室管理为现代实验室管理。

2. 多途径提高数据可靠性及数据处理能力，有助于实现 KPI 考核 对样品检测过程进行严格管理与多途径优化，可以实时了解实验室分析检测任务完成状况，跟踪记录工作痕迹，确保每个工作步骤按照标准流程进行。引入 SPC 技术对质量数据进行统计分析，对影响质量的关键因素进行严格管理和控制。按照 ISO/IEC 17025 标准体系规范实验室业务流程，提升实验室管理水平，改善客户服务质量，从而建立一个快速、高效、安全的质量信息分析与共享平台。

三、生物医药类实验室信息管理系统

LabBuilder LIMS 是一个集分析、质控与实验室综合管理一体化、模块化信息系统，既能满足以样品为中心、客户服务或科学研究为目的开放式管理需求，又能满足流程制造企业对生产全过程质量监测和质检部门的信息集成和管理。LabBuilder LIMS 集成了实验室各管理要素，包括数据、人员、仪器、试剂、文件、标准、客户、服务、质量等，实现从样品采集到分析结论的全过程监测，实时了解实验室检测任务完成状况，并及时处理异常情况，跟踪了解工作人员的工作痕迹，做到有据可查，严格确保每一个工作步骤按照标准流程进行，每一个检测任务符合质量规范完成；对影响检测数据和质量的关键因素进行严格管理和控制，使之符合实验室标准化管理规范要求，达到提高实验室分析检测水平、确保检测数据准确可靠、提高设备利用率、控制和降低实验成本、完善实验室质量管理体系之目的。

LabBuilder LIMS 于 2000 年正式进入市场，至今已在国内多个行业几百家企业中运行，涉及的领域包括石油化工、环境监测、制药、自来水、精细化工、地质勘探、航天、冶金、军工、医疗等。目前为用户提供的是第四代产品，是一套完整的、成熟可靠的实验室自动化管理应用系统，符合 ISO 9000、ISO/IEC 17025、GAP、GLP、GMP、FDA 等标准规范。该系统的基本信息管理内容包括以下几点。

1. 检测业务流程管理　以样品检测过程为主线，包括任务登记与评审、任务下达、采样、样品分配、数据输入、数据审核、报告编制与签发等全过程，以满足不同行业实验室的实际需求，具备优秀的灵活性和通用性。

2. 检测数据管理　包括数据查询、数据统计、质量波动统计、合格率统计、工作量及检测费用统计等内容，可根据委托客户的要求自动生成。

3. 质量管理　包括质控样管理、质量控制图形生成、数据溯源与审计、新方法确认流程管理、质量评审管理、抱怨处理、不符合处理、质量异常处理等内容。

4. 资源管理　按照 ISO/IEC 17025 规范对人员、设备、物资、文件、技术、环境等影响检验数据和质量的关键因素进行严格管理，使之符合 GLP 管理规范。

5. 系统管理　主要包括基础信息维护、安全管理、备份归档与自动化仪器集成。

第三节　实验室信息安全管理

一、实验室信息安全问题的背景与技术根源

互联网技术的迅速发展是 21 世纪的一个伟大成就，但信息安全问题的技术根源便主要在于传统 Internet 的不足之处。因特网是一组使用 TCP/IP 作为共同协议的网络，其中的每台计算机既可独立运行，又可通过传输媒介共享其他电脑资源。但是，传统的网络协议和设计并未过多地着眼于安全问题，在网络信息安全方面存在诸多危险。随着信息化进程的全球性展开，信息安全状况日益恶化。信息技术的发展与广泛应用，促进了信息安全范围的不断延伸；从初始阶段的信息保密性，发展到信息的完整性、可用性和可控性，进而又发展为"攻击、防范、检测、控制、管理、评估"等多方面的基础理论和实施技术。

信息安全是综合数学、物理、通信和计算机等学科的一个交叉领域。现代信息系统中信息安全的核心问题是密码理论及其应用，主要包括：①密码理论与技术。包括基于数学的密码理论与技术（公钥密码、分组密码、序列密码、认证码、数字签名、身份识别等）和非数学的密码理论与技术（信息隐形，量子密码，基于生物特征的识别理论与

技术）。②安全协议理论与技术。③信息对抗理论与技术。如黑客防范体系，信息伪装理论与技术，信息分析与监控，入侵检测原理与技术，应急响应系统，计算机病毒与计算机人工免疫系统等。

网络信息安全是个永无止境的话题，会不断地出现新问题、新思想，也会有越来越多的解决方案。虽然信息安全技术发展迅速，但没有一种解决方案能完全彻底地防御所有危害信息安全攻击。要寻求一种适合的方法，解决好矛与盾的关系，这就需要不断地吸取新技术，掌握新方法。互联网的开放性和固有的脆弱性，使国家安全、公共利益、个人权利在网络信息活动中受到来自各个方面的攻击。我们要在技术允许的情况之下保持网络信息的适度安全。我国的网络信息安全技术产品的研究和开发还处于初级阶段，这就需要不断地去尝试、去实践，找出适合我国国情的网络信息安全体制、方法和措施。

依托于校园网的实验室信息管理平台是数字化校园建设的一个重要组成部分，因系统平台信息资源的可远程访问性，必须加强实验室信息管理平台安全性的研究。造成实验室网络信息不安全的原因很多，主要包括以下几点。

1. 硬件因素　网络服务器是整个网络系统安全性的关键。但实验室服务器品种繁多，使得网络系统安全性存在隐患。硬盘和硬盘驱动器是计算机存储的关键部件，但硬盘极易因振动或冲击而引起盘头相撞或盘片划伤，造成数据丢失。

2. 软件因素　包括操作平台和应用软件等方面的因素。无论是 UNIX、Linux、Windows NT 等网络操作系统，还是 Internet Explorer、Outlook 等应用软件，都存在着或多或少的安全漏洞，容易遭到计算机病毒或人为因素的破坏。

3. 病毒破坏　计算机病毒入侵会给实验室网络系统带来一系列安全问题，如数据丢失、丧失保密性、不能访问以及系统瘫痪等。在盗版软件、网站网页、电子邮件、不明文件中，往往含有致命的病毒。它们可以多种方式侵入计算机网络，并不断繁殖，然后扩散到实验室内部网的计算机。

4. 人为因素　在实验过程中，由于安全意识薄弱，在使用计算机时，往往忽略和不善于对电脑进行安全维护，造成校园网络的安全隐患。

5. 内部因素　网络技术管理人员由于本身技术能力的限制或疏忽等原因，对网络设定与监管不力，也会造成网络系统的安全隐患。

二、实验室信息安全的主要挑战

实验室管理与开放信息的网络化平台，是实验室对校内外开放、交流的窗口，集成了设备查询、资源介绍、信息发布和反馈留言等模块。目前国内实验室或实验中心经常拥有数十到数百台计算机，加上集线器、交换机和路由器，构成中等规模的实验室局域网。这一系统能够在提高工作效率、合理配置资源、淡化人工操作、实现资源共享的基础上，提升管理水平，改善决策支持，对教学、科研做出及时响应，为广大师生提供便利的工作、学习和交流的空间。但同其他局域网一样，实验室网络信息也包含多种潜在安全隐患，主要包括以下几点。

（一）网络安全

主要针对链路层和网络层。目前这类攻击和欺骗工具已经非常成熟和易于操作。如使用一些黑客的工具对网络进行扫描和嗅探，获取管理帐户和密码；在网络中安插木马，窃取机密文件。攻击和欺骗过程往往比较隐蔽和安静，但对于信息安全要求高的实验室网危害也是极大的。而来自木马、蠕虫等病毒的攻击，会带来网络流量加大，设备 CPU 利用率过高，乃至网络瘫痪。

1. 网络监听 网络监听技术本来是提供给网络安全管理人员的工具，用来监视网络状态、数据流动情况及传输信息等。网络监听可以在网上的任何一个位置实施，如局域网中的一台主机、网关上或远程网的调制解调器之间等。

2. MAC/CAM 攻击 攻击者利用工具产生欺骗 MAC，快速填满 CAM 表，以广播方式处理通过交换机的报文，然后利用各种嗅探攻击获取网络信息。

3. DHCP 攻击 采用 DHCP server 可以自动为用户设置网络 IP 地址、掩码、网关、DNS、WINS 等网络参数，简化了用户网络设置，提高了管理效率。但是黑客利用冒充的 DHCP 服务器，为用户分配一个经过修改的 DNS Server，在用户毫无察觉的情况下被引导到预先配置好的假网站，骗取用户帐户和密码。

4. ARP 欺骗 如果黑客想探听两台主机之间的通信，他会分别给这两台主机发送一个 ARP 应答包，让两台主机都误认为对方的 MAC 地址是黑客所在的主机。这样，双方看似"直接"的通信连接，实际上都是通过黑客所在的主机间接进行的。黑客一方面得到了想要的通信内容，另一方面可以更改数据包信息。

5. SLP 欺骗 IP 地址欺骗攻击者可以人工修改某个地址或执行地址欺骗，模仿合法地址，在放置一个系统后门后，进行非授权操作。

6. 网络协议的安全隐患 一般实验室网络内同时运行多种网络协议，而这些网络协议并非专为安全通讯而设计，防火墙产品自身存在安全隐患，TCP/IP 协议族软件本身缺乏安全性，造成实验室网络系统存在操作系统的安全性。此外，来自用户的安全威胁，缺乏有效监视评估网络手段等，可加重与诱发该类隐患。

（二）计算机与信息安全

1. 计算机病毒 几乎所有单位都不同程度地遭受过病毒的侵袭。目前全球已发现 2 万余种病毒样本，并且以每月新增 300 多种的速度继续破坏着网络和单机上宝贵的信息资源，给许多用户带来了无法估量和弥补的损失。具体危害包括：抢占系统资源，使系统运行极为缓慢；收集用户信息发送到网络上；为攻击者进入计算机打开后门；隐藏或删除用户信息，进行敲诈；接收攻击者的指令，完成攻击者想做的一切事情。

2. 非法访问和破坏 非法访问和破坏又称黑客攻击，是计算机安全的主要威胁之一。黑客活动几乎覆盖了所有的操作系统。黑客攻击比病毒破坏更具目的性，因而也更具危害性。Yahoo、Amazon 等国际著名网站被黑事件早已不是新闻。据统计，全球平均每 20 秒就有一个网站遭到 26 名黑客攻击。

3. 网络犯罪 在美国每年因计算机犯罪所造成的直接经济损失就达 150 亿美元，有近 80% 的公司网络至少每周要被大规模入侵 1 次。同时，随着网络规模的不断扩大，复杂性不断增加，异构性不断提高，用户对网络性能要求的不断提高，网络安全管理也逐步成为网络技术发展中一个极为关键的任务。

4. 人为泄密 相关统计表明，内部人员犯罪占计算机犯罪总量的 70% 以上，体现出"危害大、难抵御、难发现"等特点。一般说来，各机构的信息安全保护措施大多是"防外不防内"；很多公司赖以保障其安全的防火墙，对内部人员形同虚设。内部人员最容易接触敏感信息，危害的往往是机构的核心数据、资源。此外，内部人员对一个机构的人员、运作与管理模式等情况非常熟悉，导致他们行动时不易被发觉。因此，防范实验室内部人员泄密值得更加重视。

三、信息安全管理的原则、思路和实现方法

（一）信息安全管理的基本原则

实验室信息安全实施应遵循以下设计原则进行。

1. 网络信息安全的木桶原则　所有环节的整体性安全。

2. 积极预防原则　预防为主，防控结合。

3. 适度安全原则　有限投入，适度保护。

4. 易操作性原则　注重操作的标准化与一致性。

5. 技术与管理相结合原则　谁主管，谁负责。

6. 分步实施原则　结合实际，动态投入。

7. 等级性原则　核心信息重点保护。

8. 安全体系的设计原则　分散控制，集中管理，优势互补。

（二）实验室信息安全管理的主要目标

实验室信息安全管理的目标，就是要保证实验室内的各种系统、重要信息和资源不被非法用户进入、泄露、越权使用和篡改。实验室计算机信息网中的安全问题贯穿于信息的使用、处理、存储、传输全过程，任何一个环节的疏忽都有可能造成信息泄密。构建实验室计算机信息网安全体系时不应回避其存在的各种安全隐患，也不要片面地强调某一方面的安全，而应综合性地构建实验室计算机信息网的安全体系。具体目标如下。

1. 物理环境的安全性　保证计算机信息系统各种设备的物理安全是保障整个实验室安全的前提。该层次的安全包括通信线路安全、物理设备安全，机房安全、电力供应安全等。通常采用物理隔离技术和网络分段技术实现。

2. 操作系统的安全性　网络内使用的操作系统的安全性，主要体现在三方面：一是操作系统本身的缺陷带来的不安全因素，包括身份认证、访问控制、系统漏洞等；二是对操作系统的安全配置问题；三是病毒等对操作系统的威胁。

3. 链路层的安全性　链路层的网络安全需要保证通过网络链路传送的数据不被窃听。主要采用划分 VLAN（局域网）、加密通讯（远程网）等手段。

4. 网络层的安全性　主要体现在网络层身份认证、网络资源访问控制、数据传输安全、远程接入安全、域名系统安全、路由系统安全、网络设施防病毒等。

5. 应用层的安全性　主要由提供服务所采用的应用软件和数据的安全性产生。包括实验软件的安全性、通讯内容安全性、实验数据的安全性等。

6. 管理的安全性　安全管理包括安全技术和设备的管理、安全管理制度、部门与人员的组织规则等。实现网络安全，不仅要靠先进的技术，而且要靠严格的管理和威严的法律；三者的关系如同安全平台的三根支柱，缺一不可。

（三）实验室安全的系统实现

实验室安全体系是一个多维、多层次、多目标的体系。其终极目标是在任何地方、任何时候和任何状态下，都能保障信息的完整性、可用性、可控性和可靠性。在制定实验室安全体系解决方案时，应充分权衡安全、成本、效率之关系，既保证整个实验室系统"足够"的安全，又有效地坚持安全的"适度"。因此，实验室网络信息安全必须基于系统安全防护而实现。主要包括以下几点。

1. 物理安全管理　保护计算机网络设施以及其他媒体免遭地震、水灾、火灾等环境事故破坏，免遭人为操作失误或错误以及计算机犯罪行为而导致的破坏。

2. 信息安全管理　通过计算机、网络和密码技术，保护信息在传输、交换和存储过程中的机密性、完整性和真实性。具体而言，可根据数据的重要程度进行双分区、双硬盘或双机热备份，能在灾难来临时确保重要数据的恢复；使用带有网络认证功能的加密软件，加密后存储到网络服务器；软件每次运行时通过网络核对用户认证信息和计算机物理特征，并据此给该用户授权，一旦计算机脱离实验室网络，软件自动停止运行。这就实现了对文件进行强制自动加密，使文件限定在实验室网内部流通，在实验室网以外的计算机上打不开。

3. 网络系统安全管理　包括网络运行系统安全、网络系统信息安全、网络信息传播安全。旨在保护网络系统的软硬件及其系统中的数据不遭到破坏、更改、泄露，网络系统连续、可靠、正常地运行。一般而言，内网的安全主要是权限管理，需要对系统角色进行划分，不同角色级别具有不同权限；外网安全主要是防止来自互联网的越权访问、病毒入侵、恶意攻击等，这需要采取逻辑隔离、病毒防范以及入侵检测、访问控制等安全措施。此外，实验室网络对安全性有着较高要求，一般需要采用物理隔离或二层逻辑隔离内网与外网之间的通信。

4. 计算机病毒防范　通过提高计算机病毒防范意识，制定安全策略，做好数据备份等措施，加以防范。可通过网关防病毒、群件防病毒、服务器防毒、终端 PC 防毒等环节，部署一个多维的防病毒系统，杜绝病毒的入侵。

5. 人员教育与管理　网络信息系统的安全管理最根本的是实验室全体参与人员的安全教育。采用多人负责、任期有限、职责明确等 3 个原则，加强安全管理。

（四）实验室安全的日常管理措施

造成各种网络安全事件的原因包括技术因素、管理因素以及安全架构设计上的疏漏等问题。实验室安全的日常管理，可参考如下措施进行。

1. 安装防火墙（Firewall）　防火墙是一种高性价比的网络安全保障技术，有边界式防火墙、主机防火墙、分布式防火墙、智能动态防火墙等。建立防火墙，可以禁止 NIS、NFS 服务通过，通过过滤不安全的服务，极大地提高网络安全和减少子网中主机的风险。Firewall 允许外部访问特定的 Mail Server 和 webServer，提供对系统的访问控制。Firewall 定义的安全规则可以运用于整个内部网络系统，对企业内部网实现集中的安全管理。Firewall 可以记录和统计通过 Firewall 的网络通讯，记录和统计网络利用数据以及非法使用数据，并来判断可能的攻击和探测。因此，防火墙具有堵塞网络安全漏洞、实现集中式或分布式管理、提供完善的日志记录、保护网络安全等功能。

2. 防黑防毒并重　杀毒进程必须设置为实时启动，并不断更新升级病毒库，如现在的"08 蠕虫"等病毒不仅会执行传统的破坏，而且会将黑客的入侵代码加入到自身的攻击程序中，更主动地攻击系统。要定期备份重要数据、硬盘分区表、系统注册表及 INI 系统文件，做好备份不仅可对付病毒，也能减少黑客造成的损害。防病毒应该具有系统性与主动性的特点，能够实现全方位和多级防护。由于病毒在网络中存储方式各异、传播途径多样，所以在构建网络防病毒系统时，应利用全方位的企业防病毒产品，实施集中控制、以防为主、防杀结合的策略。具体而言，就是针对网络中所有可能的病毒攻击设置对应的防毒软件，通过全方位、多层次的防毒系统配置，使网络没有薄弱环节成为病毒入侵的缺口。

3. 定期扫描并修复漏洞　对一个网络系统而言，存在安全隐患是黑客攻击得手的重要原因。目前，网络系统在硬件、软件、协议的具体实现或系统安全策略方面都可能存在安全漏洞。及时检测出系统的安全漏洞是至关重要的。安全扫描是增强系统安全性的重要措施之一，它能够有效地预先评估和分析系统中的安全问题。漏洞扫描系统是用来自动检测远程或本地主机安全漏洞的程序，按功能可分为操作系统漏洞扫描、网络漏洞扫描和数据库漏洞扫描。网络漏洞扫描系统是指通过网络远程检测目标网络和主机系统漏洞的程序，它对网络系统进行安全漏洞检测和分析，从而发现可能被入侵者非法利用的漏洞。定期对网络系统进行漏洞扫描，可以主动发现安全问题并立即进行有效防护。

4. 内部非法活动的防范措施　包括网络安全身份认证，访问控制决定了用户可以访问的网络范围、使用的协议和端口，可以访问系统的何种资源以及如何使用这些资源。流量监测技术主要有基于 SNMP 的流量监测和基于 Netflow 的流量监测。处理异常流量最直接的办法是切断异常流量源设备的物理连接，也可以采用访问控制列表进行包过滤或在路由器上进行流量限定的方法控制异常流量。

5. 防范邮件炸弹　对可提供远程教学服务的实验室来说，既要在服务器上对接收的电邮设定基于用户、域名或邮件内容的安全策略，防范自身遭受 Dos 或 Ddos 型攻击，也须对邮件的自动转发、群发等功能要严格限制，防止成为黑客进行邮件攻击的帮凶，对允许执行上传的程序和进程，必须进行严格的安全检测和跟踪。

6. 使用入侵检测（IDS）技术　因为入侵者可寻找防火墙背后可能敞开的后门，而防火墙通常不能提供实时的入侵检测能力，故仅使用防火墙的网络安全还远远不够。入侵检测系统是近年出现的新型网络安全技术，目的是提供实时的入侵检测及采取相应的防护手段。实时入侵检测能力之所以重要，在于它能够对付来自内部网络的攻击，能够缩短黑客入侵的时间。入侵检测是防火墙的合理补充，帮助系统对付网络攻击，扩展了系统管理员的安全管理能力。

7. 应用安全扫描技术　安全扫描工具源于黑客入侵网络时采用的工具，商品化的安全扫描工具为网络安全漏洞的发现提供了强大的支持。实验室网络安全扫描技术与防火墙、入侵监测系统互相配合，能够提供很高安全性的网络。通过对网络的扫描，实验室网络管理员可以了解网络的安全配置和运行的应用服务，及时发现安全漏洞，客观评估网络风险等级。

8. 网络管理和审计　网络监控和安全维护工具是在已运行的网络系统上叠加部分计算机网络资源，在不影响系统正常运行和不改变系统内核的情况下，完成系统运行情况数据的采集、系统故障预警和告警、审计、部分调整工作的实施并提供分析数据和部分参考解决方案等项功能。

9. 关闭不必要的端口　网络系统有许多默认开放的端口，但并不为实验室教学科研系统所必需。而系统开放的服务越多，存在漏洞的概率就越大；网管员应关闭不用的端口，既可减少安全隐患又可增加系统的运行效率。

10. 完善制度、严格管理　管理是系统安全的重要保证。要保障系统稳健运行和信息安全，应建立健全安全保密管理制度、配备系统管理人员、增强人员安全保密意识、加强网络信息技术防范建设等方面入手。

小结

信息化是代表着先进生产力的社会发展大趋势。借助飞速发展的信息技术实现高校实验室信息化管理，充分发挥高校实验室相关资源优势，对创建智能驱动型、资源节约型社会具有重要意义。但传统实验室信息管理与使用，存在信息共享开发少、储存与利用效率差、重复与出错率高、动态跟踪难、审核控制弱、管理效率低等问题。实验室信息化建设内容包括信息化平台、资源和人才培养三个方面，重点突出实验室信息管理模式、数字实验室和虚拟实验室等特色，为培养师生信息素养、提高教学科研效率发挥日益重要的作用。条件成熟的实验系统可引入较为成熟的 LIMS，提升实验室人、事、物、经费等全方位管理与利用水平。

信息安全是个永无止境的话题。因实验室平台信息资源的开发性，必须加强实验室信息管理平台安全性的研究。造成实验室网络信息不安全的原因包括硬件因素、软件因素、病毒破坏、人为因素、内部因素等方面。实验室信息安全管理应遵循整体性安全原则、积极预防原则、适度安全原则、易操作性原则，努力构建多维度、多层次、多目标的实验室安全体系，保障实验室相关信息的完整性、可用性、可控性和可靠性。

◄ 复习思考题 ►

1. 高校实验室信息建设存在的主要问题有哪些？
2. 实验室信息建设的基本内容是什么？
3. 试述实验室信息安全的日常管理措施主要内容。
4. 说明实验室信息安全管理的基本原则。
5. 简述实验室网络信息安全的隐患及消除措施。

（丁维俊）

第八章 ▶ 实验室资质认定与实验室认可

要点导航

1. 掌握计量认证、审查认可与实验室认可三者的异同点。
2. 熟悉实验室资质认定与实验室认可的作用。
3. 了解实验室资质认定与实验室认可的技术审评流程。

在实验室资质认定与认可活动中，"实验室"一词指的是从事检测或校准的机构。检测实验室是指按照程序确定合格评定对象的机构；校准实验室是指在规定条件下，确定测量仪器所指示的量值，或实物量具所代表的值，与对应的由标准所复现的量值之间关系的机构。

作为食品药品监督管理部门设置的药品检验机构，承担着辖区范围内药品质量的监督检验工作。这种监督检验与药品生产检验、药品验收检验的性质不同。药品监督检验具有第三方检验的公正性，因为它不涉及买卖双方的经济利益，不以盈利为目的。是代表国家对研制、生产、经营、使用的药品质量进行的检验，具有比生产或验收检验更高的权威性，在法律上具有更强的仲裁性。

各级药品检验机构通过对其实验室进行资质认定和实验室认可，可以规范药品检验的工作行为，提高检验工作的质量；同时使我国药品检验实验室的管理水平和检测能力向国际通行规则接轨，使其具备向用户、社会及药品行政监督提供公正、科学的技术支撑与保障。

第一节　实验室资质认定

一、概念

实验室资质，是指向社会出具具有证明作用的数据和结果的实验室应当具有的基本条件和能力。如药品检验机构出具的药品检验报告书。实验室认定，是指国家认证认可监督管理委员会和各省、自治区、直辖市人民政府质量技术监督部门对实验室和检查机构的基本条件和能力是否符合法律、行政法规规定以及相关技术规范或者标准实施的评价和承认活动。其本质属于行政许可范畴。

资质认定的形式包括计量认证（China Metrology Accreditation，CMA）和审查认可（China Accredited Laboratory，CAL）两种。

（一）计量认证（CMA）

《中华人民共和国计量法》中规定：为社会提供公证数据的产品质量检验机构，必须经省级以上人民政府计量行政部门对其计量检定、测试能力和可靠性考核合格，这种考核称为计量认证。计量认证是我国通过计量立法，对为社会出具公证数据的检验机构（实验室）进行强制考核的一种手段，也可以说是具有中国特点的政府对第三方实验室的行政许可。经计量认证合格的产品质量检验机构所提供的数据，用于贸易出证、产品质量评价、成果鉴定作为公证数据，具有法律效力。因此，各级药品检验机构必须通过计量认证。否则，其出具的药品检验报告不具备法律效力。

计量认证分为"国家级"和"省级"两级，按国家和省两级由国家质量监督检验检疫总局或省技术监督主管部门分别监督管理。

取得计量认证合格证书的药品检验机构，可按证书上所限定的检验项目，在其药品检验报告上使用计量认证标志，标志由 CMA 三个英文字母形成的图形和检验机构计量认证书编号两部分组成。CMA 分别由英文 China Metrology Accreditation 三个词的第一个大写字母组成，意为"中国计量认证"。如图 8 - 1（a）、（b）。

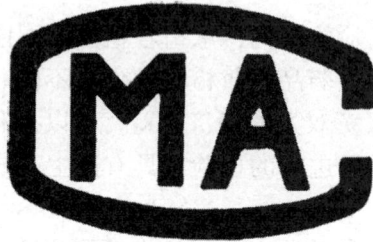

（a）中国计量认证标识　　　　　　（b）计量认证证书

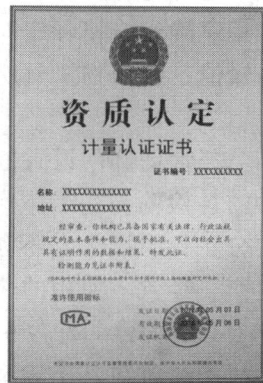

图 8 - 1　计量认证

（二）审查认可（CAL）

指由政府质量管理部门如国家认监委和地方质检部门依据有关法律、行政法规的规定，对依法设置或授权承担产品质量检验任务的质检机构设立条件、界定任务范围、检验能力考核、最终授权（验收）的强制性管理手段。审查认可仅包括对技术监督系统内的质检机构的考核，和对非技术监督局系统的质检机构的授权（如国家质检中心、省级产品专业产品质量监督检验站）两个方面。因此，药品检验机构不必参加这种形式的资质认定。

取得审查认可证书的产品质量检验机构，可按证书上所限定的检验项目，在其产品检验报告上使用审查认可标志，标志由 CAL 三个英文字母组成的图形和检验机构计量认证书编号两部分组成。CAL 分别由英文 China Accredited Laboratory 三个词的第一个大写字母组成，意为"中国考核合格检验实验室"。如图 8 - 2（a）、（b）。

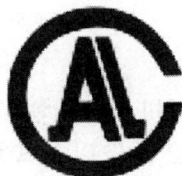

(a) 中国考核合格检验实验室标识　　　　(b) 审查认可证书

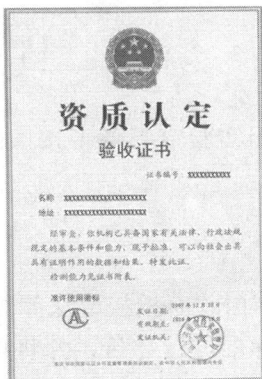

图 8 - 2　审查认可

二、法律地位

《中华人民共和国计量法》第 22 条规定"为社会提供公证数据的产品质量检验机构，必须经省级以上人民政府计量行政部门对其计量检定、测试的能力和可靠性考核合格。"表明这项工作是强制性的政府监督行为。所有向社会出具公证性检测报告的质量检测机构必须获得"计量认证"资质，未取得计量认证合格证书的，不得出具公证性检测报告。否则构成违法。

《实验室和检查机构资质认定管理办法》第三条规定，在中华人民共和国境内，从事向社会出具具有证明作用的数据和结果的实验室和检查机构以及对其实施的资质认定活动应当遵守本办法。

《实验室和检查机构资质认定管理办法》第七条规定，从事下列活动的机构应当通过资质认定：

1. 为行政机关作出的行政决定提供具有证明作用的数据和结果的；
2. 为司法机关作出的裁决提供具有证明作用的数据和结果的；
3. 为仲裁机构作出的仲裁决定提供具有证明作用的数据和结果的；
4. 为社会公益活动提供具有证明作用的数据和结果的；
5. 为经济或者贸易关系人提供具有证明作用的数据和结果的；
6. 其他法定需要通过资质认定的。

三、资质认定的作用

通过资质认定，可为药品监督管理部门打击假冒伪劣药品提供了有力的技术保障；为审判机关裁决因药品质量引发的案件提供了准确的技术依据；为药品交易双方提供了公证的检验结果；为药品生产出具科学、准确、可靠的检测数据。

四、资质认定的年限

资质认定证书有效期为 3 年。

第二节　实验室认可

实验室认可表明实验室具备了按国际认可准则开展检测和（或）校准服务的技术能力。

一、概念

实验室认可是指由政府授权或法律规定的一个权威机构，对实验室的管理能力和技术能力按照约定的标准进行评价，并将评价结果向社会公告以正式承认其能力的活动。我国认可机构是中国实验室国家评定委员会（简称 CNAS），是亚太实验室认可合作组织（简称 APLAC）和国际实验室认可合作组织（ILAC）正式成员。通过认可的实验室出具的检测报告可以加盖 CNAS 和 ILAC 印章，所出具的数据国际互认。

二、实验室认可的作用

1. 向社会各界证明获准认可实验室（如提供药品质量检验和测试服务的实验室）的体系和技术能力满足实验室用户的需要。

2. 促进实验室提高内部管理水平、技术能力、服务质量和服务水平，增强竞争能力，使其能公正、科学和准确地为社会提供高信誉的服务。

3. 消除实验室用户（第二方）对实验室进行的重复评审或认可。

4. 国与国之间的实验室认可机构签订相互承认协议（双边或多边互认）来达到对认可的实验室出具证书或报告的相互承认，以此减少重复检验，消除贸易技术壁垒，促进国际贸易。

5. 可在认可的范围内使用国家实验室认可标志"CNAS"（中国实验室国家认可委员会）和国际互认联合标志"ILAC"（国际实验室认可合作组织）。

三、国内外主要实验室认可机构

1. 中国合格评定国家认可委员会（China National Accreditation Service for Conformity Assessment，CNAS）　2006 年，中国合格评定国家认可委员会正式成立。它是由国家认证认可监督管理委员会批准设立并授权的国家认可机构，统一负责对认证机构、实验室和检查机构等相关机构的认可工作。它是在原中国认证机构国家认可委员会（China National Accreditation Board，CNAB）和中国实验室国家认可委员会（China National Accreditation Board For Laboratories，CNAL）基础上合并重组而成的。

截至 2013 年 10 月 31 日，CNAS 已认可了 6073 家机构，其中获准认可的检测和校准实验室 5478 家，检查机构 373 家，能力验证提供者 27 家。包括医学实验室 137 家，生物安全实验室 53 家，标准物质生产者 8 家。大部分药品检验机构的实验室均已通过 CNAS 认可。

获准国家认可的实验室，可其产品检验报告上使用实验室认可标志，标志由 CNAS 四个英文字母组成的图形和证书编号两部分组成。如图 8 - 3（a）、（b）。

2. 澳大利亚实验室认可组织（National Association of Testing Authorities，NATA）　世界上第一个实验室认可组织是澳大利亚在 1947 年成立的国家检测机构协会，NATA 的建

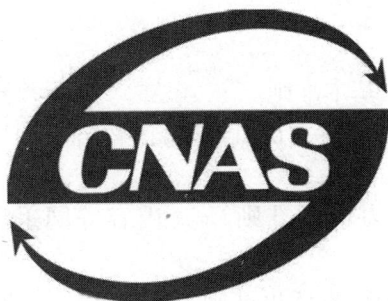

（a）实验室认可标识　　　　　　（b）实验室认可证书

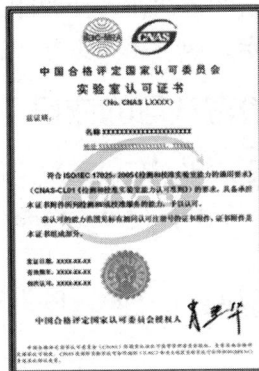

图 8 - 3　实验室认可

立得到了澳大利亚联邦政府、专业研究所和工业界的支持。目前 NATA 已认可了 3000 多家实验室，为其服务的具有资格的评审员约 2500 人。

3. 国际实验室认可合作组织（International Laboratory Accreditation Cooperation，ILAC）　在各个国家纷纷建立实验室认可制度，以保证和提高实验室的技术能力和管理水平并促进贸易发展的同时，国家之间实验室认可机构的协调问题引起了关注。如果每个国家实验室认可制度中的认可依据、认可程序各不相同，那么认可的结果就没有可比性，对实验室检测结果的承认和接受也只能限于认可其能力的认可组织所在的国家或地区内部，贸易中的重复检测也就不可避免。这样，认可活动不但不能促进国际贸易，反而形成了新的技术性贸易壁垒，这也背离了建立实验室认可制度、开展实验室认可活动的初衷。在这种背景下，以协调各国认可机构的运作并以促进对获得认可的实验室检测和校准结果相互承认为主要目的的国际和区域实验室认可合作机构就应运而生。

1996 年在荷兰阿姆斯特丹举行的第十四届国际实验室认可会议上，成立了国际实验室认可合作组织（ILAC）。ILAC 向所有国家开放，并专门设立了"联络委员会"，以负责与其他国际组织，认可机构和对认可感兴趣的组织的联络合作。ILAC 设立常设秘书处（由澳大利亚的 NATA 承担秘书处日常工作），包括原中国实验室国家认可委员会（CNAL）和原中国国家进出口商品检验实验室认可委员会（China Entry - Exit Inspection and Quarantine Laboratory Accreditation Committee，CCIBLAC）在内的 44 个实验室认可机构签署了正式成立"国际实验室认可合作组织"的谅解备忘录（Memorandum of Understanding，MOU），这些机构成为 ILAC 的第一批正式全权成员。

四、实验室认可的对象

实验室认可是一种自愿行为，任何愿意获得中国国家认可的第一方、第二方和第三方实验室均可申请认可。因此，不仅各级药品检验机构可以申请认可，任何第一方，如药品生产企业的质量检验部门，第二方，如药品经营企业的质量验收部门及第三方，如医药院校的分析测试中心均可申请实验室认可。

五、实施实验室认可原则

实验室自愿申请认可，认可机构组织专家进行评审，应具备以下条件：具有明确的法律地位，具备承担法律责任的能力；符合 CNAS 颁布的认可准则；遵守 CNAS 认可规范文件的有关规定，履行相关义务；符合有关法律法规的规定。

六、实验室认可的依据

CNAS 开展实验室认可活动主要依据以下基本准则。

1. CNAS – CL01：2006《检测和校准实验室能力认可准则》（内容等同采用 ISO、IEC 17025：2005）

2. CNAS – CL02：2006《医学实验室能力认可准则》（内容等同采用 ISO 15189：2007）

3. CNAS – CL03：2006《能力验证计划提供者认可准则》（内容等同采用 ILAC G13：2000）

4. CNAS – CL04：2006《标准物质、标准样品生产者能力认可准则》（内容等同采用 ISO 34：2000 和 ISO、IEC 25：2005）

以及在以上基本认可准则的基础上，还针对某些技术领域的特定情况制定了一系列应用指南和应用说明。

七、实验室认可的年限

认可证书有效期为 5 年。

表 8 – 1　计量认证、审查认可与实验室认可三者的区别

	计量认证	审查认可	实验室认可
目的	管理水平和技术能力评定	管理水平和技术能力评定	管理水平和技术能力评定
法律依据	《计量法》22 条	《标准化法》19 条，《产品质量法》19 条	GB/T27025 – 2008（等同采用 ISO、IEC17025：2005）
评审依据	《实验室资质认定评审准则》（修改采用 ISO、IEC 17025：2005）	《实验室资质认定评审准则》（修改采用 ISO、IEC 17025：2005）	CNAS、CL01：2006《检测和校准实验室能力认可准则》（等同采用 ISO、IEC 17025：2005）
性质	强制	强制	自愿
评审对象	向社会出具公证数据的第三方检测、校准实验室	由质量技术监督部门依法设置或授权的质检机构	社会各界第一、二、三方检测、校准实验室
类型	国家和省两级认定	国家和省两级认定	国家实验室认可
实施机构	省级以上质量监督部门及国家计量认证行业评审组	省级以上质量监督部门及国家计量认证行业评审组	中国合格评定国家认可委员会（CNAS）
考核内容	《实验室资质认定评审准则》（19 个要素）	《实验室资质认定评审准则》（19 个要素）	《检测和校准实验室能力认可准则》（25 个要素）
考核结果	发证书，使用 CMA 标志	发证书，使用 CAL 标志	发证书，使用 CNAS 标志
证书有效期	3 年	3 年	5 年
使用范围及特点	在通用认定的范围内，可提供公正数据，国内通用	仅包括对技术监督系统内的质检机构的考核，和对非技术监督局系统的质检机构的授权国内通用	国际通常做法，CNAS 已与亚太地区实验室认可和国际实验室认可合作组织签订了互认协议（APLAC – MRA）。但不能取代资质认定

第三节 技术评审流程与要素

2004 年 11 月，国家认监委下发了《关于同时申请计量认证和实验室认可的实验室填写一套申请书的通知》（国认实函〔2004〕249 号），对于同时申请资质认定（计量认证、审查认可）和实验室认可的，国家鼓励其同时进行评审，通过后分别发证。故本节将实验室资质认定和实验室认可的技术审评流程一并介绍。

一、技术评审的种类

1. 首次评审 对未获得资质认定、实验室认可证书的实验室，在建立和运行管理体系后的评审。

2. 复查评审 已获得资质认定、实验室认可证书的实验室，在证书有效期到期前 6 个月申请办理复查评审。

3. 监督评审 对已获得资质认定、实验室认可证书的实验室，在证书有效期内，按发证机关规定的计划和指定的内容，对其是否持续符合发证条件的检查性评审。

4. 扩项评审 对已获得资质认定、实验室认可证书的实验室，在证书有效期内增加检测能力的，办理扩项评审。

5. 标准变更评审 对已获得资质认定、实验室认可证书的实验室，在证书有效期内，已经批准获证的检测标准发生变更时的评审。

6. 授权签字人变更评审 对已获得资质认定、实验室认可证书的实验室，在证书有效期内检测能力无变化，发生授权签字人变更的评审。

7. 名称变更评审 对已获得资质认定、实验室认可证书的实验室，在证书有效期内检测能力无变化，只有实验室名称变更的评审。

8. 组织变更评审 对已获得资质认定、实验室认可证书的实验室，在证书有效期内检测能力无变化，只有实验室法律地位、管理体制、隶属关系、法人代表、技术主管变更的审评。

二、技术审评的一般流程

见图 8 - 4。

三、实验室资质认定、认可评审要素

《实验室资质认定评审准则》是根据《中华人民共和国计量法》、《中华人民共和国标准化法》、《中华人民共和国产品质量法》、《中华人民共和国认证认可条例》等有关法律、法规的规定，结合我国实验室的实际状况、国内外实验室管理经验和我国实验室评审工作的经验，由国家认监委组织制订的，颁发给各省、自治区、直辖市质量技术监督部门。是对实验室实施审评时所依据的规范文件。

该部分具体内容参见本书第三章。

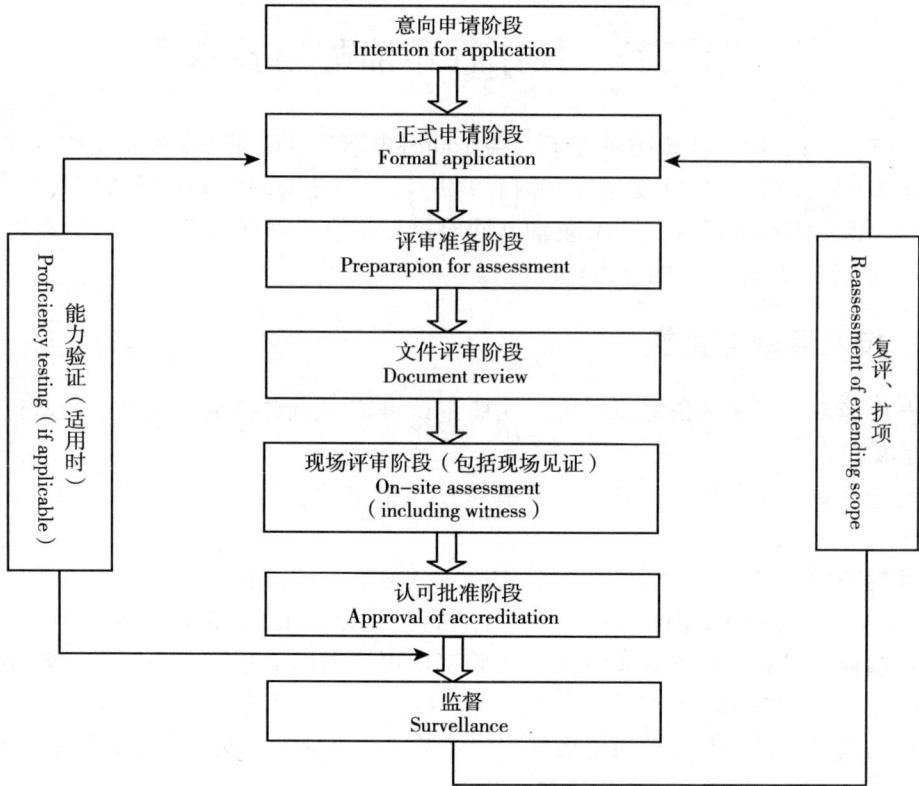

图 8-4 医学实验室资质认定和医学实验室认可流程图

小结

　　积极推进实验室技术进步，提升其管理水平并实施有效监督是实验室管理工作的主要内容。而对各类实验室的监管既要符合《行政许可法》和相关法律法规的规定，又必须向国际通行规则靠拢。因此，本章重点讲解了计量认证、审查认可与实验室认可三者的概念及其作用，归纳比较了三者间的异同点；介绍了技术审评的流程及评审准则的要素。

（王继森　张小梅）

要点导航

1. 掌握良好实验室规范定义、范围和意义。
2. 掌握药物非临床研究质量管理规范要求和运行过程。
3. 掌握 SOP 制定的目的和要求。
4. 熟悉良好实验室规范的相关术语。
5. 了解药物安全评价目的、基本要求。

第一节 概　　述

优良实验室规范（Good Laboratory Practice，通常简称为 GLP）始于 20 世纪 70 年代，新西兰是第一个制定实验室登记法的国家。1976 年美国食品药品管理局（FDA）制定了仅限于药品的 GLP 规范草案，1980 年美国联邦环保局（EPA）在《联邦杀虫、杀菌、杀鼠剂法》中发布了有关农药的 GLP 标准。加拿大、日本、韩国等国随后先后发布了本国的 GLP 法规。1975 年 5 月欧共体公布了关于药品药理、毒理及临床标准法规草案，1986 年提出药品 GLP 草案，1988 年发布药品 GLP 检查法令。

世界经济合作组织（OECD）为统一化学品的安全性评价标准，避免化学品的非关税壁垒，20 世纪 80 年代制定了 GLP 及相应的准则，要求各成员严格遵循，力推安全性评价数据在其内部互认。2007 年欧盟实施了《化学品注册、评估、许可和限制》（REACH）法规，要求进口欧盟国家的石油、化工产品等必须拥有 GLP 实验室出具的安全性评价数据。欧共体的 GLP 与 OECD 的 GLP 原则是一致的。

GLP 实验室开展的主要试验为毒性研究、致突变性研究、物理–化学实验、临床化学分析和测试、残留实验等与安全性相关的实验。实施 GLP 的目的是确保实验结果的准确性和可靠性，以实现实验数据的相互认可。

目前全世界广泛认可和实施的是 1979 年 OECD 提出的 GLP 原则（4 类，共 15 个系列文件），我国与世界各国、地区和组织所发布的 GLP，基本上都参考 OECD 的 GLP。

我国与化学品 GLP 相关的政府管理部门主要有 4 个，其职能分工为：国家食品药品监督管理总局（CFDA）负责食品、药品、医疗器械及化妆品新原料的登记管理，由药品认证管理中心承担 GLP 监督实施的具体工作；农业部负责农药、兽药和饲料的登记管理，由农业部农药检定所和中国兽药监察所分别承担 GLP 监督实施的具体工作；国家环保总局负责新（工业）化学品的登记管理，由有毒化学品登记中心承担 GLP 监督实施的具体工作；国家卫生和计划生育委员会负责化妆品登记管理，尚未开展 GLP 工作。

我国最早开展 GLP 工作的是医药行业。1993 年 12 月国家药品监督管理局颁布了"药品非临床研究质量管理规定"（试行），1994 年、1999 年进行了两次修改，2003 年国家食品药品监督管理局正式颁布《药物非临床研究质量管理规范》、《药物非临床研究质量管理规范管理办法》和《药物非临床研究质量管理规范检查办法》。我国其他化学品行业的主管部门也参照 OECD 的 GLP 准则，相继制定和出台了农药、兽药、工业化学品 GLP 的规章和技术标准。2003 年农业部颁布实施《农药毒理学安全性评价良好实验室规范》，2004 年国家环保总局发布实施《化学品测试合格实验室导则》。2001 年卫生部颁布的《化学品毒性鉴定管理规范》虽不是 GLP 准则，但对从事化学品毒性鉴定机构和鉴定工作提出了规范性要求。

第二节　优良实验室规范

优良实验室规范是一系列实验研究从计划、实验、监督、记录到实验报告等管理的质量体系，涉及到实验室工作的每个方面，其目的是严格控制化学品安全性评价试验的各个环节，降低试验误差，确保试验结果的准确性、真实性和可靠性，保障人类的生命、健康和环境安全。

一、适用范围与对象

GLP 原则适用于所有非临床健康和环境安全研究机构，主要领域包括：药品、食品、化妆品、工业化学品、农药、食品添加剂、动物饲料添加剂等。

二、组织与人员

为了实现研究计划能够按期实施和试验数据的可追溯性，GLP 依据监督计划，从四个层级详细规定了试验机构（实验室）的人员职责和要求，包括机构管理者（test facility management）、项目负责人（study director）、项目代表（principal investigators）、研究人员（study personnel）、质量保证部门（quality assurance unit）。制约与平衡是 GLP 对各类人员职责设定的基本理念，通过对机构管理者、项目负责人和质量保证部门的职责设定，可使三方各司其职，有效避免人为差错事故，保证体系的平稳运行和试验结果的真实性和可追溯性。

三、质量保证计划

GLP 要求试验机构建立质量保证计划，由质量保证部门具体执行，对试验的全过程进行审查和检查。机构管理者直接指派质量保证人员对每一个试验项目进行审查和检查，质量保证人员直接对机构管理者负责。质量保证人员必须熟知试验和检测程序，但不能参与相关试验。

四、环境设施、设备、标准物质和参考物质

环境设施必须满足 GLP 原则及 ISO/IEC17025 的实验室校准或检测能力要求，满足健康和环境安全评估要求，不同设施之间应充分隔离，具有试验废料回收和处理能力。

GLP 对其测量溯源性有详细要求，检测和研究使用的仪器设备必须进行检定、校准及定期检查、清洁和保养，供应商应提供实验用品、仪器、试剂、标准物质的合格评定和校准证书，以及标准物质和参考物质的特性、成分、纯度、稳定性的数据。

五、标准操作程序

标准操作程序（standard operating procedures，以下简称 SOP）是为有效地实施和完成某一试验中每项工作所拟定的标准而详细的书面规程，为进行某项活动所规定的途径。SOP 应涵盖所有的质量活动，包括检测或校准计划、管理性程序、技术性程序、项目操作程序和记录表格等。GLP 通过编制和执行 SOP 来保证操作的可重现性和结果数据的可信性。由于影响每个实验室的质量活动的条件和因素不一样，每个实验机构应有自己的 SOP，且只能在自己的实验机构内有效。

六、检测和研究计划

研究计划是指导研究实施的核心文件，是项目负责人与研究人员、委托方和质量保证人员沟通的桥梁。GLP 规定每项研究实施前都应根据研究的目的和内容制定详细的研究计划，具体内容包括：委托方信息、试验机构信息、项目名称、项目目的和原理、试验样品和参照物、参加工作人员信息、研究起止日期、试验系统、试验设计、试验方法、参考依据和试验日程等 13 方面的内容。研究计划应得到项目负责人审核批准和质量保证人员的确认，研究计划的修改应由项目负责人批准并存档，当发生研究计划偏离的情况时，应详细记录和保存。

七、检测和研究结果报告

研究工作结束后，专题负责人应及时写出总结报告，签名或盖章后交质量保证部门负责人审查和签署意见，机构负责人批准。总结报告经机构负责人签字后，需要修改或补充时，有关人员应详细说明修改或补充的内容、理由和日期，经专题负责人认可，并经质量保证部门负责人审查和机构负责人批准。

GLP 原则对最终研究报告的内容作了明确的规定，具体包括：研究项目名称、试验机构和委托方信息、试验样品和参照物名称、试验样品特性、试验起止日期、项目人员信息、质量保证声明、检测方法和材料、试验结果和数据、结果的评价和讨论，以及数据和试验样品的归档和保存等共计 18 项内容。

GLP 研究报告还应包括研究偏离内容的记录、专家报告、阶段报告、数据记录、责任声明及 GLP 符合性声明。

八、档案和试验材料的存储和保管

档案管理是反映和追溯研究过程真实性的一项重要手段。研究工作结束后，专题负责人应将实验方案、标本、原始资料、文字记录和总结报告的原件、与实验有关的各种书面文件、质量保证部门的检查报告等按标准操作规程的要求整理交资料档案室，按标准操作规程的要求编号归档。

第三节　GLP中常用的术语

GLP作为一种独特的质量体系，拥有专门的技术术语，本教材的术语大部分词条释义引自国家食品药品监督管理局2003年8月6日颁布的《药物非临床研究质量管理规范》，少部分词条译自1997年颁布的《OECD的GLP原则》。

1. 非临床研究系指为评价药物安全性，在实验室条件下，用实验系统进行的各种毒性试验，包括单次给药的毒性试验、反复给药的毒性试验、生殖毒性试验、遗传毒性试验、致癌试验、局部毒性试验、免疫原性试验、依赖性试验、毒代动力学试验及与评价药物安全性有关的其他试验。

2. 非临床安全性评价研究机构系指从事药物非临床研究的实验室。

3. 实验系统系指用于毒性试验的动物、植物、微生物以及器官、组织、细胞、基因等。

4. 质量保证部门系指非临床安全性评价研究机构内履行有关非临床研究工作质量保证职能的部门。

5. 专题负责人系指负责组织实施某项研究工作的人员。

6. 供试品系指供非临床研究的药品或拟开发为药品的物质。

7. 对照品系指非临床研究中与供试品作比较的物质。

8. 原始资料系指记载研究工作的原始观察记录和有关文书材料，包括工作记录、各种照片、缩微胶片、缩微复制品、计算机打印资料、磁性载体、自动化仪器记录材料等。

9. 标本系指采自实验系统用于分析、观察和测定的任何材料。

10. 委托单位系指委托非临床安全性评价研究机构进行非临床研究的单位。

11. 批号系指用于识别"批"的一组数字或字母加数字，以保证供试品或对照品的可追溯性。

12. ISO17025是实验室认可服务的国际标准，全称ISO/IEC17025：2005-5-15《检测和校准实验室能力的通用要求》，由国际标准化组织ISO/CASCO（国际标准化组织/合格评定委员会）制定。

第四节　药物非临床研究质量管理规范

安全、有效、质量可控是新药研发的三个基本要求，任何新药的研发都必须经过一系列科学的实验检验。药物安全性评价研究的目的是为评价新药可能对人体健康产生的危害及危害程度提供科学根据。安全性评价工作的质量，直接关系到临床用药的安全性。

为了提高药物非临床研究安全性评价的质量，保障人民的生命安全和健康，根据《中华人民共和国药品管理法》，国家食品药品监督管理局制定、发布并实施了《药物非临床研究质量管理规范》（即药物优良实验室规范、药物GLP）。

一、药物GLP历史沿革

1978年美国食品药品管理局颁布了世界上第一部药物安全性评价研究规范《药物非临床安全研究工作质量管理规范》，1994年1月我国开始实施《药品非临床研究质量管理规定（试行）》，1996 年 8 月国家科委印发了《药品非临床研究质量管理规定（试行）》实施指南（试行）和执行情况验收检查指南（试行）。1998 年 6 月国家药品监督管理局成立，GLP 的执法主体变为国家药品监督管理局。1999 年 10 月国家药品监督管理局发布《药品非临床研究质量管理规范（试行）》，同年 11 月起施行。2001 年 12 月起施行的《中华人民共和国药品管理法》第三十条规定"药物的非临床安全性评价研究机构和临床试验机构必须分别执行药物非临床研究质量管理规范、药物临床试验质量管理规范。"从此我国的药物 GLP 监督管理进入了强制执行的法制阶段。2003 年 8 月国家食品药品监督管理局颁布《药物非临床研究质量管理规范》、印发《药物非临床研究质量管理规范检查办法（试行）》，2003 年 10 月起对药物非临床安全性评价研究机构实施 GLP 检查和认证；2007 年 4 月国家食品药品监督管理局为规范《药物非临床研究质量管理规范》认证管理工作，对《药物非临床研究质量管理规范检查办法（试行）》进行了修订，更名为《药物非临床研究质量管理规范认证管理办法》。从此，我国非临床安全性试验研究步入新的发展阶段。

　　国家食品药品监督管理局要求"自 2007 年 1 月 1 日起，未在国内上市销售的化学原料药及其制剂、生物制品；未在国内上市销售的从植物、动物、矿物等物质中提取的有效成分、有效部位及其制剂和从中药、天然药物中提取的有效成分及其制剂；中药注射剂的新药非临床安全性评价研究必须在经过 GLP 认证，符合 GLP 要求的实验室进行。否则，其药品注册申请将不予受理。"从此新药非临床安全性评价试验研究和评价与新药注册申请密切结合，推动了实验室的药物 GLP 认证，保证了药物非临床安全评价的试验质量。

二、药物 GLP 的机构（简称安评机构）配置

（一）药物 GLP 模式

　　药物 GLP 模式有两种模式：①安评机构独立的法人单位模式，即法人代表（或机构负责人）统一管理 GLP 组织管理体系内的各功能部门；②安评机构本身不具备法人资格，依托其他法人单位进行药物的安全评价研究。

　　安评机构的实验室布局分为两种模式：①集中式，将 GLP 管理体系内各功能性实验室及相应部门组成为一个室或中心；②分散式，GLP 管理体系内各功能性实验室及相应部门分散在隶属单位的不同部门或其他合同实验室，但在进行安全性评价工作时，研究要求及人员培训等必须纳入 GLP 的管理体系统一管理。

（二）组织体系与人员

　　我国 GLP 中明确规定，非临床安全性评价研究机构应建立完善的组织管理体系，配备机构负责人、质量保证部门负责人和相应的工作人员。机构负责人应具备医学、药学或其他相关专业本科以上学历及相应的业务素质和工作能力。全面负责非临床安全性评价研究机构的建设和组织管理，建立工作人员学历、专业培训及专业工作经历的档案材料，确保各种设施、设备和实验条件符合要求，确保有足够数量的工作人员，按规定履行其职责；聘任质量保证部门的负责人，确保其履行职责；制定主计划表，掌握各项研究工作的进展，组织制定和修改标准操作规程，确保工作人员掌握相关的标准操作规程；每项研究工作开始前，聘任专题负责人，如原专题负责人有必要更换时，应记录更换的原因和时间；审查批准实验方案和总结报告，及时处理质量保证部门的报告，详细记录采取的措

施，确保供试品、对照品的质量和稳定性符合要求；与协作或委托单位签订书面合同。机构应设立独立的质量保证部门，其人员的数量应根据非临床安全性评价研究机构的规模而定。每项研究工作必须聘任专题负责人。

药物非临床研究机构应建立完善的组织管理体系，配备机构负责人、质量保证部门负责人和专题负责人，以及各部门相应的工作人员。所有工作人员均应经体检、培训、考核取得上岗资格。

（三）安评机构的基本要求

安评机构的基本要求分为硬件与软件两大部分。

1. 硬件 安评机构的硬件是根据从事非临床研究的需要配备的实验场地、实验设施、仪器设备等的统称，其中最重要的是各种动物饲养室及配套设施。

非临床研究机构用于安评试验的动物应来源于具有国家实验动物主管部门核发的"实验动物生产许可证"的单位，使用的动物质量、品种、品系和健康级别应符合研究要求。遵从动物实验的"3R"原则，即减少（Reduction）：选用恰当的高质量的实验动物进行动物实验，改进实验设计，提高实验动物的利用率，从而减少动物使用的数量。替代（Replacement）：以低等生物、微生物或细胞、组织、器官甚至电子计算机模拟替代活动物实验。采用替代的方法必须经过反复的验证，在确保实验结果科学、可靠、可比较的前提下来替代动物实验。优化（Refinement）：主要指实验技术路线和手段的精细设计和选择，减少实验动物的紧张和不适，减轻动物的痛苦，使动物实验有更好的结果，保证动物实验的可重复性。GLP第九条规定，安评机构应"具备设计合理、配备适当，并能根据需要调控温度、湿度、空气洁净度、通风和照明等环境条件。实验动物设施条件应与所使用的实验动物级别相符"。在屏障系统，人流、物流、动物流走向必须合理。此外，还应保证动物饲料、饮水质量符合相应的国家标准。动物用品的质量及存放、配套的动力系统、水电系统、清洗、消毒设施都要符合相应要求。

各国GLP条款中均明确规定，安评机构必须建立质量保证部门（quality assurance unit，QAU），这是GLP建设的关键。安评机构功能性实验室及附属科室（如供试品、对照品室，标本室等）的设置必须符合所进行安评实验的要求。仪器设备等的配备应以能满足安评实验的需要，并符合药物非临床研究质量管理规范要求。

（1）实验设施 根据所从事的非临床研究的需要，建立相应的实验设施。各种实验设施应保持清洁卫生，运转正常。各类设施布局应合理，防止交叉污染，环境条件及其调控应符合不同设施的要求。具备设计合理、配置适当的动物饲养设施，应与所使用的实验动物级别相符；具有供试品和对照品的处置设施等；具备保管实验方案、各类标本、原始记录、总结报告及有关文件档案的设施。

（2）仪器设备和实验材料 根据研究工作的需要配备相应的仪器设备，并有专人负责保管，确保仪器设备的性能稳定可靠。

实验室内应备有相应仪器设备保养、校正及使用方法的标准操作规程。实验用的供试品和对照品，应有专人保管，有完善的接收、登记和分发手续，供试品和对照品的批号、稳定性、含量或浓度、纯度及其他理化性质应有记录，供试品和对照品的贮存保管条件应符合要求。

实验室的试剂和溶液等均应贴有标签，标明品名、浓度、贮存条件、配制日期及有效期等。试验中不得使用变质或过期的试剂和溶液。

动物的饲料和饮水应定期检验，确保其符合营养和卫生标准。影响实验结果的污染因素应低于规定的限度，检验结果应作为原始资料保存。

2. 软件 安评机构的软件是安评实验运行及管理的统称。

（1）工作人员素质 安评机构工作人员的工作失误，可直接或间接影响到实验资料的真实性、可靠性及完整性，从而导致对供试品安全性的不恰当评价。因此，世界各国的 GLP 条款中均明确规定了安评机构工作人员的条件。我国 GLP 第四条对非临床安全性评价机构的人员提出了 6 点具体要求：具备严谨的科学作风和良好的职业道德以及相应的学历，经过专业培训，具备所承担的研究工作需要的知识结构、工作经验和业务能力；熟悉本规范的基本内容，严格履行各自职责，熟练掌握并严格执行与所承担工作有关的标准操作规程；及时、准确和清楚地进行试验观察记录，对实验中发生的可能影响实验结果的任何情况应及时向专题负责人书面报告；根据工作岗位的需要着装，遵守健康检查制度，确保供试品、对照品和实验系统不受污染；定期进行体检，患有影响研究结果的疾病者，不得参加研究工作；经过培训、考核，并取得上岗资格。

（2）标准操作规程 标准操作规程（standard operating procedures，SOP）是安评机构制定的与常规实验有关的各种工作程序、技术方法、管理程序及仪器、设备等的一套可操作性强、具有内部法规性质的书面文件。我国 GLP 第二十一条规定了必须编写的 16 个方面的内容，主要包括以下方面标准操作规程的编辑和管理：质量保证程序；供试品和对照品的接收、标识、保存、处理、配制、领用及取样分析；动物房和实验室的准备及环境因素的调控；实验设施和仪器设备的维护、保养、校正、使用和管理；计算机系统的操作和管理；实验动物的运输、检疫、编号及饲养管理；实验动物的观察记录及实验操作；各种实验样品的采集、各种指标的检查和测定等操作技术。

标准操作规程经质量保证部门签字确认和机构负责人批准后生效。失效的标准操作规程除一份存档之外，其他应及时销毁。标准操作规程的制定、修改、生效日期及分发、销毁情况应记录并归档。标准操作规程的存放应方便使用。研究过程中任何偏离标准操作规程的操作，都应经专题负责人批准，并加以记录。标准操作规程的改动，应经质量保证部门负责人确认，机构负责人书面批准。

（3）文书 安评机构业务部门的工作都应以文书的形式记录实验研究的规划设计、执行实施、管理监督全过程。

（四）安评机构实验项目的运行

1. 专题运行的基本过程 安评机构负责人承接各种专题项目后，应制定主计划表，根据专题研究特点聘任相应的专题负责人（study director，简称 SD），确定专题编号、来源、类别、实验内容、实验期限、提交实验总结报告的时间等，将此聘任书正本交受聘 SD，复印件分发质保部及相关部门。SD 应根据专题特点制定实验方案及实验安排计划表，组织专题组人员熟悉实验方案及相应 SOP，根据实验方案及实验安排计划进行实验，书写实验总结报告。同时，质保部负责人收到 SD 聘任书复印件后，根据专题特点委任质保人员，制定核查计划，负责对该专题运行全过程实施质量监督。

2. 研究工作的实施 每项研究均应有专题名称或代号，并在有关文件资料及实验记录中统一使用该名称或代号。实验中所采集的各种标本应标明专题名称或代号、动物编号和收集日期。专题负责人应制定实验方案，经质量保证部门审查，机构负责人批准后方可执行，批准日期作为实验的起始日期。接受委托的研究，实验方案应经委托单位认可。

研究过程中需要修改实验方案时，应经质量保证部门审查，机构负责人批准。变更的内容、理由及日期，应记入档案，并与原实验方案一起保存。专题负责人全面负责研究专题的运行管理。所有数据的记录应做到及时、直接、准确、清楚和不易消除，并应注明记录日期，记录者签名。

3. 资料档案　研究工作结束后，专题负责人应将实验方案、标本、原始资料等按标准操作规程的要求整理交资料档案室，并按标准操作规程的要求编号归档。资料档案室应有专人负责，按标准操作规程的要求进行管理。这些资料保存期，应在药物上市后至少五年。

4. 安评机构的重点环节　安评机构负责人是第一个重要环节，我国 GLP 第六条规定安评机构负责人共有 12 条职责，全面负责安评机构的各项工作，在整个运行过程中起领导作用。质量保证部门（Quality Assurance Unit，QAU）是第二个重要环节，它是 GLP 运行的关键环节。有了实验方案还必须有一套严格、有效的质量保证体系。各国 GLP 均明确规定，安评机构必须建立质量保证部门，能独立（以第三者身份）、不受干扰地对安评试验的各个环节进行审查和检查，以确保实验方案、设施、人员、各种实验操作和业务管理符合 GLP 规定。根据安评机构人数及工作情况，QAU 可配备一定数量的质保员，担任部分或全部安评试验的质保工作。专题负责人（SD）是第三个重要环节，我国 GLP 明确规定了 SD 的 8 条职责。SD 一般由安评机构负责人聘任，从接受某项安评实验起，熟悉相关资料，制定实验方案及实验日程安排，组织实验，随时处理实验中遇到的各种问题，对实验数据进行分析处理并及时书写实验总结报告等。SD 是组织安评实验具体实施的核心。由此 SD 应具备比较扎实的安评实验经验和较宽的知识面。SD 的选派、培养与锻炼对安评机构至关重要。

（五）安评机构的认证

2004 年 8 月国家食品药品监管局公布了《药物研究监督管理办法（试行）》，其中第 73 条规定："未通过 GLP 认证的机构所开展的药物非临床安全性评价研究、未获得药物临床试验机构资格认定所开展的药物临床研究，其研究资料不能作为药品注册的有效申报资料。"从 2005 年 1 月 1 日起《药物研究与监督管理办法》分步实施、逐步完善，创新药、中药注射剂、生物制品等的非临床研究必须在 GLP 认证的实验室进行。

申请 GLP 检查的安评机构，应具备符合 GLP 要求的硬、软件条件，能按 GLP 要求开展 6 个月以上的药物安全性评价研究工作。同时，申请 GLP 检查的安评试验项目应与本机构的研究条件和专业特长相符合。安评机构的认证检查申请表及申报资料，经本地区的食品药品监督管理局审查，报国家食品药品监督管理总局药品安全监管部门。按规定程序审查资料后，组织检查组（约 3 ~ 5 人）进行现场检查。国家食品药品监督管理总局对检查组的 GLP 检查报告进行审核，作出审核结论，书面通知被检查单位。符合 GLP 要求的在国家食品药品监督管理总局网站上公示。

第五节　GLP 的标准操作规程

国际上将 GLP 原则应用于药品、杀虫剂、化妆品、兽药以及食品、饲料添加剂和工业用化学品的毒理学安全性评价，决定产品能否进入市场或阐明安全使用条件，制定相关法律、法规、标准和条理，作为国家行政监督执法的依据。标准操作规程是 GLP 精神的具体贯彻，也是 GLP 的核心；SOP 的建立可以尽可能地减少不同国家间、不同地区间、不同实验室间、不同操作人之间、不同时间之间的试验误差。

标准操作规程（SOP）是为了有效地实施和完成药物非临床研究，针对每一工作环节或操作过程制定的标准的和详细的书面文件，对质量体系的运行起着至关重要的作用。GLP 实验室的日常工作均应建立在以 SOP 为核心的基础之上，必须对 SOP 进行有效的控制和管理，以保证 GLP 实验室工作有效实施。

SOP 的控制和管理是指对 SOP 的制订、分类、审批、发布、登记、分发、修订/废弃、回收/销毁的整个过程实施控制和管理，其目的是确保 SOP 在其所适用的各个有关场所始终保持现时的有效性。

一、制定 SOP 的目的

GLP 主要是尽可能避免和降低试验中的各种误差，确保安全性试验结果的真实性、可靠性和完整性。

SOP 是记述 GLP 实验室内与常规试验有关的各种工作程序、技术方法及业务管理等的文件，是非临床研究常规试验工作必须遵循的技术文件，是研究机构主要的技术资料，以确保试验结果的完整性、可靠性和可重复性。

安全性试验中的误差可分为两种类型。①绝对误差（系统误差）：如动物对药物反应的个体、时辰、性别、年龄差异，对环境因素感受性的差异，对外界刺激反应的差异，仪器校正的准确性，试验操作的习惯性和熟练程度等，这些误差是难以避免的，只能尽量减低。②过失误差：如试剂变质或过期，标本的处理不当，动物饲养室的条件发生急剧变化，实验动物的质量控制不严，分组未随机化，毒性反应的观察不准，描述记录不当，试药保存不当，数字的计算、读取和记录未经核对，抓捕动物过分粗暴，患病动物的治疗用药不当，仪器使用操作不正确，濒死动物的处理不及时等。理论上说，过失误差基本上都是可以避免的。有效减低或（和）避免实验中的过失误差、提高非临床研究质量的有效办法是各种业务管理和各项业务操作规范化和标准化，各业务岗位上人员的操作行为有章可循、工作有序、互相衔接、紧密配合。为此，各国的 GLP 条款中都明确规定了至少应制定 SOP 的若干项目。

二、SOP 制定的范围

按照我国 GLP 的规定，需要制定的标准操作规程主要包括以下方面：标准操作规程的编辑和管理；质量保证程序；供试品和对照品的接收、标识、保存、处理、配制、领用及取样分析；动物房和实验室的准备及环境因素的调控；实验设施和仪器设备的维护、保养、校正、使用和管理；计算机系统的操作和管理；实验动物的运输、检疫、编号及饲养管理；实验动物的观察记录及实验操作；各种实验样品的采集、各种指标的检查和测定等操作技术；濒危或已死亡动物的检查处理；动物的尸检、组织病理学检查；实验标本的采集、编号和检验；各种实验数据的管理和处理；工作人员的健康检查制度；动物尸体及其他废弃物的处理；需要制定标准操作规程的其他工作。

三、SOP 控制与管理的主要环节

SOP 的控制与管理主要包含制订、审批、发布/配布、修订/废弃、终止/回收。

1. SOP 的制订　SOP 的制订应注意内容的规范性、科学性和可行性。在制订 SOP 时应注意其内容与 GLP 法规所含要求一致，新制订的 SOP 在内容、实施的时间不应与现有有效的 SOP 产生矛盾与冲突。因此，在制订新的 SOP 时，应充分研讨，确认其可行性。

SOP 应有唯一性识别标识，包括：名称和（或）编号、制订者、发布日期、页码以及表示 SOP 结束的标识等。

2. SOP 的审批　《药物非临床研究质量管理规范》中明确要求，SOP 在发布之前必须经过授权人员的审查和批准，未经批准的 SOP 为无效 SOP。SOP 应设定生效日期，授权人员审查、批准后，可不立即生效，到生效日期时再生效。

3. SOP 的发布与配布　SOP 发布时应做好宣贯/培训工作，使各作业场所的工作人员和 SOP 所涉及的人员知晓新 SOP 的发布/生效日期，充分了解新 SOP 的内容。对 SOP 配布的控制关键在于建立管理体系中 SOP 的当前状态和配布的控制清单或与之等效的控制程序。防止使用无效和（或）作废的 SOP。

对于 SOP 的配布应确保：在对实验室的有效运作起重要作用的所有场所都应配置相应 SOP 的授权版本（主要是授权的复印件）。配置在各作业场所的 SOP 复印件，至少应具备复印件标识和证明其受控的标识，对于某份授权 SOP，其标识应具有唯一性。对于 SOP 发布的控制通常有效的方法是：所有 SOP 的授权版本建立复印/配布记录，明确记录 SOP 的版次、配布场所、所配布授权 SOP 的识别号等。

4. SOP 的修订　实验室的 SOP 管理者和（或）SOP 使用者应定期对 SOP 进行审查和修订，确保其持续适用和满足工作的需要。

对于 SOP 来说，由于工作内容、方法等因素的变化经常会出现与现有实际情况存在差异的现象，或由于外部/内部条件的限制，无法继续实施的情况，因此定期的审查和修订是工作的需要，是保持 SOP 活力所不可缺少的日常"维护"工作。

对 SOP 修订应提交变更申请，阐明变更理由，经批准后方可修订。SOP 修订的要点事项与新制订 SOP 大致相同，应注意的是修订 SOP 时应注明修订的内容/理由，记录在 SOP 或其附表当中。

对于修订 SOP 的审查，一般应由原审查者进行，如另有指定，则被指定的审查者应具备相关的背景知识。

如果实验室的 SOP 控制程序允许在 SOP 再版前对 SOP 进行手写修改，则应建立相应的授权和修改程序，手写修改的前后内容应明确，并由授权修改者签名并标明日期。打印的修订版本应尽快予以正式发布。

5. SOP 的废弃/回收　当 SOP 废弃或产生新的变更时，原 SOP 的效力即行终止。对于效力终止的 SOP 一般应做出相关的记录。如申请废弃，在得到批准后，应按照回收/归档/销毁的程序对 SOP 进行相应的处置。并及时地从所有使用和配置场所回收/撤除无效和作废的 SOP，或采取其他措施防止对 SOP 的误用，以确保无效的 SOP 不在实验室内继续使用。这需要有一定的控制程序来确保失效/作废的 SOP 和变更前的旧 SOP 得到及时的回收和销毁。通常可行的做法是：建立回收/销毁记录，对所有分发的 SOP 建立唯一性的识别号，当需要撤除分发的 SOP 时，便于逐一核对，确保所有非当前有效 SOP 的授权版本得到回收和销毁。出于文件溯源性的要求、知识储备的需要和档案管理规范的要求，对于作废/失效的 SOP 的原件一般应做存档管理。

第六节 药物安全性评价

药物安全评价（又称非临床药物安全性评价）是指通过实验室研究和动物实验对治疗药物的安全性进行评估。它是新药进入最终临床试验和最终批准前的必要程序和重要步骤。

药物安全性评价包括急性毒性、慢性毒性、病理组织学、生殖毒性、遗传毒性、药理学、安全调查、毒性和安全性生物标志物研究。

一、目的

药物安全性评价的目的是通过毒理学试验对受试物的毒性反应进行暴露，以提示受试物的临床安全性，从而降低临床研究安全性方面的风险。

药物安全性评价是通过不同的毒理学试验，根据受试物给药剂量/暴露的程度、给药途径、给药周期、出现毒性反应症状及性质、病理学检查发现的靶器官以及毒性反应、毒性损伤是否可逆等，对毒性反应进行定性和（或）定量暴露，推算临床研究的安全参考剂量和安全范围，从而预测临床用药时可能出现的人体毒性，以制定临床监测指标、防治措施。同时综合考虑拟用的适应证、用药人群等特点进行利弊权衡，判断是否应进入相应的临床研究。

在新药开发过程中，药物安全性评价的地位和价值体现在以下三个方面：

1. 在支持新药临床研究时，并不需要在进入临床研究（Ⅰ期）前完成所有相关研究，而是分阶段来分别支持Ⅰ、Ⅱ、Ⅲ期临床研究，为如何进行临床研究提供重要参考，具体体现在临床研究方案中的给药剂量（尤其是Ⅰ期临床研究的起始剂量）、安全性检查/监测指标和检测时机的确定，危险性的预测和救治措施的实施等方面；

2. 在临床研究过程中，甚至上市后，出现非预期重要的安全性问题且难以判断/预测其风险性等情况下，需再次进行有关的非临床安全性研究（包括机制研究），通过临床研究信息为非临床安全性研究提供方向和目标，以减少临床研究和（或）临床应用的风险；

3. 在临床研究完成后，受试药的临床有效性和安全性已有一个基本结论，此时药物安全性评价的某些结果（如致癌性等）可能是最终确定受试药是否批准上市（利弊权衡）的重要依据之一。

二、主要研究内容

药物安全性评价的主要内容：包括安全性药理（一般药理）、单次给药毒性（急性毒性）、重复给药毒性（长期毒性）、遗传毒性、生殖毒性、致癌性、依赖性、特殊毒性（过敏性、局部刺激性、溶血性）等。

三、基本要求

（一）试验目的和意义

分别采用多种不同的试验/方法进行独立的研究来阐明非临床安全性研究和评价，不同的研究有不同的目的和意义，应根据不同的拟用临床研究方案（适应证、用药人群、给药途径、给药疗程、给药方法等）来设计相应的动物试验，根据受试药特点等来设计其安全性（毒理）试验。

（二）药理毒理学研究的整体性

药物安全性评价是新药研发系统中的一个有机整体，不能把某一个毒理研究与其他毒理研究和药理学、药代动力学研究割裂，试验设计时应充分考虑其他药理毒理研究的研究结果。例如，为了使一个较长期重复给药的毒理试验获得成功，往往需参考急性毒性、一般药理和药代动力学研究和短期重复给药试验结果来对其进行毒理试验设计，同时毒性研究的结果应该力求与其他药理毒理试验结果互为印证、说明和补充。长毒试验中性器官的相关检查可以一定程度上反映受试物对动物生殖功能的影响，一般药理试验中观察到的不良反应可与长毒试验和急毒试验的相互印证。

（三）具体问题具体分析

药物安全评价设计的基本要求是根据受试物的药学特点、适应证、用药人群的特点、各项研究目的和基本要求的不同，选择合理的（模型）动物、给药剂量、给药期限、观察指标。

（四）药物 GLP

GLP 是安全性评价的基础和前提。GLP 对创新药尤其重要，因为它往往没有人用历史，动物安全性试验结果的可靠性直接影响临床研究中受试者的安全性。GLP 的精神应具体体现在药品安全性研究过程（试验设计、受试药、实验动物、实验条件、实验操作等）的要求、结果评价中，并在安全性研究的申报资料中得到充分表达。

（五）非临床安全性的全程评价

非临床安全性的评价一般分为两个阶段进行。

1. 对研究方法（手段、模型）的评价，以判断其预测临床安全性价值的大小。非临床药理毒理研究结果与临床结果的相关性往往不完全一致，故应重视动物模型、评价手段甚至试验条件的选择和设定，即实施过程的科学性、合理性，以提高非临床安全性研究的价值，尽量减少相关性差和（或）必要性小的试验研究。

2. 试验结果本身的评价主要在实验动物（模型）层面体现结果与药物的关系，对于试验结果的评价应围绕试验目的（毒性靶器官、安全范围、提示临床监测指标）来进行。为了客观评价药物的安全性，应全面理解实验室检查结果变化的统计学意义与临床意义的关系，有统计学意义的检查结果改变不一定有临床意义，应结合相关参数与临床上的参考值范围和统计学意义产生的原因来综合分析。同时没有出现统计学意义并不一定意味着没有临床意义，应注意变化趋势的明显程度，并结合所在实验室参考值范围等来进行综合分析。个体结果进行定性分析，并计算群体异常率，常常可以发现其变化的统计学和临床意义。在此基础上综合判定与分析毒性与药物的相关性。

非临床安全性的全程评价应结合下述因素进行综合分析：剂量效应关系；与给药前结果、同期对照组的比较；受试动物历史对照信息、流行病学的背景资料和动物饲养条件；其他毒理学研究和评价的结果；动物药代（毒代）动力学研究结果；靶器官毒性相关指标系统的综合分析；脏器组织病理学检查及量化的结果。由此对毒性靶器官、毒性反应及安全范围进行综合判断。

三、值得关注的几个评价问题

1. 临床前的利弊权衡　对于一个创新药而言，非临床安全性研究在其是否应进入临床研究及如何确定选择用药人群的利弊权衡中起着非常重要的作用。

临床前的利弊权衡应非常慎重，真正的有效性和安全性需通过临床研究来确定，只是安全性的权重应更大。利弊权衡可通过下述评估来慎重判断：①已上市同类药有效性和安全性特点及受试药的优势；②根据适应证背景（如疾病所损害的脏器）判断毒性大小（安全范围）、性质和早期可预测性；③动物结果与人体相关性，同时注意判断安全性的量化关系（如毒代暴露量）。

2. 动物研究结果和临床发现的相关性　国外研究报道，人体不良反应与动物毒性反应的阳性一致性大体上为71%，即71%的人体靶器官毒性可由一种或多种动物的毒理研究来预见。但29%的人体不良反应，不能通过动物实验得以预示。国外研究结果提示，同时进行啮齿类动物和非啮齿类多种动物的研究可明显提高动物研究的预见性。从研究和评价角度考虑，应仔细分析哪些系统的毒理研究结果与临床的一致性差，正确理解结果的意义和临床价值，分析相关性差的原因，通过实验设计和研究方法创新、改进来提高一致性。

3. 临床研究方案与非临床安全性研究　临床研究方案与非临床安全性研究和评价有着十分密切的关系。非临床安全性研究方案的设计依赖于拟定的临床研究方案中的基本信息，如临床方案中的适应证及用药人群、给药方案（给药疗程、给药途径、给药间隔等）。

临床前安全性研究结果（主要指是否出现严重的安全性问题及临床安全性的可预见性和控制性）对临床适应证确定、用药人群的选择、给药方案的制定等有重要指导意义。为避免难以预料的严重安全性问题，可根据毒理研究的结果来调整预期的适应证范围或给药方案。同时，非临床安全性研究结果应合理地体现在临床方案中，如安全性检测指标、监测时机、抢救对策等。拟用给药剂量在临床研究中是一个需要探索的可变性要素，对于一个新化合物药物而言，需要综合非临床安全性和有效性结果等来评价其设计（如临床初始剂量）的合理性。

4. 毒代动力学　毒代动力学是非临床安全试验设计的组成部分，在理解毒性研究结果和与临床资料作比较以评价对人的危险和安全性上，可提高毒理学资料的价值。其重点是解释毒性试验结果，即描述在动物上造成的全身暴露和其与毒性研究剂量和时程的关系，了解毒性研究中药物（包括原形化合物和代谢产物）暴露与毒理学结果之间的关系，以定量评价这些结果与临床安全性之间的关系。并为非临床毒性研究选择动物种属和给药方案提供依据。因此，毒代动力学对毒理研究本身和临床研究的安全性都具有重要的价值，已成为国际上毒理学研究（尤其是长毒试验）的常规要求。

知识拓展

毒代动力学试验是运用药代动力学的原理和方法，定量地研究在毒性剂量下药物在动物体内的吸收、分布、代谢、排泄过程和特点，进而探讨药物毒性的发生和发展的规律，了解药物在动物体内的分布及其靶器官，为进一步进行其他毒性试验提供依据，并为今后临床用药以及药物过量的诊断、治疗提供依据。

小结

优良实验室规范是一系列实验研究从计划、实验、监督、记录到实验报告等管理的质量体系，涉及到实验室工作的每个方面，其目的是严格控制化学品安全性评价试验的各个环节，降低试验误差，确保试验结果的准确性、真实性和可靠性，保障人类的生命、健康和环境安全。

GLP 原则适用于所有非临床健康和环境安全研究机构，包括：工业化学品、化妆品、药品、食品、农药、食品添加剂、动物饲料添加剂等。

制约与平衡是 GLP 对各类人员职责设定的基本理念，通过对机构管理者、项目负责人和质量保证部门的职责设定，可有效避免人为差错事故，保证体系的平稳运行和试验结果的真实性和可追溯性。

药物安全性评价研究是为评价新药可能对人体健康产生的危害及危害程度提供科学依据，安全性评价工作的质量，直接关系到临床用药的安全性。它是新药进入最终临床试验和最终批准前的必要程序和重要步骤。其评价研究内容包括急性毒性、慢性毒性、病理组织学、生殖毒性、遗传毒性、药理学、安全调查、毒性和安全性生物标志物研究。

安评机构的硬件是根据从事非临床研究的需要配备实验场地、实验设施、仪器设备等的统称，其中最重要的是各种动物饲养室及配套设施。

安评机构的软件是安评实验运行及管理的统称，包括工作人员素质、标准操作规程、以文书的形式记录实验研究的规划设计、执行实施、管理监督全过程。我国 GLP 中明确规定，安评机构应建立完善的组织管理体系，配备机构负责人、质量保证部门负责人和相应的工作人员。

◢ 复习思考题 ◣

1. 优良实验室规范的目的是什么？
2. GLP 实验室开展的主要试验有哪些？
3. 药品安全性评价的主要内容是什么？
4. 安评机构的基本要求是什么？
5. 制定 SOP 的目的是什么？
6. GLP 原则适用范围有哪些？
7. 药物安全评价的目的是什么？

（朱照静）

第十章 ▶ 实验室化学品安全管理

要点导航

1. 掌握普通化学试剂、易燃易爆化学品、腐蚀性化学品、有毒化学品、易制毒化学品、放射物的管理；实验室常见化学安全事故的防护与应急处理。

2. 熟悉普通化学试剂、易燃易爆化学品、腐蚀性化学品、有毒化学品、易制毒化学品、放射物管理的立法；实验室化学废弃物的管理。

3. 了解普通化学试剂、易燃易爆化学品、腐蚀性化学品、有毒化学品、易制毒化学品、放射物的定义、分类与分级以及危害性等。

2009 年 7 月，浙江某大学化学系催化实验室发生一氧化碳中毒事件；2009 年 10 月，北京某大学微生物实验室发生气体爆炸事件；2013 年 4 月，上海某大学校园发生投毒事件；2013 年 5 月，南京某大学实验室发生爆炸事件……实验室化学安全事故频频发生，引起了人们对实验室化学品安全管理工作的高度关注。

实验室是教学、科研的重要基地，由于实验室中不乏易爆、易燃、腐蚀、有毒、放射性等危险品，因此化学品的妥善管理是实验室安全的前提。若缺乏系统、完善的实验室化学品安全管理制度，很容易导致事故发生，这不仅会影响正常教学和科研秩序，还会给社会带来不良影响。本章内容主要概述实验室的普通化学试剂、易爆易燃化学品、腐蚀性化学品、有毒化学品、易制毒化学品、放射物和化学废弃物的安全管理，以及实验室常见化学安全事故的防护与应急处理等。

第一节 化学试剂通用管理原则

一、概述

早期的化学试剂只是指"化学分析和化学试验中为测定物质的组分或组成而使用的纯粹化学药品"。后来又被扩展为"为实现化学反应而使用的化学药品"，而现在的"化学试剂"所指的化学药品早已超出了这一范畴。有人认为"在科学实验中使用的化学药品"都可称为"化学试剂"。对化学试剂更全面的定义可以是：符合特定的纯度标准，应用于科研、医疗、环保、能源、材料、教育等各个领域，专门用来制备、探测、分析、测量、标定另一种物质的单质、化合物或混合物。

化学试剂种类繁多，其分类方法也较多。如根据用途可分为分析试剂、合成试剂、诊断试剂等；根据性质可分为无机试剂、有机试剂、生物试剂等；根据来源可分为国产试剂、进口试剂等。国外对化学试剂的分类有不同的依据和标准，如德国伊默克（E. Merck）公司分为 20 大类，88 小类；美国贝克（J. T. Baker）公司则分为 75 个大类，124 个小类。

从实验室管理与安全的角度，可将化学试剂分为六类：普通试剂，如氯化钠、甘油等；易燃易爆化学品，如氢气、乙醚、红磷等易燃试剂，以及苦味酸、硝酸铵等易爆试剂；腐蚀性化学品，如浓硫酸、氢氧化钠、甲醛溶液等；有毒化学品，如氰化钾、三氧化二砷等；易制毒化学品，如麦角新碱、麻黄素等；放射物，如碘 131、六氟化铀等。除普通试剂外，其他几种化学试剂见本章第二到六节。

化学试剂按纯度进行分级，主要有优级纯、分析纯、化学纯和实验纯四种级别，见表10－1。其中前三种在我国有国家标准和部颁标准。

表 10－1　化学试剂的分级

中文名称	符号	标签颜色	含量与纯度	适用范围
优级纯（一级或保证试剂）	GR	深绿色	主成分含量很高（≥99.8%），纯度很高	适用于精密分析和研究工作，有的可作为基准物质
分析纯（二级试剂）	AR	金光红色	主成分含量很高（≥99.7%），纯度较高，干扰杂质含量很低	适用于多数分析和研究工作
化学纯（三级试剂）	CP	中蓝色	主成分含量较高（≥99.5%），纯度较高，存在干扰杂质	适用于一般分析和研究工作、合成制备等
实验纯（四级试剂）	LR	棕黄色	主成分含量较高，纯度较差，杂质含量不做选择	适用于实验辅助试剂和合成制备

除此之外，还有一些特殊规格的化学试剂，未经国家或有关部门颁布质量标准，但多年来为化学试剂的生产、销售和使用者所熟悉和沿用。如高纯（或特纯、超纯）试剂、分光纯试剂、光谱纯试剂、色谱纯试剂、基准物质、标准物质、指示剂、生化试剂、生物染色剂等。

目前，国外化学试剂趋向于按用途分级，例如：德国伊默克（E. Merck）公司生产的硝酸有多种规格：特纯试剂、最低浓度为 65%（密度约 1.40）的保证试剂、最低浓度为 65%（密度约 1.40）的光学与电子学专用特纯试剂、浓度为 100%（密度约 1.52）的保证试剂、浓度为 100%（密度约 1.52）的光学与电子学专用特纯试剂、发烟硝酸、重氢度小于 99% 的重氢试剂、滴定用 0.1mol/L 硝酸溶液和滴定用 1mol/L 硝酸溶液。

化学试剂的包装单位是指每个包装容器内盛装化学试剂的净重（固体）或体积（液体）。根据《化学试剂包装及标志》（GB15346－2012），国产化学试剂的包装单位规定为五类：第一类为贵重试剂，包装单位分为 0.1、0.25、0.5、1g，以及 0.5、1ml；第二类为较贵重试剂，包装单位分为 5、10、25g，以及 5、10、25ml；第三种为基准试剂等用途较窄的试剂，包装单位分为 25、50、100g，以及 20、25、50、100ml；第四类为用途较广的试剂，包装单位分为 100、250、500g，以及 100、250、500ml；第五种为酸类及纯度较差的实验试剂，包装单位分为 0.5、1、2.5、5kg，以及 0.5、1、2.5、5L。

包装单位的大小是根据化学试剂的性质、用途和经济价值决定的。如果试剂本身便宜或用量大，如氯化钠等一般无机盐类、乙醇等有机溶剂，通常以 500g 或 500ml 的包装居多；如果试剂本身贵，如氯金酸等贵金属、高纯试剂、稀有元素等，通常以 1g 的包装居多，甚至还有 mg 级的包装；如果试剂本身用量小，如指示剂，通常以 5、10、25g 的包装居多。

我国的化学试剂标准分为国家标准、部颁标准和企业标准三种。国家标准由化学工业部提出，国家标准局审批和发布，代号是"GB"，编号采用顺序号加年代号，中间用一横线分开，都用阿拉伯数字，如 GB2299 – 80 高纯硼酸，表示国家标准 2299 号，1980年颁布。《中华人民共和国国家标准·化学试剂》是我国最权威的一部试剂标准，制订、出版于 1965 年，内容包括试剂名称、性状、分子式、分子量、技术条件（试剂最低含量和杂质最高含量等）、检验规则（试剂的采样和验收规则）、试验方法、包装及标志等。部颁标准由化学工业部组织制定、审批和发布，报送国家标准局备案，代号是"HG"，编号形式与国家标准相同。企业标准由省化工厅（局）或省、市级标准局审批、发布，在化学试剂行业或一个地区内执行，代号采用分数形式"Q/HG"，编号形式与国家标准相同。

对我国影响较大的国外化学试剂标准主要有《默克标准》、《罗津标准》和《ACS 规格》。《默克标准》由德国伊默克公司编撰。该书详细叙述了每一种默克保证试剂中杂质的最高极限，以及最有效的测定方法。1971 年出版的《默克标准》中共收入保证试剂约570 余种。《罗津标准》全称为《具有试验和测定方法的化学试剂及其标准》，美国化学会约瑟夫·罗津编撰。1967 年出版的第 5 版《罗津标准》中共收入分析试剂约 570 种。《ACS 规格》全称为《化学试剂 – 美国化学学会规格》，美国化学学会分析委员会编纂。

二、普通化学试剂的管理

（一）化学试剂管理的标准

《化学试剂包装及标志》（GB15346 – 2012），由中华人民共和国国家治理监督检验检疫总局、中国国家标准化管理委员会发布，代替 GB15346 – 1994，规定了化学试剂包装及标志的技术要求、包装验收、贮存与运输。

（二）化学试剂储存的管理

1. 实验室内只宜储存少量短期内需用的化学试剂，大量试剂应放在试剂库内。

2. 化学试剂采取分类储存的原则。普通试剂与危险试剂分开、无机试剂与有机试剂分开、固体试剂与液体试剂分开；基准物质、标准物质、高纯试剂以及一些贵重试剂，原则上应与其他试剂分开储存。

3. 普通化学试剂，如不易变质的无机酸碱盐、不易挥发燃点低的有机物，可储存于阴凉通风、温度低于30℃的试剂柜内。固体试剂应盛放在广口瓶中，液体试剂应盛放在细口瓶中。

4. 某些化学试剂的储存有特殊要求，例如：

（1）需密封保存的试剂 易被空气中的氧气氧化的试剂，如钠、钾、钙、亚铁离子、亚硫酸根离子、碘离子、氧化钠等；易与二氧化碳反应的试剂，如过氧化钠、氧化钙、氢氧化钠、石灰水、漂白粉、水玻璃等；易与水反应的试剂，如过氧化钠、碳化钙、氮化镁、硫化铝、可溶性酸酐、可溶性氧化物等；易吸水的试剂，如浓硫酸、磷酸、氢氧化钠、无水醋酸钠、无水氯化钙、氧化钙等；易风化的试剂，如苏打、明矾等；易挥发的试剂，如浓硝酸、浓盐酸、氨水、溴、汞、有机小分子化合物等。

（2）需冷藏（冻）保存的试剂　如甲基丙烯酸甲酯、苯乙烯、丙烯腈、乙烯基乙炔等可聚合的单体，以及过氧化氢、氢氧化铵等，需低温储存以防止聚合变质；有机高分子化合物，如油脂、多糖、蛋白、酶、多肽等生命材料，需冷藏（冻）保存，以防止受微生物、温度、光照的影响而失去活性或变质腐败。

（3）需借助其他物质保存的试剂　白磷在空气中能自燃，且有毒，故应保存在水中；金属钠、钾、锂遇水会剧烈反应，故应保存在液体石蜡或煤油中；液溴有挥发性，故需用水封。

（4）见光或受热易变质的试剂　如硝酸银、浓硝酸、氯化汞、氯化银、过氧化氢、氯水、三氯甲烷、甲醛等，需用棕色瓶盛放，并放在阴凉处。

（5）显碱性的试剂　如氢氧化钠、氢氧化钾、碳酸钠、碳酸钾、硫化钠等溶液，因可与玻璃反应，故不能盛放在带玻璃塞的试剂瓶中，而应使用橡胶塞。

（6）显强氧化性的试剂和有机溶剂　如浓硝酸、浓硫酸、溴水、氯水、高锰酸钾、汽油、四氯化碳等因会腐蚀橡皮，故不能盛放在带橡皮塞的试剂瓶中，而应使用玻璃塞。

（7）氟和氟化氢　因会腐蚀玻璃，故不能盛放在玻璃瓶中。

5. 试剂的排列可遵循一定的规律：无机试剂可按元素周期系类族，或按单质、氧化物、酸、碱、盐等排列，其中盐类可按金属活跃性顺序，或按酸根，如卤化物、硫酸盐、硝酸盐、碳酸盐等排列；有机试剂可按分子中碳原子数目多少，或按官能团，如烃类、醇类、酚类、醛类、酮类、羧酸类等排列；指示剂可按酸碱指示剂、氧化还原指示剂、络合滴定指示剂、荧光吸附指示剂、生物染色剂等排列。

6. 储存化学试剂时，应注意有效期和变质现象。

（1）有效期　化学试剂的有效期随化学性质的不同而有较大区别。一般情况下，化学性质越稳定的试剂，有效期越长，保存条件也越简单。储存时应定期查看，确保不超过有效期。

（2）变质　由于化学试剂在贮存过程中会受到温度、光照、空气和水分等外在因素的影响，容易发生潮解、霉变、变色、聚合、氧化、挥发、升华和分解等物理化学变化，使其失效，甚至形成危害物，无法使用。例如：醚类、四氢呋喃、二氧六环、烯烃、液体石蜡等，在见光条件下，若接触空气可形成过氧化物，放置时间越久越危险；某些具有还原性的试剂，如苯三酚、三氯化钛、四氢硼钠、硫酸亚铁、维生素 C、维生素 E 以及金属铁丝、铝、镁、锌粉等，易被空气中的氧气氧化变质。因此，要采用合理的包装、适当的条件，以保证化学试剂在贮存过程中不变质。例如：乙醚、异丙醚、丁醚、四氢呋喃、二氧六环等，可加入阻化剂（如对苯二酚、苯三酚、硫酸亚铁等），储存期限可超过一年；已开过瓶的乙醚，可加入 1，2，3 - 苯三酚（0.1mg/100ml），储存期限可达两年。

（三）化学试剂的选用

不同等级的化学试剂价格往往相差甚远，纯度越高价格越贵。若选择不当，将会造成资金浪费或影响化验结果。

化学试剂应根据分析要求、分析方法等选用不同的等级。例如：痕量分析应选用高纯或优级纯试剂，以降低空白值和避免杂质干扰；而某些制备实验，则可选用化学纯或实验纯试剂。又如：络合滴定，最好用分析纯试剂和去离子水，否则因试剂或水中的杂质金属离子封闭指示剂，使滴定终点难以观察。

另外，必须指出，虽然化学试剂必须按照国家标准进行检验合格后才能出厂销售，但不同厂家原料和工艺生产的试剂在性能上有时有显著差异。甚至同一厂家，不同批号的同一类试剂，其性质也很难完全一致。因此，在某些要求较高的分析中，不仅要考虑试剂的等级，还应注意生产厂家、生产批号等。

（四）化学试剂使用的管理

（1）为了保障实验人员的人身安全，保持化学试剂的质量和纯度，得到准确的实验结果，要求实验人员应掌握化学试剂的性质和使用方法，制定出化学试剂的使用守则，严格要求有关人员共同遵守。

（2）化学试剂的包装瓶上必须有标签。标签要完整、清晰，标明试剂的名称、规格、质量；溶液除了标明品名外，还应标明浓度、配制日期等。

（3）为了保证试剂不受污染，应正确取用。取用化学试剂时，瓶塞要按规定倒置于洁净处。固体试剂应当用清洁的牛角勺或不锈钢小勺从试剂瓶中取出，绝不可用手抓取；若试剂结块，可用洁净的玻璃棒或瓷药铲将其捣碎后取出。液体试剂可用洗干净的量筒倒取，不要用吸管伸入原瓶试剂中吸取；从试剂瓶内取出的、没有用完的剩余试剂，不可倒回原瓶；打开易挥发的试剂瓶塞时，不可把瓶口对准自己脸部或对着别人，不可用鼻子对准试剂瓶口猛吸气；如果需嗅试剂的气味，可将瓶口远离鼻子，用手在试剂上方扇动，使空气流吹向自己而闻出其味。化学试剂取用完毕后，应立即盖好密封，防止污染其他物质或变质。

（4）使用完的化学试剂应正确处理，不能随意乱倒。化学废弃物的处理见本章第七节。

第二节 易燃易爆化学品安全管理

一、概述

根据《易燃易爆化学物品消防安全监督管理办法》（公安部令［1994］第18号），易燃易爆化学品是指以燃烧、爆炸为主要特性的压缩气体、液化气体、易燃液体、易燃固体、自燃物品和遇湿易燃物品、氧化剂和有机过氧化物以及毒害品、腐蚀品中部分易燃易爆的化学品。

根据《化学品分类和危险性公示 通则》（GB13690－2009），易爆化学品是指在外界作用下（如受热、受压、撞击等），能发生剧烈的化学反应，瞬时产生大量的气体和热量，产生气体的温度、压力和速度能对周围环境造成破坏，发生爆炸的固体或液体物质（或物质的混合物）。也包括无整体爆炸危险，但具有燃烧、抛射及较小爆炸危险的物品。如硝酸酯化合物、有机叠氮化物、烷基氢过氧化物、重氮盐、硝基化合物等。

易燃化学品一般是指易燃的气体和液体，容易燃烧、自燃或遇水可以燃烧的固体以及一些可以引起其他物品燃烧的物质等。主要包括以下一些。

1. 易燃气体 根据《化学品分类 警示标签和警示性说明 安全规范 易燃气体》（GB20577－2006），易燃气体是指在20℃和101.3 kPa标准压力下，与空气有易燃范围的气体。如氢气、甲烷、一氧化碳、甲醛、硫化氢等。

2. 易燃液体 根据《化学品分类 警示标签和警示性说明 安全规范 易燃液体》（GB20581 - 2006），易燃液体是指易燃或在闪点温度时放出易燃蒸气的液体或液体混合物，或在溶液或悬浮液中含有固体的液体，但不包括由于其危险特性已列入其他类别的液体。一般来说，所有有机溶剂均为易燃液体。如乙醚、丙酮、四氢呋喃、石油醚、苯、甲醇、乙醇、乙酸乙酯、乙腈、正丁醇等。

3. 易燃固体 根据《化学品分类 警示标签和警示性说明 安全规范 易燃固体》（GB20582 - 2006），易燃固体是指燃点低，容易燃烧，或通过热、撞击、摩擦可能引燃或助燃的固体，但不包括已列入爆炸品的物品。一般为粉状、颗粒状或糊状物质，与火源短暂接触即可点燃，火焰迅速蔓延，并可能散发出有毒烟雾或有毒气体，非常危险。如红磷、二硝基苯、硫磺、萘、樟脑等。

4. 自燃物品 根据《化学品分类 警示标签和警示性说明 安全规范 自反应物质》（GB20583 - 2006），自燃物品是指自燃点低，即使没有氧（空气）也易发生激烈的氧化反应，放出热量而自行燃烧的、对热不稳定的液态或固态物质（或混合物）。如黄磷、铝铁熔剂、三乙基铝、三异丁基铝、三乙基硼等。

5. 遇湿易燃物品 根据《化学品分类 警示标签和警示性说明 安全规范 遇水放出易燃气体的物质》（GB20587 - 2006），遇湿易燃物品是指遇水或受潮时，通过与水发生剧烈的化学反应，易具有自燃性或放出危险数量的易燃气体和热量的固态或液态物质（或混合物）。如金属钾（钠）、氢化钾（钠）、硼氢化钾（钠）、碳化钙（电石）、磷镁粉等。

6. 氧化剂 根据《化学品分类 警示标签和警示性说明 安全规范 氧化性液体》（GB20589 - 2006）和《化学品分类 警示标签和警示性说明 安全规范 氧化性固体》（GB20590 - 2006），氧化剂是指本身不一定可燃，但处于高氧化态，具有强氧化性，通常因放出氧气或起氧化反应可能引起或促使其他物质燃烧的液体或固体。如过氧化钠（钾）、高氯酸（含酸50% ~72%）、高锰酸钾、重铬酸钾、五氧化二碘等。

7. 有机过氧化物 根据《化学品分类 警示标签和警示性说明 安全规范 有机过氧化物》（GB20591 - 2006），有机过氧化物是指分子组成中含有二价过氧基（—O—O—）结构的液态或固态有机物质，可以看做是一个或两个氢原子被有机基团替代的过氧化氢衍生物。有机过氧化物是热不稳定的物质或混合物，易发生放热的自加速分解。如过氧化苯甲酰、过氧化二叔丁醇、硝酸胍、过氧乙酸、过氧化环己酮等。

二、易燃易爆化学品的安全管理

易燃易爆化学品具有化学不稳定性，在一定外因作用下，如空气中的氧或氧化剂、水、加热、火花、火焰、冲击、摩擦、撞击、静电等，发生剧烈反应，并放出大量的热，形成燃烧或爆炸。例如，易燃气体的充装容器为压力容器，受热、撞击或剧烈震动时，容器内压力急剧增大，致使容器破裂，物质泄漏、爆炸等。

易燃易爆化学品具有一定毒性，或在燃烧、爆炸过程中产生有毒气体，通过呼吸道、食道、皮肤或眼睛等进入人体，引起中毒。例如，过氧化环己酮、叔丁基过氧化氢、过氧化二乙酰等有机过氧化物易对眼睛造成毒害，即使与眼睛只有短暂接触，也会对角膜造成严重损伤。

有些易燃气体、氧化剂等具有腐蚀性，如硫化氢、氨、三氟化氮等，能腐蚀仪器设备和人体皮肤、黏膜，严重时可导致设备裂缝、漏气和皮肤烧伤。有些易燃液体具有麻醉性，长时间吸入会使人失去知觉，深度或长时间麻醉可导致死亡。易燃气体和易燃液体容易扩散，一旦燃烧或爆炸，会造成火焰蔓延、扩大火灾的危险。

（一）易燃易爆化学品管理的法规、规章和标准

1.《危险化学品安全管理条例》（国务院令［2011］第591号） 其目的是为加强危险化学品的安全管理，预防和减少危险化学品事故，保障人民群众生命财产安全，保护环境，适用于危险化学品生产、储存、使用、经营和运输的安全管理。

2.《易燃易爆化学物品消防安全监督管理办法》（公安部令［1994］第18号） 其目的是为加强易燃易爆化学品的消防安全监督管理，保障国家和人民生命财产安全，适用于中华人民共和国境内生产、使用、储存、经营、运输和销毁易燃易爆化学物品的单位和个人。

3.《化学品分类和危险性公示通则》（GB13690-2009） 代替GB13690-1992。规定了有关《全球化学品统一分类和标签制度》（GHS）的化学品分类及其危险公示。

4.《化学品分类、警示标签和警示性说明安全规范》 由中华人民共和国国家治理监督检验检疫总局、中国国家标准化管理委员会发布。从GB20576-2006到GB20602-2006，共26个，包括爆炸物、易燃气体、易燃气溶胶、氧化性气体、压力下气体、易燃液体、易燃固体、自反应物质、自热物质、自燃液体、自燃固体、遇水放出易燃气体的物质、金属腐蚀物、氧化性液体、氧化性固体、有机过氧化物、急性毒性、皮肤腐蚀/刺激、严重眼睛损伤/眼睛刺激性、呼吸和皮肤过敏、生殖细胞突变性、致癌性、生殖毒性、特异性靶器官系统毒性一次接触、特异性靶器官系统毒性反复接触、对水环境的危害。规定了相关术语、定义、分类、判定流程、警示标签、警示性说明等。

5.《易燃易爆性商品储藏养护技术条件》（GB17914-1999） 规定了易燃易爆性商品的储藏条件、养护技术和储藏期限等技术要求，其目的是为规范化学危险品中易燃易爆性物品的储藏管理，确保易燃易爆性物品在储藏过程中的安全。

6.《常用化学危险品贮存通则》（GB15603-1995） 规定了常用化学危险品贮存的基本要求，适用于常用化学危险品出、入库，贮存及养护。

（二）易燃易爆化学品储存的管理

实验室易燃易爆化学品的储存管理可参照《易燃易爆性商品储藏养护技术条件》（GB17914-1999）和《常用化学危险品贮存通则》（GB15603-1995）中的有关规定。

1. 易爆化学品必须严格分类、隔离储存在安全的专用场所或设备中，并由专人保管。强氧化性物质不能和可燃性物质储存在一起，并避免接近热源和阳光直射，杜绝火种。

2. 易燃化学品应严格按照各自的储存和使用规则，单独储存于阴凉通风并远离火种的特定场所。易燃气体、易燃液体、易燃固体、自燃物品、遇湿易燃物品、氧化剂和有机过氧化物之间均不得同储。易燃气体、易燃液体、易燃固体、自燃物品、遇湿易燃物品、氧化剂和有机过氧化物与具有较强氧化性的强酸性腐蚀性化学品，如溴、硝酸、硫酸、氧化剂和过氧化氢（40%的过氧化氢）等不得同储；与盐酸、甲酸、醋酸等其他酸性腐蚀性化学品和碱性腐蚀性化学品应隔离储存。易燃气体与氧化性（助燃）气体混合，遇着火源易着火甚至爆炸，应隔离储存；氧气瓶及氧气空瓶与油脂及含油物质、易燃化学品不得同储和配装。易燃液体原则上应单独储存；若条件有限，不得不与其他危险品同储时，应遵守相关规定。某些易燃固体，如金属氨基化合物类、金属粉末、磷的化合物类等，与其他易燃固体的灭火方法和储存保养措施不同，不得同储；樟脑、萘、赛璐珞制品等易燃固体挥发出来的蒸气和空气可形成爆炸性的混合气体，遇着火源容易引起燃烧爆炸，应专库储存。遇湿易燃物品之间，如活泼金属及其氢化物可同储；电石受潮后产生大量乙炔气，其包装易发生爆破，应单独储存；磷化钙、硫化钠、硅化镁等受潮后能产生大量易燃的毒气和易自燃的毒气，亦应单独储存。氧化剂与松软的粉状物不得同储。

3. 下面介绍几种常见易燃易爆化学品的储存方法：

（1）乙酰氯　储存于阴凉、干燥、通风良好的地方，并与氧化剂、醇类等分开存放。储存处采用防爆照明和通风设施，并禁止使用易产生火花的设备和工具。密封包装，防止受潮。不宜久存，以免变质。

（2）钾、钠　储存于载有液体石蜡的密封玻璃瓶内，再把玻璃瓶置于金属容器内，并保持干燥。储存过久的钾和钠，尤其是钾，会被氧化物覆盖。若发现表面变黄，可能生成了过氧化物或超氧化物。超氧化物若受摩擦或震荡，会发生爆炸，不宜再用；亦不可用刀将之切成小块，以免发生爆炸。

（3）铝粉、镁粉　保持干燥，并与强氧化剂隔离。

（4）黄磷（白磷）　浸没于载有水的密封容器内，与空气、氧化剂隔离。

（5）硫磺　包装密封，储存于阴凉、通风的地方，且与氧化剂分开存放。

（6）碳化钙　储存于密封的容器内，切勿受潮。

（三）易燃易爆化学品使用的管理

1. 易爆化学品的使用

（1）实验前，应尽可能弄清楚各种物质的物理、化学性质，混合物的成分、纯度，设备的材料结构，以及实验的温度、压力等，以做好预防措施。

（2）实验时，应使用能预防爆炸或减少爆炸危害后果的仪器和设备，如器壁坚固的容器、压力调节阀或安全阀、安全罩（套）等；若仪器由几个部分组成，则应在连接处加装保险器，或用液封的方法将几个器皿组成的系统分隔为各个部分；切忌使用带磨口塞的磨口仪器。

（3）在任何情况下，都必须取用能保证实验结果的精确性或可靠性的最小用量进行实验。

（4）取用时应轻拿轻放，并远离其他发热体、明火、火花等；绝对禁止用火直接加热；切忌以脸面正对危险体，必要时应戴上防爆面具。

（5）加热干燥易爆化学品时，应特别注意加热的均匀性和消除局部自燃的可能性；绝对禁止关闭烘箱门；若有条件，最好在惰性气体保护下干燥，或用真空、干燥剂等干燥。

（6）将气体充装入预先加热的仪器内时，应先用氮或二氧化碳排除原来的气体，以防意外；液体和固体试剂均不能任意混合研磨。

（7）实验后，剩余的含易爆化学品的废液、废渣，应经过处理，确认安全后才能投入废物缸内。废物缸应及时处理，不能放置过久。

2. 易燃化学品的使用

（1）使用易燃化学品时，实验室应保持良好通风，并远离火源和热源，绝对禁止使用明火，也不能直接用加热器或水浴加热。使用时应轻拿轻放，防止相互碰撞或损坏容器，造成泄漏。操作人员应穿戴好必要的防护用具，最好戴上防护手套和防护眼镜。

（2）储存易燃气体的钢瓶，严禁超量灌装；搬运时应小心谨慎，阀门必须拧紧，不得撞击或横卧滚动；使用前应检查附件是否完好、封闭是否紧密、有无漏气现象、是否超过使用期限等。

（3）应经常检查易燃气体的管道、接头、开关及器具是否有泄漏，一旦发现泄漏，应立即停止使用，撤离人员，并迅速打开门窗或抽风机。检查和维修泄漏处时，应先开窗通风，使室内换入新鲜空气，再用肥皂水或洗涤剂涂于接头处或可疑处，也可用气敏测漏仪等设备进行检查，严禁用火试漏。在易燃气体未完全排除前，不能点火，也不能接通电源。

（4）临时出现停止易燃气体供应时，应立即关闭一切器具上的开关、分阀或总阀，以防恢复供气时，室内充满易燃气体，发生严重危险。

（5）下班或人员离开使用易燃气体的实验室前，应注意检查使用过的器具等是否完全关闭或熄灭。室内无人时，禁止使用易燃气体。

（6）使用易挥发的易燃液体时，应防止其蒸气逸散，实验装置应严密，不能漏气。

（7）使用遇湿易燃物品时，应避免与水直接接触或吸潮。

（8）使用自燃物品、氧化剂和有机过氧化物时，应严格控制周围环境的温度，一般不要超过30℃，最好在20℃以下。

三、易燃易爆化学品的安全标志

易燃易爆化学品的安全标志见图10－1。

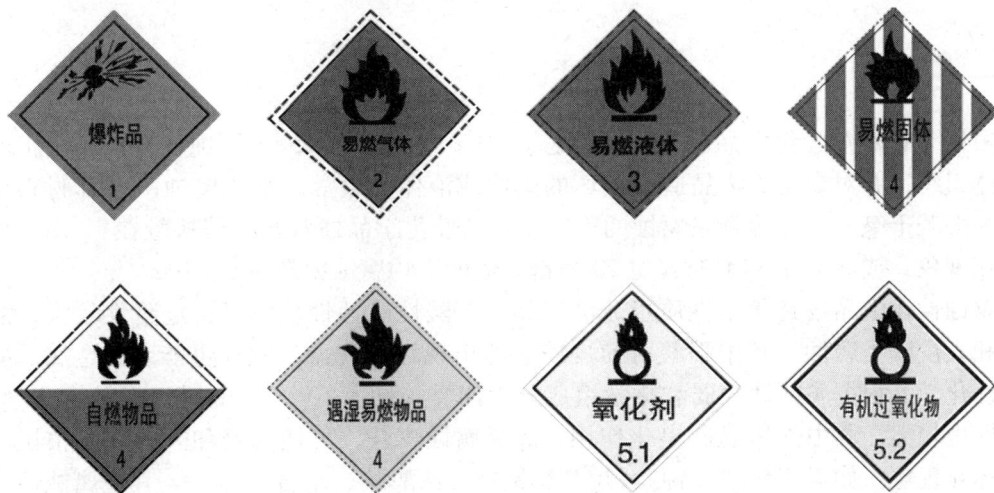

图10－1 易燃易爆化学品的安全标志

1. 易爆化学品的安全标志 底色为橙红色；图案为正在爆炸的炸弹，颜色为黑色；文字说明为"爆炸品"，危险品类别号为"1"，表示爆炸品为常用危险化学品分类中的第1类，颜色为黑色。

2. 易燃气体的安全标志 底色为正红色；图案为火焰，颜色为黑色或白色；文字说明为"易燃气体"，危险品类别号为"2"，表示易燃气体为常用危险化学品分类中的第2类，颜色为黑色或白色。

3. 易燃液体的安全标志　底色为红色；图案为火焰，颜色为黑色或白色；文字说明为"易燃液体"，危险品类别号为"3"，表示易燃液体为常用危险化学品分类中的第 3 类，颜色为黑色或白色。

4. 易燃固体的安全标志　底色为红白相间的垂直宽条，其中红色 7 条，白色 6 条；图案为火焰，颜色为黑色；文字说明为"易燃固体"，危险品类别号为"4"，表示易燃固体为常用危险化学品分类中的第 4 类，颜色为黑色。

5. 自燃物品的安全标志　底色上半部为白色，下半部为红色；图案为火焰，位于上半部，颜色为黑色；文字说明为"自燃物品"，危险品类别号为"4"，表示自燃物品为常用危险化学品分类中的第 4 类，位于下半部，颜色为黑色。

6. 遇湿易燃物品的安全标志　底色为蓝色；图案为火焰，颜色为黑色或白色；文字说明为"遇湿易燃物品"，危险品类别号为"4"，表示遇湿易燃物品为常用危险化学品分类中的第 4 类，颜色为黑色或白色。

7. 氧化剂的安全标志　底色为柠檬黄色；图案为从圆圈中冒出的火焰，颜色为黑色；文字说明为"氧化剂"，危险品类别号为"5.1"，表示氧化剂为常用危险化学品分类中第 5 类的第 1 小类，颜色为黑色。

8. 有机过氧化物的安全标志　底色为柠檬黄色；图案为从圆圈中冒出的火焰，颜色为黑色；文字说明为"有机过氧化物"，危险品类别号为"5.2"，表示有机过氧化物为常用危险化学品分类中第 5 类的第 2 小类，颜色为黑色。

第三节　腐蚀性化学品安全管理

一、概述

根据《常用危险化学品的分类及标志》（GB13690 - 1992），腐蚀性化学品是指能灼伤人体组织，并对金属等物品造成损坏的固体或液体。通常用平均腐蚀率（即材料厚度每年损失若干毫米）作为衡量腐蚀的程度。腐蚀性化学品通常与皮肤接触在 4h 内出现可见坏死现象，或温度在 55℃时，对 20 号钢表面的平均腐蚀率超过 6.25mm/年。

腐蚀性化学品按其化学性质可分为三类。①酸性腐蚀性化学品：危险性较大，能使动物和人皮肤受腐蚀，其中强酸可使皮肤立即出现坏死现象；此外也能腐蚀金属。酸性腐蚀性化学品根据腐蚀性强弱和化学组成分为四类，见表 10 - 2。②碱性腐蚀性化学品：危险性也较大，其中强碱易起皂化作用，故易腐蚀皮肤，可使动物和人的皮肤很快出现可见坏死现象。如氢氧化钠（钾）、烷基醇钠、二乙醇胺、水合肼等。③其他腐蚀性化学品：如次氯酸钠溶液、甲醛溶液、苯酚钠、二氯乙醛等。

表 10 - 2　酸性腐蚀性化学品的分类

	一级	二级
无机	具有氧化性的强酸和遇湿能生成强酸的物质，如浓硫酸、硝酸、浓盐酸、氢氟酸以及由 1 体积的浓硝酸和 3 体积的浓盐酸混合而成的王水等	磷酸、三氯化锑、四碘化锡等
有机	苯甲酰氯、苯磺酰氯等	冰醋酸、苯酐等

下面简单介绍几种常见的腐蚀性化学品。

1. 硝酸（HNO₃） 酸性腐蚀性化学品。为无色透明发烟液体。有强氧化性，与还原剂、可燃物，如糖、纤维素、木屑、棉花、稻草等接触可引起燃烧。有强腐蚀性，其蒸气刺激眼和上呼吸道，皮肤接触能引起灼伤，误触皮肤应立即用苏打水冲洗，再做医治。

2. 硫酸（H₂SO₄） 酸性腐蚀性化学品。为无色透明黏稠液体。稀硫酸无氧化性，与金属反应放出氢气。浓硫酸有氧化性，遇可燃物、有机物能引起炭化甚至燃烧；遇电石、高氯酸盐、雷酸盐、硝酸盐、苦味酸盐、金属粉末等猛烈反应，引起燃烧或爆炸；遇水大量放热，故绝不可将水加入浓硫酸中，以免因发热引起爆溅伤人。有强腐蚀性，易灼伤皮肤损坏衣物。有强烈的吸水性，可使木材、稻草、碳水化合物脱水而炭化。

3. 盐酸（HCl） 别名氢氯酸，是氯化氢的水溶液。酸性腐蚀性化学品。为澄清无色或微黄色发烟液体，有刺激性臭味。无氧化性，有毒，有强腐蚀性。遇碱发生中和反应并放热。

4. 乙酸（CH₃COOH） 别名醋酸、冰醋酸，含量大于80%。酸性腐蚀性化学品。为无色透明易燃液体，有刺激性酸臭。遇明火、高温、氧化剂有燃烧危险。有较强的腐蚀性，有毒，蒸气对眼、鼻、喉、呼吸道有刺激性。

5. 氢氧化钠（NaOH） 别名烧碱、苛性钠。碱性腐蚀性化学品。为白色易潮解的固体，有块、片、棒、粒等形状。不燃。溶于水并大量放热，水溶液呈强碱性，成为腐蚀性液体，能破坏有机组织，伤害皮肤和毛织物。与酸起中和反应并放热。

6. 水合肼（H₂NNH₂·H₂O） 别名水合联氨，含肼≤64%。碱性腐蚀性化学品。为无色发烟液体，露置空气中冒烟。可燃，有强还原性和碱性，能与氧化剂发生反应，产生大量热而引起燃烧爆炸。

7. 甲醛溶液（HCHO） 别名福尔马林溶液，含甲醛约37%。其他腐蚀性化学品。为有刺激气味的无色液体。有较强的还原性和腐蚀性。

腐蚀性化学品具有腐蚀性、毒性、易燃性、遇水反应性等危险性。①强烈的腐蚀性：腐蚀性化学品的化学性质比较活泼，能和很多金属、有机化合物、动植物机体、纤维制品等发生化学反应。若接触人体，可使人体细胞受到破坏，使部分组织灼伤坏死，较难治愈；若人体吸入其挥发出的蒸气或飞扬到空气中的粉尘，可使呼吸道黏膜损伤，引起咳嗽、呕吐、头痛等症状；还可夺取布匹、木材、纸张、皮革等有机物的水分，破坏其组织，并使其炭化；也可使金属、实验室的水泥地面等产生不同程度的腐蚀，使其损坏。②毒性：多数腐蚀性化学品，如氢氟酸、发烟硫酸、溴素、五溴化磷等，有不同程度的毒性，有的还是剧毒品。③易燃性：许多有机腐蚀性化学品，如甲醛、冰醋酸、苯酚、苯甲酰氯、丙烯酸等，具有易燃性，遇明火易燃烧；部分无机酸性腐蚀性化学品，如浓硝酸、浓硫酸、高氯酸、溴素等具有氧化性，遇有机可燃化合物，如食糖、稻草、木屑、纱布、松节油等，易发生氧化反应，发热而引起燃烧，甚至爆炸。④遇水反应性：有些腐蚀性化学品，如氯磺酸、氧化钙等，遇湿或遇水可反应，放出大量热或有毒、有腐蚀性的气体。

二、腐蚀性化学品的安全管理

（一）腐蚀性化学品管理的标准

1. 《常用危险化学品的分类及标志》（GB13690-1992） 对常用危险化学品按其主要危险特性进行了分类，并规定了危险品的包装标志，适用于常用危险化学品的分类及包装标志，也适用于其他化学品的分类和包装标志。

2.《腐蚀性商品储藏养护技术条件》（GB17915－1999） 规定了腐蚀性商品的储藏条件、储藏技术、储藏期限等技术要求，其目的是为规范化学危险品中腐蚀品的储藏管理，保证腐蚀品在储藏过程中的安全。

（二）腐蚀性化学品储存的管理

实验室腐蚀性化学品的储存管理可参照《腐蚀性商品储藏养护技术条件》（GB17915－1999）中的有关规定。

1. 腐蚀性化学品应储存于阴凉、通风、干燥处，并远离火源和易被腐蚀的物质，例如：漂白粉、次氯酸钠溶液应避免阳光直射；受冻易结冰的冰醋酸、低温易聚合变质的甲醛等应储存于冬暖夏凉的地方；有机腐蚀性化学品严禁接触明火或氧化剂；酸性腐蚀性化学品应远离氰化物、氧化物和遇湿易燃物质；具氧化性的腐蚀性化学品不得与可燃物和还原剂同柜储存。

2. 腐蚀性化学品的容器应密封良好且放置安全，且必须采用耐腐蚀的材料制作，例如：盐酸应用耐酸陶罐；硝酸应用铝制容器；磷酸、冰醋酸、氢氟酸应用塑料容器；酸液不能用铁质容器；浓碱液不能用玻璃器皿。

3. 产生腐蚀性挥发气体的实验室，应有良好的局部通风或全室通风，并远离精密仪器设备。对散布有腐蚀性气体的实验室内的易被腐蚀器材，要设置专门防腐罩或采取其他防护措施，以防止器材被腐蚀。

4. 下面介绍几种常见腐蚀性化学品的储存方法：

（1）浓硝酸　储存于阴凉、通风的地方，室温不宜超过30℃，并远离火种和热源。与还原剂、碱类、醇类、碱金属等分开存放，切忌混储。保持容器密封。

（2）浓硫酸　储存于阴凉、通风的地方，并存放于低处。与碱类、碱金属、还原剂等隔离。

（3）浓盐酸　存放于低处，并与碱类、胺类、碱金属、易燃物等隔离。室内空气应保持流通。

（4）溴　与还原剂、碱金属、易（可）燃物、金属粉末等分开存放，并远离火种和热源。把盛载溴的容器置于底部放有碱石灰的干燥器内，并保持容器密封。涉及溴的操作必须在通风柜内进行，用后须把剩余的溴密封在瓶中。建议购置以安瓿包装的溴，以方便储存。

（5）甲酸　与氧化剂、碱类、活性金属粉末等分开存放，并远离火种和热源。保持容器密封。

（6）三氯化铝（无水）　储存于阴凉、干燥、通风良好的地方，相对湿度保持在75％以下，并远离火种和热源。与易（可）燃物、碱类、醇类等分开存放，切忌混储。包装必须密封，切勿受潮。不宜久存，以免变质。

（7）氨水　置于阴凉和低处，并与卤素和酸隔离。开瓶时需特别小心。

（8）环己胺　与氧化剂、醇类等分开存放，并远离火种和热源。室内采用防爆型照明和通风设施，开关设在室外。保持容器密封。

（9）过氧化氢　置于棕色瓶内，并存放于阴凉处。纯过氧化氢较稳定，但若接触到尘埃或金属粉末，则可能会因迅速分解而发生爆炸。稀释后的过氧化氢较安全。

（10）固体氢氧化钾（钠）　储存于阴凉、干燥、通风良好的地方，相对湿度最好低于85%，并远离火种和热源。与易（可）燃物、酸类等分开存放。密封包装，切勿受潮。

（三）腐蚀性化学品使用的管理

1. 搬运腐蚀性化学品时，应穿戴好个人防护用品，并使用手推车，严禁肩扛、背负、撞击、拖拉、翻滚等；若药瓶较大，必须一手托住瓶底，一手拿住瓶颈。

2. 使用腐蚀性化学品时，也应穿戴好个人防护用品。操作时应仔细小心，轻拿轻放，严格按照操作规程，在通风柜内操作。例如：溶解氢氧化钠、氢氧化钾等发热物质时，必须在耐热容器内进行；稀释浓硫酸时，也必须在耐热容器内进行，并应在不断搅拌下，将浓硫酸沿烧杯壁缓缓地加入水中，绝对不能将水加入到浓硫酸中，因为浓硫酸遇水能放出大量的热，导致酸液飞溅，非常危险。若不慎将腐蚀性化学品溅到皮肤或衣服上，可用大量水冲洗。

3. 含有腐蚀性化学品的废液，不能直接倒入下水道，应经过处理达到安全标准后才能排放。腐蚀性气体、液体流经的管道、阀门应经常检查，定期维护、维修和更换。

三、腐蚀性化学品的安全标志

腐蚀性化学品安全标志（图 10 - 2）的底色上半部为白色，下半部为黑色；图案为两个试管中液体分别向金属板和手上滴落，位于上半部，颜色为黑色；文字说明为"腐蚀品"，危险品类别号为"8"，表示腐蚀品为常用危险化学品分类中的第 8 类，位于下半部，颜色为白色。

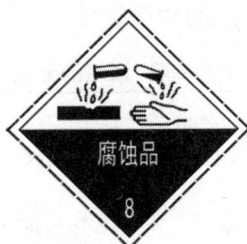

图 10 - 2　腐蚀性化学品的安全标志

第四节　有毒化学品安全管理

一、概述

根据《常用危险化学品的分类及标志》（GB13690 - 1992），有毒化学品是指进入肌体后，累积达一定的量，能与体液和器官组织发生生物化学作用或生物物理作用，扰乱或破坏肌体的正常生理功能，引起某些器官和系统暂时性或持久性的病理改变，甚至危及生命的物品。

有毒化学品的毒性用半数致死浓度（LC_{50}，呼吸道吸入）或半数致死量（LD_{50}，经口、经皮）来表示，即引起一组受试动物中半数动物死亡的剂量或浓度。经口摄取时，固体 $LD_{50} \leqslant 500mg/kg$ 体重，液体 $LD_{50} \leqslant 2000mg/kg$ 体重；经皮肤接触 24h 后，$LD_{50} \leqslant 1000mg/kg$ 体重；吸入粉尘、烟雾、蒸气时，$LC_{50} \leqslant 10mg/L$。

根据《全球化学品统一分类与标签制度》（GHS）和《化学品分类 警示标签和警示性说明 安全规范 急性毒性》（GB20592-2006），有毒化学品的急性毒性按 LD_{50} 或 LC_{50} 进行分级，可分为剧毒、高毒、中毒、低毒和微毒五级，见表 10-3。

表 10-3 有毒化学品的分级

分级	大鼠经口 LD_{50}（mg/kg）	大鼠(或兔)经皮 LD_{50}（mg/kg）	大鼠吸入 LC_{50}（mg/L,4h）			对人可能致死的剂量（g/kg）
			气体	蒸气	粉尘和雾	
剧毒（第1级）	≤5	≤50	≤0.1	≤0.5	≤0.05	≤0.05
高毒（第2级）	5~50	50~200	0.1~0.5	0.5~2.0	0.05~0.5	0.05~0.5
中毒（第3级）	50~300	200~1000	0.5~2.5	2.0~10	0.5~1.0	0.5~5
低毒（第4级）	300~2000	1000~2000	2.5~5	10~20	1.0~5	5~15
微毒（第5级）			>5000			>15

有毒化学品根据物理形态可分为毒气和毒物两大类。毒气是指容许浓度在 $200mg/m^3$（空气）以下的气体或气溶胶。根据物理形态、来源或微粒大小分为气体、蒸气、雾、烟和气溶胶尘，见表 10-4。毒物是指口服致命剂量在 300mg/kg（体重）以下的物质。根据化学性质可分为无机毒物和有机毒物；根据致命剂量又可分为剧毒物和一般毒物，见表 10-5。其中剧毒物是指口服致命剂量在 30mg/kg（体重）以下的物质；一般毒物是指口服致命剂量为 30~300mg/kg（体重）的物质。

表 10-4 毒气的分类

	定义	举例
气体	在实验室的温度、气压条件下，散发于空气中的气态物质	氯、溴、氨、一氧化碳、甲烷等
蒸气	固体升华、液体蒸发时形成气态物质	水银蒸气、苯蒸气等
雾	混悬于空气中的液体微粒	蓄电池充电时逸出的硫酸雾等
烟	直径小于 $0.1\mu m$、悬浮于空气中的固体微粒	熔铜时产生的氧化铜烟尘，熔镉产生的氧化镉烟尘等
气溶胶尘	能较长时间悬浮于空气中的固体微粒，直径大多为 $0.1~10\mu m$	悬浮于空气中的粉尘、烟和雾等微粒

表 10-5 毒物的分类

	剧毒物	一般毒物
无机毒物	三氧化二砷、氰化钾、氰化钠、汞、硒、砷酸、砷酸一氢盐等	亚硝酸盐、亚砷酸盐、过氧化氢、过氧化钠（钾）、氟硅酸、硝酸、氰酸盐、铬酸盐、铀、氯化汞、五氯化磷等
有机毒物	二甲基磷酸酯、氨基硫脲、四乙基铅、一六零五（农药）、左旋尼古丁等	丙烯氰、氧丙烷、过氧化脲、二氯乙烷、二溴乙烷、甲酸、乙腈、乙苯、烷基苯胺、烯丙醇、乙硫醇等

某些有毒化学品具有致癌性，主要包括：芳胺及其衍生物，如 2,4-二氨基甲苯、4-甲叉-（双）-2-氯苯胺、乙酰苯胺取代物、1 或 2-（α 或 β-）萘胺、4-联苯胺及其硫酸盐、3,3-二氯联苯胺、磷甲苯胺、4-二甲基氨基偶氮苯、2,3-二甲基-

4－氨基偶氮苯、2－乙酰胺基芴等；N－亚硝基化合物，如亚硝胺、二甲（或乙、丙）基亚硝胺、N－亚硝基二甲胺、N－甲基－N－亚硝基氨基甲酸乙酯、N－甲基－N－亚硝基丙烯胺、N－甲基－N－亚硝基脲、N－甲基－N－亚硝基－N′－硝基胍、N－甲基－4－亚硝基苯胺、N－亚硝基氢化吡啶等；烷基化试剂，如硫酸二甲酯、氯甲基甲醚、双（氯甲基）醚、碘甲烷、重氮甲烷、二氯二甲硅烷、1，4－二噁烷、β－羟基丙酸内酯、甲烷磺酸甲（或乙）酯、丙磺内酯、环磷酰胺、乙撑亚胺等；稠环芳烃，如二硝基萘、芘、苯并［a］芘、黄曲霉素 B13－4 苯并芘、二苯并［c，g］咔唑、二苯并［d，h］蒽、7，12－二甲基苯并［a］蒽等；含硫化合物，如硫代乙酰胺、硫脲等；此外，还有氯乙烯、溴乙烯、氟乙烯、4－硝基联苯、间苯二酚、砷、三氧化砷、砷酸钙（或铅、钾）、铍及其盐、镉及其盐、镍及其盐、羰基镍、铬、氧化铬、铬盐、石棉、氘代试剂等。

有毒化学品可经呼吸道、消化道和皮肤进入体内。在实验中，有毒化学品主要经呼吸道和皮肤进入体内，亦可经消化道进入，但比较少见。①呼吸道：实验中有毒化学品进入体内的最重要的途径。凡是以气体、蒸气、雾、烟、粉尘形式存在的有毒化学品，均可经呼吸道侵入体内。主要被支气管和肺泡吸收。有毒化学品在空气中的浓度越高，粒度越小，水溶性越好，越易被肺泡吸收。②皮肤：实验中有毒化学品经皮肤吸收引起中毒亦比较常见。主要通过表皮屏障和毛囊吸收，少数可经汗腺导管吸收。吸收的数量和速度主要取决于有毒化学品的水溶性、脂溶性、浓度和与皮肤接触的面积等，通常水、脂皆溶的毒物（如苯胺）易被吸收。③消化道：实验中有毒化学品经消化道吸收比较少见，一般是由于个人卫生习惯不良或意外事故，如手沾染的有毒化学品随进食、饮水或吸烟等进入消化道。主要由胃和小肠吸收，口腔也可吸收少部分。吸收程度取决于有毒化学品的水溶性和胃内食物的多少。

有毒化学品进入体内后，经过分布、代谢、排泄、蓄积等过程引起中毒。①分布：有毒化学品被吸收后，随血液循环（部分随淋巴液）分布到全身。当在作用点达到一定浓度时，就可发生中毒。有毒化学品在体内各部位分布是不均匀的，同一种有毒化学品在不同的组织和器官分布量有多有少。例如：铅、氟主要集中在骨质，苯多分布于骨髓及类脂质。②代谢：有毒化学品吸收后受到体内生化过程的作用，其化学结构发生一定改变，结果可使毒性降低（解毒作用）或增加（增毒作用）。有毒化学品的代谢包括氧化、还原、水解及结合。③排泄：有毒化学品在体内可经代谢或不经代谢而排出。有毒化学品的排泄可经肾、呼吸道及消化道，其中经肾随尿排出是最主要的途径。④蓄积：有毒化学品进入体内的总量超过代谢和排泄总量时，体内的有毒化学品就会逐渐增加，这种现象称之为蓄积。有毒化学品在体内的蓄积是发生慢性中毒的基础。

不同有毒化学品中毒后出现的病状不同。

1. 呼吸系统　实验中呼吸道最易接触有毒化学品，特别是刺激性有毒化学品，一旦吸入，轻者引起呼吸道炎症，重者发生化学性肺炎或肺水肿。常见引起呼吸系统损害的有毒化学品有氯气、氨、二氧化硫、光气、氮氧化物，以及某些酸类、酯类、磷化物等。

2. 神经系统　有毒化学品可损害中枢神经（包括脑和脊髓）和周围神经（由脑和脊髓发出，分布于全身皮肤、肌肉、内脏等处），引起神经衰弱综合征、周围神经病、中毒性脑病等。主要侵犯神经系统的有毒化学品称为"亲神经性毒物"，主要包括：金属和类金属及其化合物、有机溶剂、溴甲烷、氯甲烷、有机农药等。

3. 血液系统　在实验中，许多有毒化学品能引起血液系统损害。如苯、砷、铅等引起贫血；苯、巯基乙酸等引起粒细胞减少症；苯的氨基和硝基化合物（如苯胺、硝基苯）引起高铁血红蛋白血症，患者突出的表现为皮肤、黏膜青紫；氧化砷破坏红细胞，引起溶血；苯、三硝基甲苯、砷化合物、四氯化碳等抑制造血功能，引起血液中红细胞、白细胞和血小板减少，发生再生障碍性贫血；苯致白血症已得到公认，其发病率为14/10万。

4. 消化系统 有毒化学品对消化系统的损害很大。例如：汞可致汞毒性口腔炎；氟可导致"氟斑牙"；汞、砷等，经口侵入可引起出血性胃肠炎；铅中毒，可有腹绞痛；黄磷、砷化合物、四氯化碳、苯胺等可致中毒性肝病。

5. 循环系统 如有机溶剂中的苯、有机磷农药以及某些刺激性气体和窒息性气体对心肌的损害，其表现为心慌、胸闷、心前区不适、心率快等；长期接触一氧化碳可促进动脉粥样硬化等。

6. 泌尿系统 经肾随尿排出是有毒化学品排出体外的最重要的途径，加之肾血流量丰富，易受损害。不少有毒化学品对肾有毒性，尤以重金属和卤代烃最为突出。泌尿系统各部位都可能受到有毒化学品损害，如慢性镉中毒常伴有尿路结石，杀虫脒中毒可出现出血性膀胱炎等。

7. 骨骼损害 长期接触氟可引起氟骨症；磷中毒下颌改变首先表现为牙槽嵴的吸收，随着吸收的加重发生感染，严重者发生下颌骨坏死；长期接触氯乙烯可致肢端溶骨症，即指骨末端发生骨缺损；镉中毒可发生骨软化。

8. 眼损害 有毒化学品引起的眼损害分为接触性和中毒性两类。前者是有毒化学品直接作用于眼部所致；后者则是全身中毒在眼部的改变。接触性眼损害主要为酸、碱及其他腐蚀性有毒化学品引起的眼灼伤，严重者可造成终生失明，必须及时救治。中毒性眼损害最典型的为甲醇和三硝基甲苯所引起。

9. 皮肤损害 常见的有接触性皮炎、油疹及氯痤疮、皮肤黑变病、皮肤溃疡、角化过度及皲裂等。根据作用机制不同引起皮肤损害的化学性物质分为：原发性刺激物、致敏物和光敏感物。常见原发性刺激物为酸类、碱类、金属盐、溶剂等；常见皮肤致敏物有金属盐类（如铬盐、镍盐）、合成树脂类、染料、橡胶添加剂等；光敏感物有沥青、焦油、吡啶、蒽、菲等。

10. 化学灼伤 化学物质对皮肤、黏膜刺激、腐蚀及化学反应热引起的急性损害。按临床分类有体表（皮肤）化学灼伤、呼吸道化学灼伤、消化道化学灼伤、眼化学灼伤。常见的致伤物有酸、碱、酚类、黄磷等。某些化学物质在致伤的同时可经皮肤、黏膜吸收引起中毒，如黄磷灼伤、酚灼伤、氯乙酸灼伤，甚至引起死亡。

11. 肿瘤 如联苯胺致膀胱癌；苯致白血病；氯甲醚致肺癌；砷致肺癌、皮癌；氯乙烯致肝血管肉瘤等。

有毒化学品对人体危害的后果主要包括局部刺激、腐蚀、中毒、致敏、致癌、致畸、致突变等特异性损害和诱发某些疾病、使某些原有疾病病情加重等非特异性损害。其中，最常见的是中毒。中毒是指人体在有毒化学品的作用下发生功能性和器质性改变后而出现的疾病状态，是各种毒性作用后果的综合表现。中毒分为三种：①急性中毒：指短时间内大量有毒化学品进入人体后突发的中毒，具有发病急、变化快和病情重的特点，一般在接触后几小时甚至1～2天内发生，如急性苯、硫化氢中毒等。②慢性中毒：指长时间内少量有毒化学品不断进入人体逐渐引起的中毒，绝大部分是由于不易排出，毒性在人体内累积引起的，往往接触数月、数年才出现症状，如慢性苯、铅（特别是有机铅化合物)、汞(特别是二价汞盐和液态的有机汞化合物)、锰等中毒或尘肺等。③亚急性中毒:介于急性与慢性之间,病变时间较急性中毒长、发病症状较急性中毒缓和的中毒。

二、有毒化学品的安全管理

(一)有毒化学品管理的法规、规章和标准

1.《全球化学品统一分类与标签制度》(GHS) 是由联合国出版的指导各国控制化学品危害和保护人类健康与环境的规范性文件。我国自2011年5月1日起强制实行GHS制度。

2.《毒害性商品储藏养护技术条件》(GB17916 – 1999) 规定了毒害性商品的储藏条件、储藏技术、储藏期限等技术要求,其目的是为规范化学危险品中毒害品的储藏管理,保证毒害品在储藏过程中的安全。

3.《作业场所安全使用化学品公约》(第170号公约) 1990年6月7日国际劳工局理事会在日内瓦的第七十七届会议提出,于1990年6月25日通过。我国于1994年10月27日第八届全国人大常委会第十次会议批准。其目的是为保护工人免受化学品危害的影响,同时有助于保护公众和环境。

4.《使用有毒物品作业场所劳动保护条例》(国务院令〔2002〕第352号) 其目的是为保证作业场所安全使用有毒物品,预防、控制和消除职业中毒危害,保护劳动者的生命安全、身体健康及其相关权益。

5.《工作场所安全使用化学品规定》(劳动部令〔1996〕第423号) 其目的是为更好地实施《作业场所安全使用化学品公约》,保障工作场所安全使用化学品,保护劳动者的安全与健康。

6.《中国禁止或严格限制的有毒化学品目录》 由国家环境保护总局、海关总署于2005年6月30日联合发布,列明了需国家进行监管的有毒化学品。

7.《职业性接触毒物危害程度分级》(GBZ230 – 2010) 规定了职业性接触毒物危害程度的分级。职业性接触毒物是指工人在生产中接触以原料、成品、半成品、中间体、反应副产物和杂质等形式存在,并在操作时可经呼吸道、皮肤或经口进入人体而对健康产生危害的物质。

(二)有毒化学品储存的管理

实验室有毒化学品的储存管理可参照《毒害性商品储藏养护技术条件》(GB17916 – 1999)中的有关规定。

1. 有毒化学品应装入密封容器,贴好标签,分类储存于专用的药品柜中,并做好出纳登记。

2. 应定期检查盛放有毒化学品的容器是否存在泄漏,管道、阀门是否连接正确。

(三)有毒化学品使用的管理

根据《工作场所安全使用化学品规定》(劳动部令〔1996〕第423号)和《使用有毒物品作业场所劳动保护条例》(国务院令〔2002〕第352号),使用单位应通过下列方法,消除、减少和控制工作场所有毒化学品产生的危害:

1. 改良实验方案和技术,尽量减少有毒化学品的使用。尽量以无毒、低毒物质代替有毒、高毒物质进行实验,这是从根本上解决中毒问题的最好方法。例如:苯有"三致"

作用，故实验中尽可能用毒性较低的化学试剂，如环己烷、甲苯等来代替。

2. 采用较好的实验方案、设施、工艺，如隔离、密闭等，减少或避免实验过程中有毒化学品的逸出和扩散。例如：尽量使用自动化、密闭化、连续化的实验过程，可减少人与有毒化学品的接触机会和有毒化学品的"冲、溢、跑、冒"事故。

3. 保持通风是减少有毒化学品危害的重要措施。通风可使环境中的有害物质被及时排走或稀释，而使浓度不超过最高容许浓度。通风方式可分为两大类，即自然通风和机械通风。机械通风主要使用通风柜（橱）、换气扇等设施。

4. 由于有毒化学品能以蒸气或微粒状态从呼吸道吸入，或以水溶液状态从消化道食入，或通过直接接触从皮肤或黏膜等部位吸收，因此操作时应采取个人防护措施。其作用是隔离和屏蔽（如防护服、口罩、鞋帽、面罩、手套、眼镜等）以及吸收过滤（如呼吸过滤器等）有毒化学品。选用合适的防护用品，可以减轻受有毒化学品影响的程度，起到一定的保护作用。

5. 养成良好的个人卫生习惯也是消除和降低有毒化学品危害的自救方法。饭前、饮水前、吸烟前应先仔细洗手、漱口，必要时可用消毒液；实验完毕应及时洗手，条件允许应洗澡；生活衣物与工作衣物不应在一起存放，并应经常清洗工作服。以上这些措施可以及时清除附着在皮肤和衣物上的有毒化学品，防止有害物质通过皮肤、口腔、消化道侵入人体。另外，绝对禁止在使用有毒化学品或有可能被污染的实验室内进食、饮水、吸烟，以及在有可能被污染的容器内存放食物。

6. 有毒化学品使用完毕后，应妥善处理剩余物质和残毒物质。

三、有毒化学品的安全标志

有毒化学品安全标志（图 10 - 3）的底色为白色；图案为骷髅头和交叉骨形，颜色为黑色；文字说明为"有毒品"，危险品类别号为"6"，表示有毒品为常用危险化学品分类中的第 6 类，颜色为黑色。

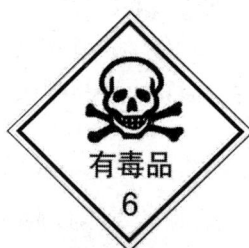

图 10 - 3　有毒化学品的安全标志

四、剧毒化学品

（一）概述

剧毒化学品是指具有非常剧烈毒性危害的化学品，包括人工合成的化学品及其混合物（含农药）和天然毒素。通常侵入机体后短时间内即能致人、畜死亡或严重中毒。《剧毒化学品目录》（2002 年版）共收录 335 种剧毒化学品，包括氰化钾、氰化钠及其他氰化物，三氧化二砷及某些砷化物，二氯化汞及某些汞盐，硫酸（二）甲酯、氯、烯丙胺、

2 – 吡咯酮、2 – 丁烯醛、氯乙醇、氯磺酸等。

　　根据《剧毒化学品目录》（2002 年版），动物实验中，经口服 $LD_{50} \leqslant 50mg/kg$，经皮肤接触 $LD_{50} \leqslant 200mg/kg$，以及经吸入 $LC_{50} \leqslant 500ml/m^3$（气体）、$2.0mg/L$（蒸气）或 $0.5mg/L$（尘雾）的化学品可判定为剧毒化学品。

　　根据《剧毒物品分级、分类与品名编号》（GB57 – 1993），以急性毒性指标为主，适当考虑剧毒化学品的理化性质和其他危险性质，对剧毒化学品进行分级，其分级标准见表 10 – 6。

表 10 – 6　剧毒化学品急性毒性分级标准

级别	口服 LD_{50}（mg/kg）	皮肤接触 LD_{50}（mg/kg）	吸入粉尘、烟雾 LC_{50}（mg/L）	吸入蒸气或气体 LC_{50}（ml/m³）
A	= 5	= 40	= 0. 5	$V = 10LC_{50}$，同时 $LC_{50} \leqslant 1000$
B	>5 ~ 50	>40 ~ 200	>0. 5 ~ 2	$V \geqslant LC_{50}$，同时 $LC_{50} \leqslant 3000$（A 级除外）

注：V 是指 20℃时，标准大气压下的饱和蒸气浓度，以 ml/m^3 为单位。

　　根据以上分级标准，将剧毒化学品分为 A、B 两级。其中 A 级剧毒化学品具有非常剧烈的毒害危险，急性毒性符合 A 级标准；或急性毒性符合 B 级标准，无明显颜色、气味、味道，易被用于投毒破坏，以及具有遇水燃烧、爆炸、催泪等其他危险性质，易引起治安灾害事故。B 级剧毒化学品具有严重的毒害危险，急性毒性符合 B 级标准，可能引起治安灾害事故。

　　根据《剧毒物品分级、分类与品名编号》（GB57 – 1993）和《剧毒物品品名表》（GB58 – 1993），剧毒化学品按化学类别和毒性大小分为四类，见表 10 – 7。其中，无机剧毒化学品多含有氰基、汞、砷、铅、硒、重金属及其盐等；有机剧毒化学品多含有磷、汞、铅、氰基、硫、硅、卤素等官能团。

表 10 – 7　剧毒化学品的分类

	A 级	B 级
无机	氰化钠、氰化钾、氢氰酸、三氧化（二）砷、亚砷酸钾、五氧化（二）砷、亚硒酸钾、氯化汞、羰基镍、叠氮（化）钠、氟化氢、黄磷、磷化钾、氯（液化）、磷化氢、砷化氢、一氧化氮、二氧化硫、五氟化磷、氰（液化）等	碘化氰、砷、砷酸、三氟化砷、二氧化硒、亚硒酸、硒化铅、四氯化硒、氯化钡、铊、硝酸铊、铍（粉末）、氧化铍、四氧化锇、五氧化二钒、氧化汞、硝普钠、溴、溴化氢、三氟化硼等
有机	乙撑亚胺、甲基 – 双 β –（氯乙基）胺、二氯（二）甲醚、四乙基铅、氟乙酸、异氰酸甲酯、硫酸（二）甲酯、四氯二苯二噁英、乙氧啶、戊硼烷、乌头碱、阿托品及其盐、吗啡及其盐、烟碱、毒扁豆碱及其盐、麦角新碱及其盐、地高辛、黄曲霉素（含黄曲霉素 B、B_1、B_2、C、C_1、G_2 等）、乙烯酮、重氮甲烷等	三氯硝基甲烷、2，4 – 二硝基酚、丙撑亚胺、丙烯醛、2 – 巯基丙酸、乙酸汞、甲基汞、四乙基锡、溴乙酸乙酯、羟基乙腈、丙烯腈、2 – 氯吡啶、马钱子碱及其盐、可待因及其盐、（氯化）筒箭毒碱、溴化新斯的明、盐酸哌替啶、肾上腺素、四氟代朋、溴甲烷等

　　根据《剧毒物品分级、分类与品名编号》（GB57 – 1993），每一个剧毒化学品使用一个品名编号，一般由一个英文字母和四位阿拉伯数字组成（图 10 – 4），表明剧毒化学品所属的等级、化学类别和顺序号。例如：某剧毒化学品的编号为 A2094，表示其为 A 级有机物剧毒化学品，顺序号为 94。

　　剧毒化学品具有较大的危险性。剧毒化学品具有剧烈的毒害性，少量进入机体即可造成中毒或死亡；相当多的剧毒化学品具有隐蔽性，因其多为白色粉状、块状固体或无色液体，易与食盐、糖、面粉等混淆，不宜识别；许多剧毒化学品具有易燃、易爆、腐蚀等特性，如液氯、四氧化锇、三氟化硼等；某些剧毒化学品与其他物质混合后反应剧烈，甚至发生爆炸，如氰化物与硝酸盐、亚硝酸盐等混合；某些剧毒化学品与其他物质作用产生剧毒气体，如氰化物与酸作用生成剧毒的氰化氢气体；磷化铝与水或水蒸气作用生成易燃、剧毒的磷化氢气体。

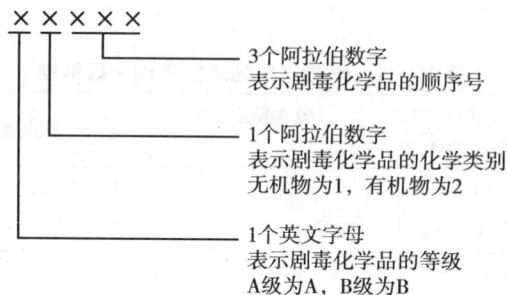

图 10-4　剧毒化学品的品名编号

（二）剧毒化学品的安全管理

1. 剧毒化学品管理的规章和标准

（1）《剧毒化学品目录》（2002 年版）　由国家安全生产监督管理局、公安部、国家环境保护总局、卫生部、国家质量监督检验检疫总局、铁道部、交通部和中国民用航空总局制定，共列出了 335 种剧毒化学品。

（2）《剧毒物品分级、分类与品名编号》（GB57-1993）　规定了剧毒物品定义、分级、分类与品名编号，适用于对剧毒物品的安全管理。

（3）《剧毒物品品名表》（GB58-1993）　规定了剧毒物品的品名和编号，适用于对剧毒物品的管理。

（4）《剧毒化学品购买和公路运输许可证件管理办法》（公安部令［2005］第 77 号）　其目的是为加强对剧毒化学品购买和公路运输的监督管理，保障国家财产和公民生命财产安全。适用于在中华人民共和国境内购买和通过公路运输剧毒化学品的情况，但个人购买农药、灭鼠药、灭虫药除外。

（5）《剧毒化学品库房安全防范技术要求》（DB11/529-2008）　由北京市质量技术监督局发布，其目的是为建立剧毒化学品库安全防范体系，达到"防盗窃、防抢劫、防破坏"的目的。规定了剧毒化学品库风险等级的划分、防范级别、安全防范系统要求和安全管理措施，适用于剧毒化学品库的安全防范系统设计、安全防范工程建设和安全防范工作管理。

2. 剧毒化学品购买的管理　实验室剧毒化学品的购买管理可参照《剧毒化学品购买和公路运输许可证件管理办法》（公安部令［2005］第 77 号）中的有关规定。

（1）应向设区的市级人民政府公安机关申请购买资格，并办理《剧毒化学品购买凭证》或《剧毒化学品准购证》，凭证购买。

（2）个人不得购买农药、灭鼠药、灭虫药以外的剧毒化学品。

（3）提货时必须 2 人同时押运。

3. 剧毒化学品储存的管理 实验室剧毒化学品的储存管理可参照《剧毒化学品库房安全防范技术要求》（DB11/529 – 2008）中的有关规定。

（1）单独储存于专用场所和防盗保险柜，不能与其他物品混放，并由专人负责保管，实行"双人保管、双人收发、双人使用、双本账目、双锁锁门"的五双制度。

（2）必须有完整清楚的标签，严防误用。

（3）存放品种、数量、地点以及管理人员的情况要报当地公安部门备案。

4. 剧毒化学品使用的管理

（1）由专人负责使用，禁止无关人员接触。

（2）实验中应严加管理，严防丢失；实验完毕后剩余药品必须全部交回，登记入账，任何人不许保留。严禁将剧毒化学品或包装容器赠送、出借、随意丢弃和非法买卖。

（3）实验完成后，应把桌面、地面清洁干净。废弃的剧毒化学品必须放入固定容器内，定期集中处理。

（4）严格遵守个人卫生习惯和个人防护规程，绝对禁止在使用剧毒化学品或有可能被毒物污染的室内存放食物、饮食和吸烟。离开实验室后应更衣和洗澡。

（三）剧毒化学品的安全标志

剧毒化学品安全标志（图10 – 5）的底色为白色；图案为骷髅头和交叉骨形，颜色为黑色；文字说明为"剧毒品"，危险品类别号为"6"，表示剧毒品为常用危险化学品分类中的第6类，颜色为黑色。

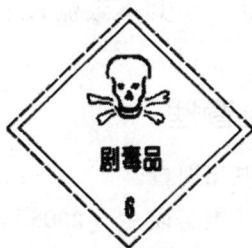

图 10 – 5 剧毒化学品的安全标志

第五节 易制毒化学品安全管理

一、概述

易制毒化学品是指国家规定管制的可用于制造毒品的前体、原料和化学助剂等物质。

1988 年《联合国禁止非法贩运麻醉药品和精神药物公约》中列出了 22 种易制毒化学品。我国《易制毒化学品管理条例》（国务院令［2005］第 445 号）中，除上述 22 种外，将三氯甲烷也列为易制毒化学品，共 23 种。现在的易制毒化学品已增加到 25 种，主要分为三类。

第一类是可以用于制毒的主要原料，包括：1 – 苯基 – 2 – 丙酮、3，4 – 亚甲基二氧苯基 – 2 – 丙酮、胡椒醛、黄樟素、黄樟油、异黄樟素、N – 乙酰邻氨基苯酸、邻氨基苯甲酸、麦角酸、麦角胺、麦角新碱，以及麻黄素、伪麻黄素、消旋麻黄素、去甲麻黄素、甲基麻黄素、麻黄浸膏、麻黄浸膏粉等麻黄素类物质。此外，经国务院批准，自 2008 年 8 月 1 日起，羟亚胺被列入第一类易制毒化学品；自 2012 年 9 月 15 日起，邻氯苯基环戊酮也被列入第一类易制毒化学品。

第二类、第三类是可以用于制毒的化学配剂，第二类包括苯乙酸、醋酸酐、三氯甲烷、乙醚、哌啶；第三类包括甲苯、丙酮、甲基乙基酮、高锰酸钾、硫酸、盐酸。

易制毒化学品的危险性主要是易制毒性。如第一类易制毒化学品中的麻黄素，是从植物麻黄草中提取的生物碱，有显著的中枢兴奋作用，长期使用可引起病态嗜好及耐受性，被纳入我国二类精神药品进行管制。麻黄素在医药上是生产支气管扩张剂（咳嗽药）的原料，但也是制造甲基苯丙胺（冰毒）的前体。冰毒于 1919 年由日本化学家 A. Ogata 首次合成，是目前国际上滥用最严重的中枢兴奋剂之一，大剂量使用可引起精神错乱，类似妄想性精神分裂症。麦角生物碱是由麦角菌属侵害黑麦、大麦、小麦、裸麦、燕麦等产生的生物碱毒素。1938 年，瑞士化学家 Albert Hofmann 利用麦角生物碱中的麦角胺和麦角新碱，首次合成了麦角酸二乙基酰胺，这是已知药力最强的迷幻剂，吸食者可丧失对事物的判断力和控制力，产生严重的心理和生理损害。又如第二类易制毒化学品中的醋酸酐、三氯甲烷、乙醚等，是实验室常用的有机溶剂，但也是将鸦片加工成海洛因所必需的原料，通常制造 1kg 海洛因，约需 1kg 醋酸酐、1kg 三氯甲烷和 12kg 乙醚。再如第三类易制毒化学品中的高锰酸钾，是实验室常用的氧化剂，但也是生产可卡因的关键性化学品。因此，从某种意义上说，没有易制毒化学品就没有毒品。严格管理好易制毒化学品，使其不致流入不法分子手中，实际上就等于控制了毒品生产的阀门。

二、易制毒化学品的安全管理

（一）易制毒化学品管理的法规和规章

1.《易制毒化学品管理条例》（国务院令［2005］第 445 号） 其目的是为加强易制毒化学品管理，规范易制毒化学品的生产、经营、购买、运输和进口、出口行为，防止易制毒化学品被用于制造毒品，维护经济和社会秩序。

2.《易制毒化学品进出口管理规定》（商务部令［2006］第 7 号） 其目的是为加强易制毒化学品进出口管理，防止其流入非法制毒渠道。

3.《非药品类易制毒化学品生产、经营许可办法》（国家安全生产监督管理总局令［2006］第 5 号） 其目的是为加强非药品类易制毒化学品管理，规范非药品类易制毒化学品生产、经营行为，防止非药品类易制毒化学品被用于制造毒品，维护经济和社会秩序。

（二）易制毒化学品购买的管理

根据在制毒过程中的主次作用，易制毒化学品实行分类管理，即第一类实行购买、运输许可；第二类实行购买备案、运输许可；第三类实行购买、运输备案。

1. 教学科研单位等非经营企业申请购买第一类易制毒化学品，应当提交登记证书（即成立批准文件）和合法使用需要证明，经审批部门审批合格后，取得购买许可证。申请购买第一类中的药品类易制毒化学品的，由所在地的省、自治区、直辖市人民政府食品药品监督管理部门审批；申请购买第一类中的非药品类易制毒化学品的，由所在地的省、自治区、直辖市人民政府公安机关审批。

2. 购买第二类、第三类易制毒化学品的，应当在购买前将所需购买的品种、数量，向所在地的县级人民政府公安机关备案。个人自用购买少量高锰酸钾的，无须备案。备案步骤为：需购买易制毒化学品的实验室提出书面申请（包括品名、数量、用途及购买后对化学品的安全管理承诺）→学院审批→保卫处审批→校长审批。备案材料包括：易制毒化学品购买申请表、合法使用承诺、合法使用需要证明、学校法人证书和身份证复印件、经办人身份证复印件、易制毒化学品购销合同复印件、危险物品管理制度、化学药品经销商的营业执照及经营二、三类易制毒化学品许可证等。

3. 第二类、第三类易制毒化学品必须由二人或二人以上进行申报、购买，每次申请的数量不宜过多，原则上用量应控制在三个月内，最多不得超过一个学期的用量。

4. 个人不得购买第一类、第二类易制毒化学品。任何单位和个人不得私自购买、转让易制毒化学品，禁止使用现金或实物进行交易。

（三）易制毒化学品储存的管理

1. 易制毒化学品的储存场所必须安全可靠，防盗措施务必到位。应配备专用储存柜，做到定位储存、零整分开、存放有序，要有精确计量和记载，帐物对号，并定期进行查对。

2. 第一类易制毒化学品应严格执行双人保管、双人收发、双人领料、双本账目、双锁锁门的五双制度，建立使用台账，并保存2年备查。

3. 第二类、第三类易制毒化学品必须由二人或二人以上进行保管和领取，严格执行双人收发、双人保管制度，尽可能不要超量储存。

4. 若发现易制毒化学品丢失，使用人应保护好现场，并立即报告单位领导和保卫处，由保卫处通知公安部门处理。

（四）易制毒化学品使用的管理

1. 实验相关人员要严格按照操作程序和要求进行操作，保证易制毒化学品的使用安全。

2. 使用易制毒化学品进行实验时，须由两人或两人以上同时操作，并填写易制毒化学品使用记录表，一式两份，一份交学校相关管理部门，一份自留备查。

3. 实验完毕后的废弃易制毒化学品，应储存于专门的容器内，并贴上标签，标明品名、残余量、危险性等，暂时储存在实验室安全可靠的地方，专人保管，定期由专门机构或人员集中进行销毁。

三、药品类易制毒化学品的安全管理

（一）概述

药品类易制毒化学品是指可制造毒品的主要原料中具有临床治疗作用的化学药品，同时具有药品和易制毒品的双重属性，包括第一类易制毒化学品中的麦角酸、麦角胺、麦角新碱，以及麻黄素、伪麻黄素、消旋麻黄素、去甲麻黄素、甲基麻黄素、麻黄浸膏、麻黄浸膏粉等麻黄素类物质。

（二）药品类易制毒化学品的安全管理

1. 药品类易制毒化学品管理的规章　《药品类易制毒化学品管理办法》（卫生部令

［2010］第72号），其目的是为加强药品类易制毒化学品管理，防止流入非法渠道。

2. 药品类易制毒化学品购买的管理

（1）药品类易制毒化学品实行购买许可制度。购用单位应向所在地省、自治区、直辖市食品药品监督管理部门，或省、自治区食品药品监督管理部门确定并公布的设区的市级食品药品监督管理部门提出申请，填报购买申请表，并提交相应资料。经批准后，办理《药品类易制毒化学品购用证明》（简称《购用证明》）。凭《购用证明》从麻醉药品全国性批发企业、区域性批发企业和药品类易制毒化学品经营企业购买。

（2）《购用证明》的有效期为3个月，只能在有效期内一次使用，不得转借、转让。购买时必须使用原件，不得使用复印件、传真件等。

（3）禁止使用现金或实物进行药品类易制毒化学品的交易。

3. 药品类易制毒化学品储存的管理

（1）应配备保障药品类易制毒化学品安全管理的设施，建立层层落实责任制的管理制度。

（2）应设立专柜储存药品类易制毒化学品。专柜应当使用保险柜，实行双人双锁管理。

（3）发生药品类易制毒化学品被盗、被抢、丢失或其他流入非法渠道情形的，案发单位应立即报告当地公安机关和县级以上地方食品药品监督管理部门。

4. 药品类易制毒化学品使用的管理

（1）购用单位应当按照《购用证明》载明的用途使用药品类易制毒化学品，不得转售。

（2）对过期、损坏的药品类易制毒化学品，应登记造册，并向所在地县级以上地方食品药品监督管理部门申请销毁。

第六节　放射物安全管理

一、概述

放射物是指含有放射性核素，且其活度和比活度均高于国家规定的豁免值的物质。其中，放射性活度（A）是指放射性元素或同位素每秒衰变的原子数，表示放射性强度，国际单位为贝克勒尔（Bq）。比活度（Am）是指放射性核素基本上均匀地分布在物质中的单位质量或单位体积该物质的活度。

根据《放射性物品运输安全管理条例》（国务院令［2009］第562号），放射物按照特性及其对人体健康和环境的潜在危害程度，分为一级、二级和三级，见表10-8。

一级放射物是指Ⅰ类放射源、高水平放射性废物、乏燃料等释放到环境后对人体健康和环境产生重大辐射影响的放射物。根据《放射性同位素与射线装置安全和防护条例》（国务院令［2005］第449号），Ⅰ类放射源是指在没有防护的情况下，接触几分钟到1小时就可致人死亡的极危险源。其中，放射源是指用天然或人工放射性核素制成的、以发射某种辐射为特征的制品。放射性废物是指含有放射性核素或被放射性核素污染，其浓度或活度大于国家审管部门规定的清洁解控水平，并且预计不再利用的物质。其中，清洁解控水平是指由国家审管部门规定的，以放射性活度浓度和（或）总活度表示的一组值。凡是物料或材料中的放射性活度浓度和（或）总活度低于该组值时，经批准后就可不再受审管部门监管。放射性活度浓度（AV）是指单位体积物质中所含的放射性活度。高水平放射性废物简称高放废物，是指放射性核素的含量或浓度高，释热量大，操作和运输过程中需要特殊屏蔽的放射性废物。它主要是乏燃料后处理产生的高放废液及其固化体、准备直接处置的乏燃料及相应放射性水平的其他废物。国际原子能机构按处置要求的分类标准把释热率 $>2kW/m^3$，长寿命核素比活度大于短寿命低中放废物上限值的废物称为高放废物。中国《放射性废物的分类》（GB9133 – 1995）规定：高放液体废物

表 10 – 8　放射物的分类

分类	放射物	放射物举例	放射物	放射物举例
一级	放射性活度大于 A_1 或 A_2 值的放射物	如反应堆乏燃料、高水平放射性废物	易裂变Ⅲ类低比活度放射物（LSA – Ⅲ）	–
	等于或大于 0.1kg 的六氟化铀	–	易裂变Ⅱ类低比活度的放射物（LSA – Ⅱ）	–
	需特殊安排运输的放射物	–	易裂变的放射性表面污染物体（SCO – Ⅰ 或 SCO – Ⅱ）	–
	放射性活度不大于 A_1 或 A_2 值的易裂变放射物	反应堆新燃料	Ⅰ类放射源	医用强钴源、工业辐照强钴源、锎 252 中子源原料等
二级	非特殊形式的非易裂变或例外易裂变，放射性活度不大于 A_2 值的放射物	钼 – 锝发生器	非易裂变或例外易裂变的Ⅱ类低比活度放射物（LSA – Ⅱ）	–
	特殊形式的非易裂变或例外易裂变，放射性活度不大于 A_1 值的放射物	–	Ⅱ类和Ⅲ类放射源	铯 137 等密封放射源
	非易裂变或例外易裂变的Ⅲ类低比活度放射物（LSA – Ⅲ）	–		
三级	有限量的放射物	放射性活度小于 7×10^7 Bq 的碘 131 溶液	非易裂变或例外易裂变的Ⅱ类低比活度放射物（LSA – Ⅱ）	含氚浓度小于 0.8TBq/L 的水
	含有放射物的仪器或制品	骨密度测量仪	非易裂变或例外易裂变的Ⅰ类低比活度放射物（LSA – Ⅰ）	黄饼
	天然铀或贫化铀或天然钍的制品	–	非易裂变或例外易裂变Ⅰ、Ⅱ类放射性表面污染体（SCO – Ⅰ、SCO – Ⅱ）	污染构件
	运输放射物的空包装	–	Ⅵ类和Ⅴ类放射源	铯 137（0.5mCi）子母源罐
	非易裂变或例外易裂变的Ⅲ类低比活度放射物（LSA – Ⅲ）	–		

注：根据《放射性物质安全运输规程》（GB11806 – 2004），A_1 是指特殊形式放射物的放射性活度限值；A_2 是指特殊形式放射物以外的放射物的放射性活度限值。易裂变放射物是指铀 233、铀 235、钚 239、钚 241 或这些放射性核素的任何组合。低比活度物质是指比活度有限的放射物，或估计的平均比活度低于限值的放射物。表面污染物体是指本身不是放射性的，当在其表面分布着放射物的固体物体

的 $AV > 4 \times 10^{10} Bq/L$；高放固体废物的 $AV > 4 \times 10^{10} Bq/kg$ 或释热率 $> 2kW/m^3$。乏燃料又称辐照核燃料，是指在反应堆内经中子轰击发生核反应，经一定时间从堆内卸出的核燃料。它含有大量未用完的可增殖材料铀238或钍232，未烧完的和新生成的易裂变材料钚239、铀235或铀233，核燃料在辐照过程中产生的锌、镅、锔等超铀元素，以及裂变元素锶90、铯137、锝99等。

二级放射物是指Ⅱ类和Ⅲ类放射源、中水平放射性废物等释放到环境后对人体健康和环境产生一般辐射影响的放射物。根据《放射性同位素与射线装置安全和防护条例》（国务院令〔2005〕第449号），Ⅱ类放射源是指在没有防护的情况下，接触几小时至几天可以致人死亡的高危险源；Ⅲ类放射源是指在没有防护的情况下，接触几小时就可对人造成永久性损伤，接触几天至几周可致人死亡的中危险源。中水平放射性废物简称中放废物，是指放射性核素的含量或浓度、释热量虽低于高放废物，但在正常操作和运输过程中需要采取屏蔽措施的放射性废物。国际原子能机构按处置要求的分类标准把低放废物和中放废物合为一类，称为低中放废物。中国《放射性废物的分类》（GB9133 - 1995）规定：中放废气的 $AV > 4 \times 10^7 Bq/m^3$；中放液体废物的 $AV > 4 \times 10^6 Bq/L$；中放固体废物的 $AV > 4 \times 10^6 Bq/kg$。

三级放射物是指Ⅳ类和Ⅴ类放射源、低水平放射性废物、放射性药品等释放到环境后对人体健康和环境产生较小辐射影响的放射物。根据《放射性同位素与射线装置安全和防护条例》（国务院令〔2005〕第449号），Ⅳ类放射源是指基本不会对人造成永久性损伤，但对长时间、近距离接触的人可能造成可恢复的临时性损伤的低危险源；Ⅴ类放射源是指不会对人造成永久性损伤的极低危险源。低水平放射性废物简称低放废物，是指放射性核素的含量或浓度较低，在正常操作和运输过程中通常不需要屏蔽的放射性废物。国际原子能机构按处置要求的分类标准把低放废物和中放废物合为一类，称为低中放废物。中国《放射性废物的分类》（GB9133 - 1995）规定：低放废气的 $AV \leqslant 4 \times 10^7 Bq/m^3$；低放液体废物的 $AV \leqslant 4 \times 10^6 Bq/L$；低放固体废物的 $AV \leqslant 4 \times 10^6 Bq/kg$。放射性药品是指用于临床诊断或者治疗的放射性核素制剂或者其标记药物。

放射物具有放射性、毒性、不可抑制性等危险性。①放射性：在大剂量的照射下，放射性对人体和动物存在着某种损害作用。如在400rad的照射下，受照射的人有5%死亡；若照射650rad，则人100%死亡；照射剂量在150rad以下，死亡率为零，但并非无损害作用，往往需经20年以后，一些症状才会表现出来。损害主要表现在对造血系统的破坏，最初表现为白细胞减少、骨髓异质等，有时呈现出类似感冒的症状。统计资料表明，氡已成为人们患肺癌的主要原因，美国每年因此死亡的达5000～20000人，我国每年也约有50000人因氡致肺癌而死亡。放射性也能损害遗传物质，主要在于引起基因突变和染色体畸变，使一代甚至几代受害。②毒害性：如钋210的毒性比氰化物高1000亿倍，也就是说，0.1g钋可以杀死100亿人，属于极毒性核素。它容易通过核反冲作用而形成放射性气溶胶，污染环境和空气，甚至能透过皮肤进入人体，能长期滞留于骨、肺、肾和肝中，其辐射效应会引起肿瘤。③不可抑制性：不能用化学方法中和、物理或其他方法使放射物不放出射线，只有通过放射性核素的自身衰变才能使放射性衰减到一定的水平。但许多放射性元素的半衰期十分长，并且衰变的产物又是新的放射性元素，因此只能设法把放射物清除或者使用适当的材料予以屏蔽。放射性废弃物的处理见本章第七节。

二、放射物的安全管理

(一) 放射物管理的法规、规章和标准

1.《放射性物品运输安全管理条例》(国务院令〔2009〕第562号) 其目的是为加强对放射性物品运输的安全管理,保障人体健康,保护环境,促进核能、核技术的开发与和平利用,适用于放射性物品的运输和放射性物品运输容器的设计、制造等活动。

2.《放射性物品运输安全许可管理办法》(环境保护部令〔2010〕第11号) 其目的是为加强对放射性物品运输的安全管理,实施《放射性物品运输安全管理条例》规定的运输安全许可制度,适用于从事放射性物品运输和放射性物品运输容器设计、制造等活动。

3.《放射性同位素与射线装置安全和防护条例》(国务院令〔2005〕第449号) 其目的是为加强对放射性同位素、射线装置安全和防护的监督管理,促进放射性同位素、射线装置的安全应用,保障人体健康,保护环境,适用于在中华人民共和国境内生产、销售、使用放射性同位素和射线装置,以及转让、进出口放射性同位素的活动。

4.《放射性废物的分类》(GB9133 – 1995) 代替 GB9133 – 1988。规定了放射性废物的分类分级准则,适用于一切生产、研究和使用放射性物质以及处理、整备、退役等过程中产生的放射性废物。

5.《放射性物品分类和名录》(试行) 由环境保护部(国家核安全局)、公安部、卫生部、海关总署、交通运输部、铁道部、中国民用航空局、国家国防科工局批准公布,自 2010 年 3 月 18 日起施行。其目的是为落实《放射性物品运输安全管理条例》第三条规定,加强放射性物品运输安全管理。

6.《放射性物质安全运输规程》(GB11806 – 2004) 代替 GB11806 – 1989。规定了与放射性物质运输有关的安全要求,适用于放射性物质(包括伴随使用的放射性物质)在陆地、水上和空中任何方式的运输。

(二) 放射物储存的管理

1. 放射物应当单独储存,不得与易燃、易爆、腐蚀性化学品等一起储存。

2. 放射物的储存场所应当采取防火、防水、防盗、防丢失、防破坏、防射线泄漏等安全措施。

3. 放射物应指定专人负责保管。贮存、领取、使用、归还放射物时,应当进行登记、检查,做到账物相符。

(三) 放射物使用的管理

1. 采取相应的防护措施,避免放射物进入体内和污染身体 ①避免放射物由消化系统进入体内的防护措施:工作时必须戴防护手套、口罩、工作衣帽等;实验中绝对禁止用口吸取溶液或口腔接触任何物品;工作完毕应立即洗手、漱口;禁止在实验室吃、喝、吸烟等;放射物的实验室与非放射物的实验室最好分开,使用的仪器也应分开,不能混合使用。②避免放射物由呼吸系统进入体内的防护措施:实验室应有良好的通风条件,实验中煮沸、烘干、蒸发等操作均应在通风橱中进行,处理粉末物应在防护箱中进行,必要时还应戴过滤型呼吸器;实验室应经常用吸尘器或拖把清扫,以保持高度清洁。

③避免放射物由皮肤进入体内的防护措施：实验中应小心仔细，不要让仪器、物品，特别是沾有放射物的部分割破皮肤；操作应戴手套，若有小伤口，一定要妥善包扎好，并戴好手套再工作；若伤口较大，应停止工作；不要用有机溶液洗手和涂敷皮肤，以防增加放射物进入皮肤的渗透性能。

2. 采取相应的防护措施，减少人体接受来自外部辐射的剂量 ①尽量减少辐射剂量：选择放射物时，应在满足实验要求的情况下，尽量选取危险性小的使用；尽量减少放射物的用量。②尽量减少被辐射的时间：实验时力求迅速，操作力求简便熟练。因此，实验前最好预做模拟或空白试验；有条件时，可以几个人共同分担一定任务；不要在放射物的附近做不必要的停留。③尽量增大接触距离：由于人体所受的辐射剂量大小与接触放射物的距离的平方成反比。因此，操作时，可利用各种夹具，增大接触距离，减少被辐射的量。④创造条件设置隔离屏障：比重较大的金属材料，如铅、铁等，对 γ 射线的遮挡性能较好；密度较小的材料，如石蜡、硼砂等，对中子的遮挡性能较好；β 射线和 X 射线较容易遮挡，一般可用铅玻璃或塑料遮挡；隔离屏蔽可以是全隔离，也可以是部分隔离；可以做成固定的，也可做成活动的，应依各自的需要选择设置。

3. 采取相应的防护措施，尽量减少以至杜绝放射物扩散造成危害 应严格按操作规程进行实验。操作时应小心谨慎，防止放射物的泄漏扩散。若放射物已泄漏，应立即采取措施防止其扩散，见本章第八节。

三、放射物的安全标志

一级放射物安全标志（图 10 - 6）的底色为白色；图案上半部为三叶形，颜色为黑色，下半部为一条垂直的宽条，颜色为红色；文字说明为"一级放射性物品"，危险品类别号为"7"，表示一级放射物为常用危险化学品分类中的第 7 类，位于下半部，颜色为黑色。

二级放射物安全标志（图 10 - 6）的底色上半部为黄色，下半部为白色；图案上半部为三叶形，颜色为黑色，下半部为两条垂直的宽条，颜色为红色；文字说明为"二级放射性物品"，危险品类别号为"7"，表示二级放射物为常用危险化学品分类中的第 7 类，位于下半部，颜色为黑色。

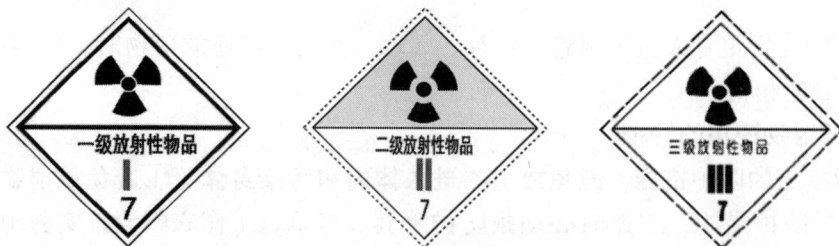

图 10 - 6 放射物的安全标志

三级放射物安全标志（图 10 - 6）的底色上半部为黄色，下半部为白色；图案上半部为三叶形，颜色为黑色，下半部为三条垂直的宽条，颜色为红色；文字说明为"三级放射性物品"，危险品类别号为"7"，表示三级放射物为常用危险化学品分类中的第 7 类，位于下半部，颜色为黑色。

第七节　化学废弃物安全管理

一、概述

化学废弃物是指在化学实验中产生的，在一定时间和空间范围内基本或者完全失去使用价值，无法回收和利用的排放物。

（一）化学废弃物的分类

化学废弃物按物理形态可分为废气、废液和废渣三种，简称"三废"。

1. 废气　又称气态废弃物，主要指试剂和样品的挥发物、使用仪器分析样品时产生的废气、实验过程中产生的有毒有害气体、泄漏和排空的标准气和载气等。例如：酸雾、甲醛、苯系物、各种有机溶剂、汞蒸气、光气等。

2. 废液　又称液态废弃物，主要指多余的样品、实验后的余液、标准曲线及样品分析残液、失效的贮存液和洗液、实验容器洗涤液等。分为无机废液和有机废液，无机废液含重金属（如铁、钴、铜、锰、镉、铅、镓、铬、钛、锗、锡、铝、镁、镍、锌、银等）、氰（游离氰、氰化物或络合氰化物）、汞（Hg^+ 或 Hg^{2+}）、氟（氟酸或氟化物）、酸或碱、六价铬等；有机废液包括油脂类（如灯油、轻油、松节油、油漆、杂酚油、锭子油、绝缘油脂、润滑油、重油、切削油、冷却油、动植物油脂等）、含卤素的有机溶剂（如三氯甲烷、氯甲烷、二氯甲烷、四氯碳、甲基碘等脂肪族卤素化合物，或氯苯、苯甲氯、多氯联苯等芳香族卤素化合物）、不含卤素的有机溶剂（如酚类、醚类、硝基苯类、苯胺类、有机磷化合物、石油类等）。

3. 废渣　又称固态废弃物，主要指多余样品、合成与分析产物、过期或失效的化学试剂、消耗或破损的实验用品（如玻璃器皿、纱布）等。

根据《国家危险废物名录》（环境保护部令［2008］第1号），化学废弃物按危害性可分为危险性废弃物和非危险性废弃物。危险性废弃物是指具有易燃性、腐蚀性、毒性、反应性等一种或几种危险特性的化学废弃物，也包括排除具有危险特性，但可能对环境或者人体健康造成有害影响，需要按照危险废物进行管理的化学废弃物。①易燃性废弃物：包括燃点低于60℃，靠摩擦或吸湿和自发的变化而具有着火倾向的固体废弃物；着火时燃烧剧烈而持续，以及在管理期间会引起燃烧危险的废弃物。②腐蚀性废弃物：包括对生物接触部位的细胞组织产生损害，或对装载容器产生明显腐蚀作用的废弃物；含水废物，或本身不含水但加入定量水后其浸出液的 pH≥12.5 或≤2 的废弃物；最低温度为55℃以下时，对钢制品每年的腐蚀深度大于0.64cm的废弃物。③毒性废弃物：包括含汞、铅、镉、铬、铜、锌、砷、氰的化合物，石棉，有机氯溶剂等。④反应性废弃物：包括强酸、强碱、强氧化剂、强还原剂等。

（二）化学废弃物的危险性

1. 对人体的危害　主要有过敏、引起刺激、缺氧、昏迷和麻醉、中毒、致癌、致畸、致突变、尘肺等。某些化学废弃物与皮肤直接接触可导致皮肤保护层脱落，引起皮肤干燥、粗糙、疼痛，甚至引起皮炎；与眼部接触可导致轻微伤害、暂时性的不适，甚至永久性的伤残等。例如：人体慢性吸入苯，可引起头痛、头昏、乏力、苍白、视力减退和平衡失调；液体苯与皮肤接触，可溶解皮肤的皮脂，使皮肤干燥；高浓度苯蒸气对眼睛具有轻度刺激，并产生水疱。有些化学废弃物，如重金属元素，进入人体后在相当长一段时间内可能不表现出受害症状，但潜在的危害性极大。例如：20 世纪 50 年代，日本某化工厂将含有甲基汞的废水排入海中，使海中生物受到污染，当地居民长期食用含高浓度有机汞的鱼类，造成汞中毒，出现运动失调、四肢麻木、疼痛、畸胎等症状，约 1246人死亡。

2. 对环境的危害 不仅直接污染环境，而且有些化学废弃物在环境中经化学或生物转化形成二次污染，危害更大。若废弃物被排放进入大气，可造成空气污染，影响人类健康、工农业、天气和气候等，例如：大量硫氧化物或氮氧化物被排放进入大气，会形成酸雨，直接影响动植物的正常生长，严重时甚至使森林衰亡、鱼类绝迹；若废弃物被排放进入水体，可造成水质污染，水中生物生存受到威胁，例如：当水中氰化物浓度达到 0.5mg/L 时，鱼类 2h 内死亡 20%，一天内全部死亡；若废弃物被排放进入土壤，可造成土壤成分和结构改变，土中微生物活动受到影响，土中生长的植物受到污染，甚至无法耕种，例如：德国曾发生某冶金厂附近的土壤被有色冶炼渣污染，土中生长的植物体内含锌量为一般植物的 20～80 倍，含铅量为 80～260 倍，含铜量为 30～50 倍。

二、化学废弃物的安全管理

（一）化学废弃物管理的法律和规章

1.《国家危险废物名录》（环境保护部令〔2008〕第 1 号） 列出了具有腐蚀性、毒性、易燃性、反应性或感染性等危险特性的、可能对环境或人体健康造成有害影响的固体废物和液态废物。

2.《中华人民共和国固体废物污染环境防治法》（主席令〔2005〕第 31 号） 其目的是为防治固体废物污染环境，保障人体健康，维护生态安全，促进经济社会可持续发展，适用于中华人民共和国境内固体废物污染环境的防治。

（二）化学废弃物的处理原则

实验室要严格遵守国家环境保护工作的有关规定，不随意排放废气、废水、废物，不得污染环境。

实验中应控制化学试剂的用量，尽可能减少化学废弃物的产生。产生出的化学废弃物不可倒入下水道，也不可随意丢弃，应根据其物理化学性质、组成、浓度、危险性等采取不同的方法进行处理。能够再利用的，应优先采取有效的方法进行回收、提纯；没有回收利用价值的，应采取必要的措施进行无害化处理，达到国家有关标准后再进行排放。

化学废弃物的一般处理原则为：分类收集、储存，分别集中处理。

（三）化学废弃物的处理方法

由于实验室缺乏专业设施和专业技术人员，且处理量达不到经济规模，因此目前实验室的化学废弃物主要由具备相应处置资质的单位负责处理。但在这些单位回收处理之前，实验室必须采取有效措施，对化学废弃物进行分类收集、妥善储存、合理回收或简单处理，防止其扩散、流失、渗漏或产生交叉污染。

1. 化学废弃物的分类收集和储存

（1）实验室的废液一般分三类收集，即含卤素有机物废液、一般有机物废液和无机物废液。某些废液不能相互混合，如：过氧化物与有机物；氰化物、硫化物、次氯酸盐与酸；盐酸、氢氟酸等挥发性酸与硫酸等不挥发性酸；浓硫酸、磺酸、羟基酸、聚磷酸等酸与其他酸；铵盐、挥发性胺与碱。

（2）化学废弃物的收集应使用专用收集桶或旧试剂瓶，桶口或瓶口应能良好密封，不要使用敞口或有破损的容器。废气可用适当溶剂吸收，装入棕色玻璃瓶密封储存；废液可用棕色玻璃瓶收集并密封储存；废渣可用塑料瓶或塑料袋收集并密封储存。储存化学废弃物的容器不可装满，溶液体积不可超过容器容积的90%，以防止溢漏。容器表面应粘贴标签，标签上应注明内容物的名称、含量、产生时间、实验者姓名等。

（3）化学废弃物应储存在专门的场所或房间，环境应避光、阴凉、通风和干燥，并远离火源和热源。储存时间不应超过一周，特殊废弃物应立即处理，如硫醇、胺等能发出臭味的废液，能产生氰、磷化氢等有毒气体的废液，燃烧性强的二硫化碳、乙醚等废液。

（4）化学废弃物储存时应注意：酸应远离钠、钾、镁等活泼金属、氧化性的酸或易燃有机物以及氰化物、硫化物等相碰后会产生有毒气体的物质；碱应远离酸和一些性质活泼的物质；易燃物应避光储存，并远离一切有氧化作用的酸，或能产生火花火焰的物质。易挥发、毒性大的有机溶剂，如三氯甲烷、四氯化碳等，应在其上面覆盖一层水，以减少挥发，并储存于实验室阴凉处。

2. 化学废弃物的回收　从实验室的化学废弃物中直接进行回收，既可解决环境污染问题，又可节约实验经费和资源。

（1）有机溶剂的回收　实验室的废液主要是有机溶剂，通常可由实验室自行回收。一般方法是：先在分液漏斗中洗涤，再进行蒸馏或分馏以精制、纯化，所得有机溶剂纯度较高，可重复使用。由于有机溶剂通常具有挥发性和毒性，因此整个回收过程应在通风橱中进行。

下面列举几例常见有机溶剂的回收方法。①乙醚：先用水洗涤乙醚废液一次，再用酸或碱调节pH值至中性，然后用0.15%的高锰酸钾溶液洗涤至紫色不褪，经蒸馏水洗后，再用0.15%~1%的硫酸亚铁铵溶液洗涤以除去过氧化物，最后用蒸馏水洗涤2~3次，弃去水层，用无水氯化钙干燥，过滤，蒸馏，收集33.15~34.15℃的馏出液，保存于棕色带磨口塞子的试剂瓶中。②石油醚：先将石油醚废液在（81±2）℃的水浴上蒸馏15~20min，馏出液通过内径25mm、高750mm的玻璃柱以除去芳烃等杂质，柱内下层装60~100目硅胶，高600mm，上层装70~120目氧化铝，高50mm，用前于150~160℃活化4h，然后进行分馏，收集60℃以上的馏出液。重复分离，直至空白值（n＝20）和透光率（n＝10）检验合格。③三氯甲烷：先将三氯甲烷废液按顺序用蒸馏水、浓硫酸（三氯甲烷量的1/10）、蒸馏水、0.15%盐酸羟胺溶液洗涤，再用重蒸水洗涤2次，然后用无水氯化钙脱水干燥，放置数日，过滤、蒸馏，蒸馏速度为每秒1~2滴，收集沸程为60~62℃的馏出液，保存于棕色带磨口塞子的试剂瓶中。对蒸馏法不能除去的有机杂质，可用活性炭吸附纯化。④四氯化碳：含双硫腙的四氯化碳应先用硫酸洗涤一次，再用蒸馏水洗涤2次，弃去水层，用无水氯化钙干燥、过滤，在90~95℃的水浴上蒸馏，收集76~78℃的馏出液；含铜试剂的四氯化碳应用蒸馏水洗涤2次后，用无水氯化钙干燥、过滤、蒸馏；含碘的四氯化碳应先滴加三氧化钛至溶液呈无色，再用蒸馏水洗涤2次，弃去水层，用无水氯化钙干燥、过滤、蒸馏。

（2）金属的回收　常见金属的回收方法如下。①铂：将含铂废液加热溶于王水，过滤、滤渣用水洗，合并滤液与洗液，蒸干，加水及等体积的盐酸再蒸干。②银：将含银废液在搅拌下加入浓盐酸，直至不再析出白色乳状氯化银沉淀。静置，待沉淀沉降完毕后倾出母液，用蒸馏水以倾泻法充分洗涤沉淀至完全除去铁离子和氯离子。在适当的容器内用硫酸（1:4）或10%~15%氯化钠溶液及金属锌棒还原处理氯化银沉淀，直到沉淀不再含白色氯化银粒子，而是析出暗灰色粉末状金属银沉淀，再用蒸馏水以倾泻法洗涤除去沉淀中的游离酸和锌粒子，然后将粉末状银烘干，在石墨坩埚中熔融。③汞：将废弃的金属汞置1L烧杯中，用水漂洗几次后，用纱布过滤于800ml烧杯中，再用水漂洗几次，加入2mol/L的硫酸500ml，控制电压2.8~3.0V，输出电流150~200mA，在不断剧烈搅拌下电解至汞盐析出，反复电解三次，阴极即得纯汞。④钠：将废弃的金属钠置于圆底烧瓶中，加入液体石蜡或甲苯等溶剂，加热回流，使钠完全熔融，趁热倒入蒸发皿中，自然冷却。待钠凝固后，倾去溶剂，将钠保存于含煤油或石蜡的试剂瓶中。

3. 化学废弃物的一般处理方法

（1）焚烧法　对可燃性废液，可置于燃烧炉中燃烧，若量少可选择室外安全的地方燃烧；对难燃烧的废液，可与可燃性物质混合燃烧，或喷入配有助燃器的焚烧炉中燃烧；对燃烧后可产生二氧化氮、二氧化硫、氯化氢等有害气体的废液，可用配有洗涤器的焚烧炉燃烧，或用碱液洗涤燃烧废气以除去有害气体；对废渣，可溶于可燃性溶剂中燃烧。

（2）吸附法　用活性炭、硅藻土、矾土、层片状织物、聚丙烯、聚酯片、氨基甲酸乙酯泡面塑料、稻草屑、锯末等吸附剂充分吸附有害成分后，与吸附剂一起焚烧。

（3）溶剂萃取法　对含水的低浓度废液，可用与水不相混溶的正己烷等挥发性溶剂萃取，分离出溶剂后焚烧。

（4）蒸馏法　利用废液中各组分的沸点不同，采用蒸馏或分馏的方法除去有害成分。

（5）中和法　通过酸碱中和反应，调pH值至中性。

（6）沉淀法　加入合适的沉淀剂，并控制温度、pH值等条件，使有害成分生成溶解度很小的沉淀物或聚合物除去。

（7）水解法　对有机酸或无机酸的酯、某些有机磷化合物等易水解的物质，可加入氢氧化钠或氢氧化钙，在室温或加热下水解。若水解产物无害，可中和、稀释后排放；若水解产物有害，可用吸附等适当的方法处理后再排放。

（8）氧化法　加入合适的氧化剂，如臭氧、含氯化合物等，使有害成分转化成无害或危害较小的物质。

（9）还原法　对重金属，可加入合适的还原剂，如铁屑、铜屑、硫酸亚铁、亚硫酸氢钠和硼氢化钠等，使之转化成易分离除去的形式。

（四）常见化学废弃物的处理

1. 废气的处理　实验室排出的废气量较少时，一般可由通风装置直接排出室外，但排气口必须高于附近屋顶3m。少数实验室若排放毒性大且量较多的气体，可参考工业废气处理办法，在排放废气之前，采用吸附、吸收、氧化、分解等方法进行预处理。例如：氯化氢、二氧化硫等酸性气体可用稀碱液吸收，再通过通风柜排出。原子光谱分析仪的原子化器部分产生金属原子蒸气，必须有专用的通风罩把原子蒸气抽出室外。

2. 废液的处理　实验室产生的最多的化学废弃物是废液，下面介绍几种常见废液的处理。

（1）含氰废液 氰主要来源于氰化钠和氰化钾，氰化物的毒性很强。将含氰废液倒入废酸缸中是极其危险的，因为氰化物遇酸产生极毒的氰化氢气体，瞬时可使人丧命。废液中氰的最高允许排放浓度（以氰酸根计）为0.5mg/L。正确的处理方法是：对低浓度的含氰废液，可先加入氢氧化钠调节pH值为10以上，防止当pH值<8.5时放出氰化氢，再加入高锰酸钾粉末（约3%），使氰化物氧化分解。对高浓度的含氰废液，可先加入氢氧化钠调节pH值为10以上，再加入次氯酸钠（或液氯、漂白粉、二氧化氯），充分搅拌调pH值呈弱碱性（pH约为8），使氰化物氧化分解为二氧化碳和氮气。

（2）含铬废液 铬主要来源于六价铬（重铬酸根离子、铬酸根离子）和三价铬（三价铬离子）。废液中铬的最高允许排放浓度（以六价铬离子计）为0.5mg/L。正确的处理方法是还原沉淀法，即在酸性条件下，加入还原剂，如还原铁粉、硫酸亚铁等，将六价铬离子还原为毒性较低的三价铬离子，再在pH 8~9条件下，将三价铬离子转化为氢氧化铬沉淀，过滤除去。

（3）含汞废液 汞是实验室经常接触的物质，如实验室常用的温度计、压力计等均含汞，一旦被打碎，汞蒸气就会挥发出来。汞蒸气极毒，且毒性为累积性，能聚积于体内，即使少量，若经常接触，也会引起慢性中毒。此外，汞还来源于汞盐，汞离子的毒性较大，亚汞离子的毒性较小。废液中汞的最高允许排放浓度（以汞计）为0.05mg/L。正确的处理方法如下。①硫化物沉淀法：先调节pH值为8~10，加入过量的硫化钠，生成硫化汞沉淀；再加入硫酸亚铁作为共沉淀剂，与过量的硫化钠生成硫化亚铁沉淀，可吸附悬浮在水中难以沉淀的硫化汞微粒，进行共沉淀；最后静置、离心、过滤，除去沉淀。②还原法：用铜屑、铁屑、锌粒、硼氢化钠等作还原剂，还原金属汞。

（4）含铅废液 铅主要来源于二价铅盐，是重金属污染中最多的一种。废液中铅的最高允许排放浓度（以铅计）为1.0mg/L。正确的处理方法是混凝沉淀法，即先加入消石灰（氢氧化钙），调节pH值大于11，使铅生成氢氧化铅沉淀；再加入硫酸铝作为凝聚剂，将pH值降至7~8，使氢氧化铅与氢氧化铝共沉淀；最后分离除去沉淀。

（5）含镉废液 镉主要来源于二价镉盐，有很高的潜在毒性。废液中镉的最高允许排放浓度（以镉计）为0.1mg/L。正确的处理方法如下。①氢氧化物沉淀法：加入石灰，调节pH值为10.5以上，充分搅拌后放置，使镉离子变为难溶的氢氧化镉沉淀；分离沉淀，用双硫腙分光光度法检测滤液中的镉离子降至0.1mg/L以下，将滤液中和至pH值约为7，然后排放。②离子交换法：镉离子比水中其他离子与阳离子交换树脂有更强的结合力，可先交换。

（6）含砷废液 砷主要来源于亚砷酸根离子和砷酸根离子，前者的毒性比后者大。废液中砷的最高允许排放浓度（以砷计）为0.5mg/L。正确的处理方法是氢氧化物共沉淀法，即加入三氯化铁，使铁/砷达到50，然后用消石灰控制废液的pH值为8~10。利用新生氢氧化物和砷化合物的共沉淀的吸附作用，除去废液中的砷。放置一夜，分离除去沉淀。

（7）含钡废液 加入硫酸钠溶液，过滤除去生成的沉淀。

（8）含银废液 加入盐酸调节pH为1~2，过滤除去生成的氯化银白色沉淀。

（9）含硼废液 浓缩，或用阴离子交换树脂吸附。

（10）含氟废液 加入消化石灰乳，至废液呈碱性，充分搅拌，放置一段时间后过滤，滤液按含碱废液处理。但此法不能把氟含量降到8ppm以下，若要进一步降低氟的浓度，需用阴离子交换树脂进行处理。

（11）含无机酸、碱类废液　用酸或碱调节废液 pH 为 3~4，加入铁粉，搅拌 30min，再用碱调节 pH 为 9 左右，继续搅拌 10min，加入硫酸铝或碱式氯化铝等高分子混凝剂进行沉淀，上清液可直接排放，沉淀按废渣处理。

（12）含无机卤化物的废液　无机卤化物是指三溴化铝、三氯化铝、四氯化锡、四氯化钛等。将废液放入大号蒸发皿中，撒上高岭土—碳酸钠（1∶1）的干燥混合物；将其充分混合后，喷洒 1∶1 的氨水至没有氯化铵白烟放出为止；将其中和后，静置过夜，过滤沉淀物。检验滤液有无重金属离子，若无，可用大量水稀释后排放。

（13）含一般有机溶剂的废液　一般有机溶剂是指醇类、酯类、有机酸、酮及醚等由碳、氢、氧元素构成的物质。若有回收价值，可蒸馏回收。若无回收价值，对可燃性物质，可用焚烧法处理；对难燃烧的物质和低浓度废液，可用溶剂萃取法、吸附法及氧化分解法处理。

（14）含石油、动植物性油脂的废液　石油、动植物性油脂是指苯、己烷、二甲苯、甲苯、煤油、轻油、重油、润滑油、切削油、机器油、动植物性油脂、液体和固体脂肪酸等。对可燃性物质，可用焚烧法处理；对难燃烧的物质和低浓度废液，可用溶剂萃取法或吸附法处理。

（15）含氮、硫及卤素的有机废液　主要包括吡啶、喹啉、甲基吡啶、氨基酸、酰胺、二甲基甲酰胺、二硫化碳、硫醇、烷基硫、硫脲、硫酰胺、噻吩、二甲亚砜、三氯甲烷、四氯化碳、氯乙烯类、氯苯类、酰卤化物和含氮、硫、卤素的染料、农药、颜料及其中间体等。对可燃性物质，可用焚烧法处理，但必须除去燃烧产生的有害气体（如二氧化硫、氯化氢、二氧化氮等）；对难燃烧的物质和低浓度废液，可用溶剂萃取法、吸附法及水解法处理；对氨基酸等易被微生物分解的物质，用水稀释后即可排放。

（16）含有机磷的废液　有机磷是指磷酸、亚磷酸、硫代磷酸、磷酸酯类，磷化氢类、磷系农药等。对高浓度的废液，可用焚烧法处理，因含难燃烧的物质多，故可与可燃性物质混合进行焚烧；对低浓度废液，可经水解或溶剂萃取后，用吸附法处理。

（17）含天然及合成高分子化合物的废液　合成高分子化合物是指聚乙烯、聚乙烯醇、聚苯乙烯、聚氯乙烯、聚二醇等；天然高分子化合物是指蛋白质、木质素、纤维素、淀粉、橡胶等。对可燃性物质，可用焚烧法处理；对难燃烧的物质和低浓度废液，可浓缩后焚烧；对蛋白质、淀粉等易被微生物分解的物质，用水稀释后即可排放。

（18）含酸、碱、氧化剂、还原剂和无机盐类的有机废液　酸类是指硫酸、盐酸、硝酸等；碱类是指氢氧化钠、氢氧化钾、碳酸钠、氨等；氧化剂是指过氧化氢、过氧化物等；还原剂是指硫化物、联氨等。可按无机废液的处理方法，分别加以中和；若有机物浓度高或能分离出有机层，可用焚烧法处理，但应保管好残渣；若有机物浓度低或能分离出水层，可用吸附法、溶剂萃取法或氧化分解法处理。

（19）含酚类物质的废液　酚类物质是指苯酚、甲酚、萘酚等。对高浓度的废液，可用乙酸丁酯萃取，再用少量氢氧化钠溶液反萃取，调节 pH 值后蒸馏除去；对低浓度的废液，可加次氯酸钠或漂白粉煮一下，使酚分解为二氧化碳和水，亦可用吸附法、溶剂萃取法或氧化分解法处理。

（20）含苯的废液　可回收利用，也可采用焚烧法处理，即将其置于铁器内，在室外空旷地方点燃。操作者必须站在上风处，持长棒点燃，并监视至完全燃烬为止。

3. 废渣的处理 根据《中华人民共和国固体废物污染环境防治法》（主席令［2005］第31号），实验室产生的有害废渣通常量不多，但也不能倒在生活垃圾处，必须按规定进行处理，方法有化学稳定、土地填埋、焚烧处理、生物处理等。若为可燃性废渣，应及时焚烧；若为非可燃性废渣，应加漂白粉进行氯化消毒后，以深坑埋掉的处理方法为好；一次性使用制品，如手套、帽子、工作服、口罩等，使用后应放入污物袋内集中烧毁；可重复利用的玻璃器材，可先用 $1\sim3g/L$ 有效氯溶液浸泡 $2\sim6h$，再清洗后重新使用或废弃；盛标本的玻璃、塑料、搪瓷容器，可煮沸 $15min$，或用 $1g/L$ 有效氯漂白粉澄清液浸泡 $2\sim6h$ 消毒后，再用洗涤剂及流水刷洗、沥干；若曾用于微生物培养，可用压力蒸气灭菌后使用。

4. 放射性废弃物的处理 采用一般的物理、化学及生物学方法不能将放射性废弃物消灭或破坏，只有通过其自身的衰变才能使放射性衰减到一定的水平，如碘131、磷32等半衰期短的放射性废弃物，通常放置十个半衰期后可进行排放或焚烧处理。但许多放射性废弃物的半衰期十分长，如铁59、钴60等，且有些放射性废弃物衰变的产物又是新的放射物，因此需经过专门的处理后，装入容器集中埋于放射性废弃物坑内。

（1）放射性废气 通常先进行预过滤，再通过高效过滤后排出。

（2）放射性废液 处理方法主要有稀释排放法、放置衰变法、混凝沉降法、离子变换法、蒸发法、沥青固化法、水泥固化法、塑料固化法、玻璃固化法等。

（3）放射性废渣 主要是指被放射性物质污染而不能再用的各种物体。处理方法主要有焚烧、压缩、去污、包装等。

第八节　实验室常见化学安全事故防护与应急处理

一、概述

化学安全事故是指由于人为或自然的原因，引起化学危险和泄漏、污染、爆炸，造成损害的事故。据统计，实验室安全事故中，由玻璃器皿造成的事故占 34.79%，由化学试剂燃烧、灼伤造成的事故占 21.1%，由刃具使用不当造成的事故占 14.8%，由机械操作失误造成的事故占 7.0%，由物体移动、落下碰撞造成的事故占 10%，其他事故占 11.9%。

化学安全事故主要包括以下几类。

1. 火灾、爆炸 若实验室的易燃易爆化学品，如活泼金属、红磷、酒精、氧化剂、高压气体、低温液化气等储存、使用不当，或遇上明火、受热、摩擦、撞击、容器破裂等；以及实验室常进行的某些操作，如加热、蒸馏、加压或减压等操作失误，容易引起火灾、爆炸等事故。例如：2007年圣诞节前夕，美国某化工厂，由于高压反应容器的压力和温度失控，导致容器破裂，容器中的可燃物向外泄漏，与空气中的氧气混合，燃起大火，继而引发爆炸，造成4人死亡，12人受伤。

2. 化学性损伤 主要是由某些化学试剂储存、使用不当造成的，包括强酸、强碱等腐蚀性化学品储存、使用不当造成的烧伤、烫伤、灼伤，液氮、干冰等冷冻试剂储存、使用不当造成的冻伤，以及一氧化碳、氰等有毒化学品储存、使用不当造成的中毒等。例如：2009年7月3日，浙江某大学理学院化学系催化研究所莫某某、徐某某，误将本应接入 307 实验室的一氧化碳气体接至 211 实验室，导致正在 211 实验室工作的于某中毒昏厥，后抢救无效死亡。

3. 泄漏　主要是由于化学品储存或使用不当，造成包装或容器等破损，使化学品溢出、流出或漏出。若是易燃易爆、腐蚀性、毒性等危险化学品泄漏，不仅会对人员造成伤害，还会污染环境。例如：2009 年 7 月 21 日，台湾某大学附属医院实验室，由于装在容器内的过锰酸钾突然爆裂导致气体泄漏，附近人员紧急疏散，没有造成人员伤亡。

4. 放射性事故　若实验室的射线装置、高放射性物质或 x、γ 射线等储存、使用不当，造成丢失、泄露、污染等，容易引起放射性事故。例如：2013 年 5 月 23 日，日本某原子能科学研究所的一座核物理实验室，由于实验装置出现问题，导致放射性物质泄漏扩散，造成至少 4 人，最多可能达 55 人受到不同程度的辐射影响。

二、实验室化学安全事故的防护

（一）实验室安全的有关规定

1. 实验室着装的有关规定　进入实验室，必须按规定穿戴工作服、长裤和不露脚面的鞋，不得穿拖鞋、凉鞋、短裤等，并将长发及松散衣服妥善固定。实验中，严禁戴隐形眼镜，以防止化学药剂溅入眼镜而腐蚀眼睛。进行危害物质、挥发性有机溶剂、特定化学试剂、边缘尖锐的物体（如碎玻璃、木材、金属碎片等）、过热或过冷的物质等操作时，必须穿戴防护用具，如防护口罩、防护手套、防护眼镜等。

2. 实验室饮食的有关规定　严禁在实验室餐饮食物，吃口香糖。使用化学试剂后需先洗净双手才能进餐。食品禁止储存在放有化学试剂的冰箱或储藏柜。

3. 实验操作的有关规定　使用挥发性有机溶剂、有害气体、强酸、强碱、腐蚀性、有毒化学品时，需在通风橱中进行操作，并禁止用嘴、鼻直接接触化学试剂。在实验室进行危险性实验，应避免独自一人，必须两人以上在场方可，且应做好安全防护措施。

4. 实验设备与用电的有关规定　实验室不准乱拉乱接电线，大功率实验设备用电必须使用专线。实验室不得使用明火取暖，严禁吸烟。手上有水或潮湿时，请勿接触电器。进行加热、加压、蒸馏等用火、用电操作时，操作人员不得随意离开，若因故暂时离开，必须委托他人照看或关闭电源。机械设备应装有防护设备或防护罩。

5. 实验室环境卫生的有关规定　实验室应定时洗扫，保持整洁。垃圾应及时倾倒于指定位置，不得任意倾倒和堆积，尤其是有毒或易燃垃圾，应特别处理，以防火灾或危害人体健康。油类或化学品溢出地面或工作台时，应立即擦拭和冲洗干净。实验室应保持所有走廊、楼梯通行无阻。

6. 实验室管理的有关规定　未经负责人同意，外人不得进入实验室。实验室必须有专人管理，未经许可，外人不得擅自动用仪器、设备。实验室应保持整洁有序，不准存放其他无关物品，并严禁吸烟。实验室应做好安全防范工作，定期检查漏电保护器、灭火器等安全设备，下班前应关闭水、电、气总开关和门窗。

（二）实验室安全设备与个人防护器具

1. 通风柜（橱）　见第五章第一节。

2. 防护手套和防护衣服　处理危险物品，如腐蚀性化学品、灼热的物件或微生物等，应佩戴合适的防护手套，有需要时也应穿上防护衣服。

防护手套主要包括以下几种。①防热手套：具有隔热效果，主要用于高温环境下防止手部烫伤，如从烘箱或马弗炉中取出灼热的药品，从电炉上取下加热的溶液等。防热手套的材质一般有厚皮革、特殊合成涂层、绒布等。②低温防护手套：主要用于低温环境下防止手部冻伤，如接触液氮、干冰等制冷剂或冷冻药品。③化学防护手套：主要用于处理危险化学品或手部可能接触到危险化学品时。常见的种类有天然橡胶手套、氯丁橡胶手套、聚氯乙烯（PVC）手套、聚乙烯醇（PVA）手套、腈类手套等。其中天然橡胶手套为实验室常用种类。④一次性手套：主要用于对手部伤害风险较低，而对手指触感要求较高的实验操作。

佩戴防护手套时应注意：佩戴前应仔细检查所用手套，尤其是指缝处，确保质量完好、未老化、无破损；佩戴过程中若需接触日常用品，如电话、门把手、笔等，应脱下防护手套，以防有毒有害物质污染扩散。

防护衣服可防止躯体、皮肤受到各种伤害，同时保护日常着装不受污染。主要分为普通防护服和专门防护服两类。普通防护服俗称实验服、白大褂，一般为长袖、过膝，多以棉或麻作材料，颜色多为白色。专门防护服主要用于一些对身体伤害较大的危险性实验操作，如进行 X 射线相关操作时，应穿铅制的 X 射线防护服。

3. 防护眼镜、防护面罩和防护板 防护眼镜（图 10 – 7a）主要用于防御毒害性气体、飞溅的刺激性或腐蚀性液体、颗粒物、碎屑等对眼部的损伤或冲击。可选用普通平光镜片，镜框应有遮盖，以防溶液溅入。实验中涉及挥发性化学品加热、处理酸、碱和其他腐蚀性化学品、在加压情况下使用玻璃仪器、进行可能会导致眼睛受伤的实验时，应佩戴安全眼镜。

对某些易溅、易爆等极易伤害眼部的高危险性实验操作，如处理大量高浓度的酸、碱或腐蚀性化学品，操作可能产生剧烈或放热的反应，以及开放受压的器皿等，一般的防护眼镜防护能力不够，应采取佩戴防护面罩（图 10 – 7b）、在实验装置与操作者之间安装透明的防护板（图 10 – 7c）等更安全的防护措施。

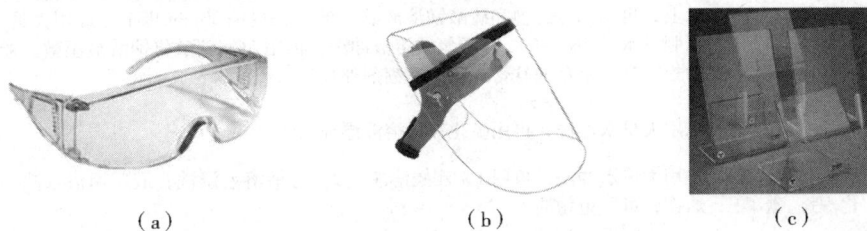

（a）　　　　　　　　（b）　　　　　　　　（c）

图 10 – 7　防护眼镜、防护面罩和防护板

4. 急救药箱 实验室应配备急救药箱，可对常见实验室化学安全事故进行简单的应急处理。急救药箱内一般常备有急救药品和医疗器具，主要包括以下一些。

（1）消毒剂　消毒酒精、碘酒（碘酊）等。

（2）烫伤药　烫伤膏、解毒烧伤软膏、凡士林、甘油等。

（3）创伤药　红汞药水、龙胆紫药水、消炎粉、止血粉等。

（4）化学灼伤药　5%碳酸氢钠溶液、1%硼酸溶液、2%醋酸溶液、5%硫酸铜溶液、医用过氧化氢、三氯化铁的酒精溶液、高锰酸钾晶体等。

（5）治疗用品　创可贴、医用橡皮膏、医用绷带、消毒棉球、纱布、医用镊子、医用剪刀等。

三、常见实验室化学安全事故的应急处理

实验室一旦发生化学安全事故，尤其是出现严重的人员伤亡时，应及时拨打急救电话，或向外界求助。若伤害较小或情况紧急，可采取必要的应急措施自行处理。下面介绍几种常见的应急处理方法。

（一）火灾或爆炸

火灾或爆炸的应急处理方法见第十四章。

（二）灼伤

灼伤是指由腐蚀性化学品，如强酸、强碱等所致的组织损害，主要发生在眼睛和皮肤，而无论灼伤何处，用水冲洗是最有效的应急处理方法。灼伤眼睛时应先用清洁纱布擦去溅在眼外的试剂，再用蒸馏水冲洗，切不可用手揉眼。冲洗时必须用细水流，且不能直射眼球。若是碱性试剂，需再用饱和硼酸溶液或1%醋酸溶液冲洗；若是酸性试剂，需再用碳酸氢钠溶液冲洗，然后滴入少量蓖麻油。严重者应立即送往医院救治。灼伤皮肤时常见的应急处理方法见表10－9。

表10－9 常见的腐蚀性化学品灼伤皮肤的应急处理方法

腐蚀性化学品类型	应急处理方法
强酸类：硫酸、发烟硫酸、硝酸、发烟硝酸、氢溴酸、氢碘酸、氯磺酸等	若量不大，应立即用大量流动清水或自来水冲洗30min左右；若量大，可先用干燥软布吸掉，再用大量流动清水持续冲洗，随后用稀碳酸氢钠溶液或稀氨水浸洗，再用水冲洗，最后送往医院救治
弱酸类：盐酸、磷酸、偏磷酸、焦磷酸、乙酸、乙酸酐、次磷酸、氟硅酸、亚磷酸等	立即用清水冲洗
氢氟酸	能腐烂指甲、骨头，滴在皮肤上，会形成难以治愈的烧伤。可先用大量水冲洗20min以上，再用冰冷的饱和硫酸镁溶液或70%酒精浸洗30min以上；或用大量水冲洗后，用肥皂水或2%～5%碳酸氢钠溶液冲洗，再用5%碳酸氢钠溶液湿敷。局部可用可的松软膏、紫草油软膏或硫酸镁糊剂外敷
铬酸	先用大量水冲洗，再用硫化铵稀溶液漂洗
碱类：氢氧化钠、氢氧化钾、氨、氧化钙、碳酸钾等	先用大量水冲洗，再用1%硼酸溶液或2%乙酸溶液浸洗，最后用清水洗。若氧化钙灼伤，可敷植物油
碱金属氰化物、氢氰酸	先用高锰酸钾溶液冲洗，再用硫化氨溶液冲洗
三氯化磷、三溴化磷、五氯化磷、五溴化磷等	立即用清水冲洗15min以上，再送往医院救治
磷	用湿毛巾包裹，或用1%硝酸银或硫酸钠冲洗15min后进行包扎，禁用油质敷料，以防磷吸收引起中毒
溴	用水冲洗后，用1体积25%氨水、1体积松节油和10体积95%酒精混合液涂敷，或立即用20%硫代硫酸钠溶液冲洗，再用大量水冲洗干净后，包上消毒纱布
碘	用淀粉物质（如米饭等）涂擦，以减轻疼痛，并能褪色
苯酚	先用大量水冲洗，再用4体积10%酒精与1体积三氯化铁的混合液冲洗

续表

腐蚀性化学品类型	应急处理方法
甲醛	先用大量水冲洗，再用酒精擦洗，最后涂以甘油
硫酸二甲酯	暴露伤处让其挥发，不能涂油，不能包扎
无水三氯化铝、无水三溴化铝等	先干拭，然后用大量清水冲洗
硝酸银	先用水冲洗，再用5%碳酸氢钠溶液漂洗，涂油膏及磺胺粉

（三）冻伤

冻伤是指由寒冷侵袭或冰冻物体，如实验室常用的液氮、干冰等制冷剂所致的组织损害。

迅速脱离低温环境并快速复温是冻伤效果最显著而关键的应急处理方法，即迅速将冻伤部位放入37~40℃左右（不宜超过42℃）的温水中浸泡20~30min，时间不宜过长。若冻伤部位不便浸水，如面部、耳朵等，可用37~40℃左右的温水浸湿毛巾，进行局部热敷。若无温水，可将冻伤部位置于自身或救助者的温暖体部，如腋下、腹部或胸部，进行复温。此外，用酒精、辣椒水、5%樟脑酒精、各种冻疮膏涂擦，也有一定的疗效，但切勿用火烘烤冻伤部位，也不要包扎任何东西。

（四）中毒

实验室化学品中毒的方式主要有吸入、食入、沾到皮肤、进入眼睛等。

1. 吸入 最常见的中毒方式。有毒气体，如硫化氢、氟化氢、氯气、一氧化碳等，实验中产生的有毒气体，如二氧化硫、氮的氧化物、氯化氢、氨气等，以及有机溶剂的有毒蒸气，如乙醚、苯、硝基苯等，通常以气体、蒸气、粉尘、烟雾的形式被人体的呼吸道吸入，进入肺部，再被肺泡吸收，进入血液循环而引起中毒。中毒表现多为喉痒、咳嗽、流涕、气闷、头晕、头疼等。若中毒很轻，可立刻将患者转移到空气新鲜的地方，解开衣领和纽扣，安静休息，注意保温；呼吸困难时吸入氧气，呼吸停止时进行人工呼吸，待呼吸好转后，立即送往医院救治。若中毒较重，应立即送往医院救治。

2. 食入 不常见，主要是误食，如进行有毒化学品操作后，未经漱口、洗手就饮食，或在实验操作中误将有毒化学品食入，进入肠胃道而引起中毒。中毒表现多为痉挛或昏迷等。若化学品溅入口中尚未咽下，应立即吐出，并用大量清水冲洗口腔；若已咽下，可根据实际情况采取以下几种应急处理方法。

（1）稀释法 可饮食牛奶、豆浆、鸡蛋清、食用油、米汤、面粉、淀粉、土豆泥的悬浮液或水等，以降低胃中毒物的浓度，延缓毒物被人体吸收的速度，缓和刺激并保护胃黏膜；也可于500ml蒸馏水中，加入50g活性炭，用前再加400ml蒸馏水，充分摇动润湿，分次少量吞服，一般10~15g活性炭可吸收1g毒物。若磷中毒，不可饮牛奶。

（2）催吐法 若神志清醒且食入非腐蚀性化学品和烃类液体，可用手指、匙柄、筷子、压舌板、棉棒、羽毛等刺激软腭、喉头或舌根，引起反射性呕吐；也可用2%~4%盐水、淡肥皂水或芥末水催吐；必要时可用0.5%~1%硫酸铜25~50ml灌服。若食入酸、碱等腐蚀性化学品或烃类液体，易产生胃穿孔，且胃中的食物一旦吐出易进入气管造成危险，因此不能催吐。

（3）解毒法 可根据毒物性质给予相应的解毒剂；也可服用万能解毒剂，即2份活性炭、1 份氧化镁和 1 份丹宁酸的混合物，用时取 2~3 茶匙，加入一杯水，调成糊状。

3. 沾到皮肤 某些溶于水的有毒化学品，如氰化物、硝基苯、苯胺、有机磷、有机汞等，接触皮肤后，易侵入皮肤，并随血液循环迅速扩散，引起中毒。中毒后，应立即脱去被污染衣物，用大量流动清水，如自来水管、紧急喷淋器等，彻底冲洗，然后用肥皂水洗净，再涂一层氧化锌药膏或硼酸软膏以保护皮肤。若毒物与水能发生作用，如浓硫酸等，应先用干布或毛巾擦去毒物，再用水冲洗。切勿用热水，以免增加毒物的吸收；也不要使用化学解毒剂。

4. 进入眼睛 立即撑开眼睑，用大量流动清水，如洗眼器等，或低浓度医用氯化钠（食盐）溶液彻底冲洗。若毒物与水能发生作用，如生石灰、电石等，应先用沾有植物油的棉签或干毛巾擦去毒物，再用水冲洗。切勿用热水，以免增加毒物的吸收；也不要使用化学解毒剂。

实验室常见的化学品中毒的应急处理方法见表 10-10。

表 10-10　常见化学品中毒的应急处理方法

化学品类型	进入人体途径	致命剂量	症状	应急处理方法
强酸	误食、皮肤、眼睛	1ml	①误食：口、咽、食道、胃部灼烧痛，穿孔，后期伴肝、肾、心损害。②皮肤：接触时，皮肤、黏膜腐蚀、变黑；灼伤时，皮肤烧黄，甚至起泡变黑	①误食：立即服 200ml 氧化镁悬浮液、3%~4% 氢氧化铝凝胶、牛奶、水等，迅速将毒物稀释，然后至少吃十几个打溶的鸡蛋作缓和剂。②皮肤：先立即用大量水冲洗 15min，再用碳酸氢钠等稀碱液或肥皂液中和。切勿立即中和，因会产生中和热，而有进一步扩大伤害的危险。③眼睛：立即撑开眼睑，用水冲洗 15min
强碱	误食、皮肤、眼睛	1g	①误食：口、咽、食道、胃部灼烧痛，腹部绞痛，流涎，血性黏液粪便，口、咽见糜烂创面。②皮肤：充血、水肿、糜烂，开始为白色，后变为红色或棕色，并形成溃疡。③眼睛：失明	①误食：直接用 1% 醋酸溶液将患处洗至中性，然后迅速服 500ml 稀的食用醋（1 份食用醋加 4 份水），或鲜橘子汁将毒物稀释。②皮肤：立即脱去衣服，尽快用大量水冲洗至皮肤不滑为止，然后用经水稀释的醋酸或柠檬汁等中和。③眼睛：立即撑开眼睑，用水冲洗 15min，然后涂抗生素眼膏
生石灰	吸入、皮肤、眼睛	LD_{50}：7.34g/kg（大鼠经口）	①皮肤：严重烧伤，开始生成黑色的块，然后深深地溃脓。②眼睛：更危险，灼伤、打喷嚏、咳嗽	立即就医
氨	吸入、误食、眼睛	$5000ml/m^3$，5min	流泪、咽痛、咳嗽、胸闷、呼吸困难、头昏、呕吐、呼吸窘迫、发绀	①吸入：立即将患者转移到室外空气新鲜的地方，并输氧，以维持呼吸功能；可吸入热水蒸气，实行人工呼吸；然后卧床静养。②眼睛：用水洗涤角膜至少 5min，再用稀醋酸或稀硼酸溶液洗涤
氯	吸入、误食	$500ml/m^3$，5min	①吸入：呼吸道黏膜浮肿、呼吸困难、咳嗽、气管-支气管炎等。②误食：恶心、呕吐、胸口疼痛、腹泻	立即用湿毛巾护住口鼻，将患者转移到室外空气新鲜的地方；嗅 1:1 的乙醚与乙醇的混合蒸气；若呼吸困难，应立即输氧

化学品类型	进入人体途径	致命剂量	症状	应急处理方法
溴	吸入、误食、皮肤	1000ml/m³ 口服 1ml	①浓度不大时，咳嗽、鼻出血、头晕、头痛、有时呕吐、腹泻。②浓度大时，小舌呈褐色，口腔有黏液，呼出的空气有特殊气味，伤风、流唾液、咳嗽、喘息、抽筋、嘶哑	①吸入：嗅稀氨水。②皮肤：用1体积25%氨水、1体积松节油和10体积95%酒精混合液涂敷
碘	吸入、误食	2~3g	普通虚弱、咳嗽、伤风流泪、眼被刺激、头晕、音发沙、眼前冒火花	吸入热的水蒸气及氯化铵的酒精混合物，呼吸新鲜空气
一氧化碳	吸入	1g	头痛、耳鸣、恶心、无力、呼吸困难、抽搐甚至昏迷、呼吸麻痹	将患者转移到室外空气新鲜的地方，躺下，并加以保暖。使患者保持安静，以尽量减少氧气的消耗。若呕吐，要及时清除呕吐物，确保呼吸道畅通，同时进行输氧
二氧化硫	吸入、误食、眼睛	LC₅₀：6.6g/kg，1h（大鼠吸入）	刺激上呼吸道和眼结膜，产生结膜炎、支气管炎、胸痛、胸闷，严重时呕吐、脸发青、失去知觉	①吸入：立即将患者转移到室外空气新鲜的地方，保持安静；可洗鼻，用弱碱溶液漱口。②眼睛：用大量水洗涤，并洗漱咽喉
二氧化氮	吸入、误食、眼睛	LC₅₀：0.126g/m³，4h（大鼠吸入）	①急性中毒时，口腔咽喉黏膜、眼结膜充血，头晕，支气管炎、肺炎，肺水肿。②慢性中毒时，呼吸道病变	①误食：立即将患者转移到室外空气新鲜的地方，保持安静。②眼睛：用大量水洗涤，并洗漱咽喉
二硫化碳	吸入	LC₅₀：0.025g/m³，2h（大鼠吸入）。LD₅₀：3.188g/kg（大鼠经口）	兴奋、沉醉、视力破坏，严重时呕吐、呼吸不良、语言混乱、大声喊叫、企图奔跑	洗胃或用催吐剂进行催吐，让患者躺下，并加以保暖，保持通风良好
硫化氢	吸入、误食、眼睛	600ml/m³，30min 800ml/m³，5min	眼部刺痛、流泪、咽部灼热感、恶心、头晕、意识模糊等	①吸入：立即将患者转移到室外空气新鲜的地方，保持安静。若呼吸困难，应输氧；若呼吸、心跳停止，应立即进行心肺复苏，并避免口对口人工呼吸。②眼睛：用大量水洗涤，并洗漱咽喉
砷化氢	吸入	25ml/m³，30min 300ml/m³，5min	头痛、痉挛、意识丧失、昏迷、呼吸和血管运动中枢麻痹等	吸氧和注射强心剂
氢氟酸	吸入、皮肤	1.5g	①吸入：眼痛、流泪、流涕、喷嚏、鼻塞、嗅觉减退或丧失、声音嘶哑、支气管炎、肺炎或肺水肿等。②皮肤：局部疼痛或灼烧伤，严重时剧烈疼痛，初为红斑，迅速转为白色水肿，最后形成棕色或黑色焦痂	皮肤：立即用大量流水长时间彻底冲洗，氢氟酸灼伤治疗液（5%氯化钙20ml、2%利多卡因20ml、地塞米松5mg）浸泡或湿敷；也可用冰硫酸镁饱和液浸泡；石灰水浸泡或湿敷易于推广。勿用氨水中和。若有水泡，应清创处理

化学品类型	进入人体途径	致命剂量	症状	应急处理方法
氰	吸入、误食、皮肤	0.05g	①轻者刺激黏膜、喉头痉挛、瞳孔放大。②重者呼吸不规则、逐渐昏迷、血压下降、口腔出血	将患者转移到空气新鲜的地方，并用手指或汤匙柄摩擦舌根部使之立刻呕吐。每隔2min吸入亚硝酸异戊酯15~30s，使氰基与高铁血红蛋白结合，生成无毒的氰络高铁血红蛋白。然后饮用硫代硫酸盐溶液，使氰络高铁血红蛋白解离，并生成硫氰酸盐
砷	吸入、误食、皮肤、眼睛	0.1g	口腔、咽喉、胃糜烂，腹泻，中枢神经紊乱，血管运输麻痹，甚至全身性出血	使患者立刻呕吐，然后饮食500ml牛奶，再用2~4L温水洗胃，200ml/次
汞	吸入、误食、皮肤	0.07g	①吸入汞蒸气：急性支气管炎、肺炎、口腔炎、肠炎、发烧、呼吸困难等。②无机汞有局部腐蚀性，引起消化道出血、口腔炎、肠炎、发烧等。③有机汞引起呕吐、腹泻、心肝肾损害等	立即用2%碳酸氢钠溶液洗胃，忌用生理盐水；也可口服生蛋清、牛奶或活性炭作沉淀剂；导泻用50%硫酸镁。常用的汞解毒剂有二巯基丙醇和二巯基丙磺酸钠
钡	吸入、误食、皮肤	1g	早期表现为胃肠刺激，后也可能麻痹，并有面部青紫、四肢发冷、出冷汗、肌肉震颤、抽搐、舌肌及咽喉麻痹而发生语言障碍等	将30g硫酸钠溶于200ml水中，给患者服用
铅	吸入、误食	0.5g	①急性中毒时，口内有甜金属味、口腔炎、食道和腹腔疼痛、呕吐、流黏泪、便秘等。②慢性中毒时，贫血、肢体麻痹瘫痪、各种精神症状	保持每分钟排尿量0.5~1ml，并连续1~2h以上。饮服10%右旋醋酐水溶液10~20ml/kg体重，或以1ml/min的速度，静脉注射20%甘露醇水溶液，至达10ml/kg体重为止
镉	吸入、误食	0.01g	①吸入：胸痛、头痛、咳嗽、呼吸困难、发烧等。②误食：恶心、呕吐、腹痛、出血性肠胃炎	①吸入：迅速脱离现场，卧床静养，吸氧。②误食：可洗胃、呕吐、导泻、适量输液
锑	吸入、误食	0.1g	胃肠道症状，如恶心、流涎、呕吐、腹痛、腹泻，开始排水样黏液便，后粪便带血，并损害肝、肾	使患者呕吐
铬	吸入、误食	1.5g	呼吸道炎症、瘙痒、溃疡、鼻中隔穿孔、肌肉痉挛等	无特效治疗，一般是对症处理，膳食中增加蛋白质和维生素C；若急性中毒，可催吐洗胃，强迫性利尿
锰	吸入、误食	LC_{50}：5.14mg/L，4h（大鼠吸入）LD_{50}：2g/kg（大鼠经口）	发冷、发烧、咳嗽、恶心、帕金森综合征和中毒性精神病	误食：用温水洗胃，口服牛奶、蛋清、浓豆浆或氢氧化铝凝胶

化学品类型	进入人体途径	致命剂量	症状	应急处理方法
镍	吸入、误食	7 ~ 8mg/kg（家兔）	恶心、呕吐、头痛、头晕、心悸、流汗、腹泻、咳嗽等	立即脱离现场，呼吸新鲜空气，吸氧，镇静，止咳，应用支气管扩张剂
铊	吸入、误食	0.012g/kg	①急性中毒时，毛发脱落，呈斑秃或全秃；双下肢麻木，运动障碍；视力下降，视网膜炎，指甲和趾甲出现白色横纹等。②慢性中毒时，早期头痛、头晕、恶心、呕吐、腹痛等，随后出现急性中毒部分症状	立即催吐、洗胃（用1%碘化钠或碘化钾溶液，使之形成不溶性碘化铊；随后口服活性炭0.5g/kg体重，以减少吸收）、导泻，然后用普鲁士蓝解毒，每日250mg/kg，分4次，溶于50ml 15%甘露醇中口服
硝酸银	误食	LD$_{50}$：0.05g/kg（小鼠经口）	①轻者黏膜变黄、恶心、声音嘶哑、吞咽困难、便秘或腹泻等。②重者灼伤，甚至形成溃疡，胃穿孔、腹膜炎、喉头痉挛等	将3~4茶匙食盐溶于一杯水中，给患者服用，然后服用催吐剂、洗胃或饮牛奶，再用大量水吞服30g硫酸镁
硫酸铜	误食	LD$_{50}$：0.3g/kg（大鼠经口）	刺激胃肠道，引起恶心、呕吐、口内有铜味、胃烧灼感；严重时腹绞痛、呕血、黑便等。	将0.1~0.3g亚铁氰化钾溶于1杯水中，给患者服用；也可饮用适量肥皂水或碳酸钠溶液
氯化钡	误食、皮肤	LD$_{50}$：0.118g/kg（大鼠经口）	误食后先头晕、耳鸣、气短、全身无力、口周麻木；继而恶心、呕吐、腹部疼痛、腹泻；数小时后周身麻木、四肢发凉、肌肉麻痹、肢体活动障碍、瞳孔反射受阻；偶尔伴有体温升高、低血钾等；重者因呼吸麻痹致死	①误食：立即漱口，用温水或5%硫酸钠溶液洗胃，再灌服少量硫酸钠，与胃肠内未被吸收的钡结合成难溶、无毒的硫酸钡排出；还应注意及时补充钾盐，这是治疗钡中毒的重要措施之一。②皮肤：用温清水冲洗，再用10%葡萄糖酸钙湿敷
四乙基铅	误食、皮肤	0.25mg	①急性中毒时，头痛、头晕、全身无力、情绪不稳、自主神经紊乱、噩梦、健忘、兴奋或忧虑，伴有运动失调，肢体震颤，血压、体温、脉率三低症；严重者虚脱死亡。②慢性中毒时，神经衰弱综合征、三低症等	立即将患者移离现场，脱去污染衣物，用肥皂水或清水彻底清洗污染的皮肤、指甲和毛发；大量饮水、催吐，用稀硫代硫酸钠溶液洗胃；解毒药可用巯乙胺肌内注射、缓慢静脉注射、或加进1%葡萄糖溶液250ml中静脉滴注，以络合四乙基铅
五氧化二钒	吸入、误食、皮肤、眼睛	0.03 ~ 0.04g/kg	①急性中毒时，鼻、咽、肺部刺激症状，多数有咽痒、干咳、胸闷、全身不适、倦怠等表现，部分引起肾炎、肺炎。②慢性中毒时，长期接触引起慢性支气管炎、肾损害、视力障碍等	①吸入：将患者迅速转移到室外空气新鲜的地方，注意保暖，必要时人工呼吸。②误食：饮大量温水，催吐，联合使用大量维生素C和依地酸二钠钙加速钒排出。③皮肤：脱去污染的衣物，立即用流动清水彻底冲洗。④眼睛：立即提起眼睑，用流动清水冲洗

续表

化学品类型	进入人体途径	致命剂量	症状	应急处理方法
重铬酸钠	吸入、误食、皮肤	LD_{50}：0.05g/kg（大鼠经口）	①急性中毒时，吸入后刺激呼吸道，导致哮喘、化学性肺炎；误食后刺激和腐蚀消化道，导致恶心、腹痛、腹泻、便血，重者呼吸困难、发绀、休克、肝损害和急性肾衰竭等。②慢性中毒时，皮炎、呼吸道炎症等	①吸入：将患者迅速转移到室外空气新鲜的地方，保持呼吸道通畅，若呼吸困难应给氧，必要时人工呼吸。②误食：立即漱口，用清水或1%稀硫代硫酸钠溶液洗胃，饮少量牛奶或蛋清，保护胃黏膜。③皮肤：脱去污染的衣物，用肥皂水和清水彻底冲洗
烃类化合物	吸入、误食、皮肤	10～50ml	①吸入：头痛、头晕、酩酊感、嗜睡、窒息、意识丧失等。②误食：恶心、呕吐、腹痛等。③皮肤：干燥、龟裂，个别起红斑、水疱等	将患者转移到室外空气新鲜的地方
乙烯	吸入	–	头晕、呼吸急促、脉搏加快、知觉失却	将患者转移到室外空气新鲜的地方，保暖，安静休息
乙炔	吸入	LC_{50}：4.46g/m³ 8h（小鼠吸入）。LD_{50}：0.57g/kg（大鼠经口）	精神紊乱、呕吐、脉搏不正常	将患者转移到室外空气新鲜的地方，保暖，安静休息
氯代烃（以1，1，2，2–四氯乙烷为例）	吸入、误食	LC_{50}：4.5g/m³，2h（小鼠吸入）；LD_{50}：0.8g/kg（大鼠经口）	脸发白、呼吸微弱，长期接触可发生消化障碍、精神不安和失眠等	用自来水洗胃，然后饮服硫酸钠溶液（将30g硫酸钠溶于200ml水中）
三氯甲烷	吸入、误食	LD_{50}：1.194g/kg（大鼠经口）	脸发白；贪睡；断续的微弱呼吸，在呼出的气体中有特殊的三氯甲烷气味	将患者转移到室外空气新鲜的地方，喷冷水于脸上，按摩四肢，保暖；若呼吸恶化，人工呼吸
四氯化碳	吸入、误食、皮肤	口服29.5ml，吸入320 g/m³ 5～10min	①吸入：刺激黏膜和胃肠道，抑制中枢神经系统。②皮肤：因脱脂而干燥皲裂。③慢性中毒时，神经衰弱症候群，损害肝肾	①吸入：吸氧、人工呼吸。②误食：用温水洗胃，饮用蛋清或苏打水。③皮肤：用2%碳酸氢钠或1%硼酸溶液冲洗
芳香烃	吸入、误食、皮肤	–	①吸入：支气管炎、肺水肿、出血等。②皮肤：强烈刺激，引起皮炎	①吸入：将患者转移到室外空气新鲜的地方，必要时吸氧，应用呼吸兴奋剂和人工呼吸。②误食：催吐、洗胃
苯	吸入、误食、皮肤	10ml	①急性中毒时，产生中枢麻醉作用，出现昏迷、意志模糊、兴奋和肌肉抽搐；高浓度刺激皮肤。②慢性中毒时，神经系统受损、造血障碍，出现鼻、牙龈和皮下出血等。可致癌和苯白血病	①吸入：将患者转移到室外空气新鲜的地方，给氧。②误食：洗胃，给予葡萄糖醛酸，注意防治脑水肿，若心搏未停忌用肾上腺素。③皮肤：肥皂水和清水冲洗。④慢性中毒：脱离接触，对症处理。再生障碍性贫血者，可小量多次输血和糖皮质激素治疗

续表

化学品类型	进入人体途径	致命剂量	症状	应急处理方法
甲醇	吸入、误食	30~60ml	①吸入：急性中毒时，神经衰弱，视力模糊，酸中毒症状；慢性中毒时，神经衰弱，视力减弱，眼球疼痛。②误食：少量致失明，大量致死	用1%~2%碳酸氢钠溶液充分洗胃，然后将患者转移到暗室，以控制二氧化碳的结合能力。每隔2~3h吞服5~15g碳酸氢钠，以防止酸中毒。同时，3~4天内，每隔2h，以平均0.5ml/kg体重的量口服50%乙醇溶液，以阻止甲醇代谢
乙醇	吸入、误食	300ml	似醉状，口中呼出气体有较浓酒味，麻醉、兴奋、语言不清、皮肤干燥	先用自来水洗胃，除去未吸收的乙醇，然后一点一点地吞服4g碳酸氢钠
乙二醇（聚乙二醇和丙二醇无害）	吸入、误食	1.4ml/kg	早期表现为中枢神经系统抑制，类似乙醇中毒，如头昏、头晕、步态不稳、意识障碍等；后出现呼吸道刺激，如咳嗽、气急、呼吸困难、支气管炎、肺水肿等	用洗胃、服催吐剂或泻药等方法除去毒物，然后静脉注射10%葡萄糖酸钙10ml，使生成草酸钙沉淀，同时人工呼吸
酚类化合物	吸入、误食、皮肤、眼睛	2g	①吸入：头痛、头昏、乏力、视物模糊、肺水肿。②误食：消化道灼伤、呼气带酚气味、呕吐物或大便带血、胃肠道穿孔、休克、肝肾损害。③皮肤：创面初为无痛性白色起皱，后形成褐色痂皮	①误食：立即饮自来水、牛奶或吞食活性炭，以减缓毒物被吸收的程度；然后反复洗胃或催吐，再口服60ml蓖麻油和硫酸钠溶液（将30g硫酸钠溶于200ml水中）。②皮肤：先用乙醇擦去毒物，再用肥皂水及水洗涤，并脱去沾有毒物的衣服。③眼睛：用稀乙醇溶液冲洗（将14g98%乙醇溶于1L水中）
苯酚	吸入、误食、皮肤	8.5g	头痛说梦话、头晕、嗓子沙哑、肠痛、呼吸不均、脉搏不正常	①吸入：用热水及稀醋酸洗肠。②皮肤：伤口用溴水冲洗，后用稀醋酸浸过的纱布包扎
乙醚	吸入、误食	25~30ml	急性中毒时，呼吸道刺激症状、流涎、呕吐、面色苍白、体温下降、瞳孔散大、呼吸表浅而不规则，甚至呼吸突然停止，或脉速而弱、血压下降以至循环衰竭。有时伴有头昏、精神错乱、癔症样发作等	①吸入：将患者转移到室外空气新鲜的地方，给氧或吸入含二氧化碳的氧气。若有呼吸障碍，酌用适量呼吸中枢兴奋药，必要时人工呼吸。②误食：口服或灌入适量蓖麻油，继之催吐，并用温开水洗胃，至无乙醚味为止
甲醛	吸入、误食	60ml	①吸入：轻者鼻、咽、喉部不适和灼烧感；重者咳嗽、吞咽困难、支气管炎、肺炎，偶尔肺水肿。②误食：口、咽、食管、胃部灼烧感，上腹疼痛、呕吐、腹泻、肝肾功能损害。可致癌、致畸形	①吸入：将患者转移到室外空气新鲜的地方，用2%碳酸氢钠溶液雾化吸入，以解除呼吸道刺激，然后送往医院救治。②误食：立即服用大量牛奶，再用洗胃或催吐等方法处理，待毒物排出体外，再服泻药。也可服1%碳酸铵水溶液

化学品类型	进入人体途径	致命剂量	症状	应急处理方法
乙醛	吸入、误食	5g	①吸入：轻者刺激眼、鼻、咽等上呼吸道，支气管炎；重者加重，头痛、嗜睡、肺水肿、意识丧失、昏迷等；长期低浓度吸入，类似慢性乙醇中毒。②误食：恶心、呕吐、腹痛、腹泻，昏迷及心、肝、肾损害	用洗胃或服用催吐剂的方法除去胃中的毒物，然后服用泻药；若呼吸困难，应输氧
丙酮	吸入、误食	5g	头痛、头晕、呕吐、沉醉、流泪	用洗胃或服用催吐剂的方法除去胃中的毒物，然后服用泻药；若呼吸困难，应输氧
有机酸	吸入、误食、皮肤	－	①液体：刺激眼、呼吸道、皮肤黏膜。②气体：灼伤皮肤	液体灼伤后立即用大量水冲洗，再用弱碱溶液中和后消毒涂敷
醋酸	吸入、皮肤	20～50g	①吸入：喉头疼痛、吞食困难、呕吐、体内疼痛、泻肚、脉搏缓慢。②皮肤：灼烧	①吸入：口服烧过的氧化镁、苛性钠溶液。②皮肤：用稀碱液洗伤处
草酸	吸入、误食	4g	①吸入：呼吸道损伤，表现为咳嗽、气喘、肺水肿等。②误食：口腔疼痛、溃疡、吞咽困难、呕吐、腹泻；严重时吐血、便血、胃肠道穿孔、休克等	口服下列溶液使生成草酸钙沉淀：①在200ml水中溶解30g丁酸钙或其他钙盐。②大量牛奶。也可饮用牛奶打溶的鸡蛋白作镇痛剂
氟乙酸	误食	2～10mg/kg	机体代谢障碍，以神经系统和心脏混合型反应为主。先呕吐、过度流涎、上腹疼痛、精神恍惚、恐惧感、四肢麻木、肌肉震颤、视力障碍等；重者因心跳骤停、抽搐发作时窒息或中枢性呼吸衰竭而死亡	将患者转移到室外空气新鲜的地方，若呼吸困难，吸氧和心脏按压；清醒后立即漱口、大量饮水催吐、用1∶5000高锰酸钾洗胃，然后服蛋清、牛乳等保护胃黏膜；解毒药可用甘油－醋酸酯（醋精）或乙酰胺（解氟灵）
氯磺酸	吸入、误食、皮肤、眼睛	LC$_{50}$：0.0385g/m³，4h（大鼠吸入）	①急性中毒时，蒸气刺激黏膜和呼吸道，出现气短、咳嗽、胸痛、咽干痛、流泪、恶心、无力等。②吸入高浓度：频繁剧烈咳嗽、化学性肺炎、肺水肿。③皮肤接触液体：重度灼伤	①吸入：将患者转移到室外空气新鲜的地方，注意保暖，保持呼吸道通畅，必要时人工呼吸。②误食：清醒时立即漱口、催吐、洗胃，饮牛奶或蛋清保护胃黏膜。③皮肤和眼睛：立即脱去污染的衣物，用流动清水冲洗；若灼伤，按酸灼伤处理
硫酸二甲酯	吸入、误食、皮肤、眼睛	1～5g	①急性中毒时，眼和上呼吸道刺激症状，畏光、流泪、结膜充血、眼睑水肿或痉挛、咳嗽、胸闷、气急、发绀，还可喉头水肿或支气管黏膜脱落致窒息、肺水肿、成人呼吸窘迫症。②误食：灼伤消化道。③皮肤和眼睛：灼伤	①吸入：将患者转移到室外空气新鲜的地方，保持呼吸道通畅，若呼吸困难，给氧；若呼吸停止，人工呼吸。②误食：用水漱口，饮牛奶或蛋清。③皮肤：立即脱去污染的衣物，用大量流动清水冲洗。④眼睛：立即提起眼睑，用大量流动清水或生理盐水彻底冲洗

化学品类型	进入人体途径	致命剂量	症状	应急处理方法
苯胺	吸入、误食、皮肤	1g	脸发青、逐渐虚弱、头痛、头晕、呕吐、失去知觉	①吸入：将患者转移到室外空气新鲜的地方，并进行人工呼吸。②误食：先洗胃，然后服泻药。③皮肤：用肥皂和水洗擦除净
三硝基甲苯	吸入、误食、皮肤	1g	头晕、脉搏失常、血压降低	①吸入：用硫酸锰泻盐灌肠。②误食：洗胃或用催吐剂进行催吐，待大部分毒物排出体外，再服泻药。③皮肤：用肥皂和水彻底洗去
丙烯腈	吸入、误食、皮肤	LD_{50}：0.093g/kg（大鼠经口）	①轻者，头疼、乏力、恶心、呕吐、腹痛、腹泻和黏膜刺激。②重者，胸闷、意志丧失、呼吸困难、心悸、昏迷、大小便失禁、全身阵发性抽搐、发绀、心律失常，直至死亡	①吸入：将患者转移到室外空气新鲜的地方，若呼吸困难，给氧，同时人工呼吸（勿口对口）或吸入亚硝酸异戊酯。②误食：1:5000高锰酸钾或5%硫代硫酸钠洗胃，再灌入少量活性炭、硫酸钠吸附毒物，促进排泄。③皮肤：肥皂水和清水清洗
叠氮（化）钠	吸入、误食、皮肤、眼睛	LD_{50}：0.0374g/kg（小鼠口服）；LD_{50}：0.045g/kg（大鼠经口）	①急性中毒时，头晕、长时间较剧烈头痛、全身无力、血压下降、心动过缓和昏迷。②吸入合成中逸出的叠氮酸气体：眩晕、虚弱无力、视觉模糊、呼吸困难、昏厥感、血压降低、心动过缓等	①吸入：将患者转移到室外空气新鲜的地方，若呼吸困难，给氧；若呼吸停止，人工呼吸。②误食：饮足量温水、催吐、洗胃。③皮肤：脱去污染的衣物，用肥皂水和清水彻底冲洗。④眼睛：提起眼睑，用流动清水或生理盐水冲洗
甲基肼	吸入、误食、皮肤	LC_{50}：34ml/m³ 4h（大鼠吸入）；LD_{50}：0.032g/kg（大鼠口服）	①吸入蒸气：鼻、眼、咽喉部刺激症状，流泪、喷嚏、咳嗽，后见眼充血、支气管痉挛、呼吸困难，继之恶心、呕吐。②慢性长期吸入蒸气：轻度高铁血红蛋白形成，引起溶血。③皮肤：灼伤	①吸入：将患者转移到室外空气新鲜的地方，必要时给氧、人工呼吸。②误食：立即漱口、饮牛奶或蛋清催吐、大量清水洗胃。③皮肤：脱去污染的衣物，用清水或生理盐水冲洗至少15min。④眼睛：稀硼酸溶液清洗再适当治疗
有机磷（以对硫磷为例）	吸入、误食、皮肤	0.01～0.03g/kg	神经系统损害，表现为胆碱能兴奋或危象、中间综合征、迟发性周围神经病等	①误食：用1%硫酸铜催吐，或用自来水洗胃等方法除去毒物。②皮肤、头发或指甲：应彻底洗去

（五）泄漏

泄漏重在预防，如应经常定期检查化学品容器是否有泄漏、腐蚀和密封损坏，化学品用完后应密封好盖子等。一旦发生泄漏，首先应及时报告相关负责人或报警，然后将附近人员紧急疏散和撤离，以减少不必要的人员伤亡。若已有人员受伤，如中毒、窒息、冻伤、化学灼伤、烧伤等，应进行现场急救或立即送往医院救治。若有可能，可在专业人员到达之前对泄漏进行适当的处理，以尽量减少污染和危害。

1. 气体泄漏的处理 ①通风：用合理的通风使气体泄漏物扩散而不至积聚。②液化：喷洒雾状水使气体泄漏物液化后处理。③稀释：采用水枪或消防水带向气体泄漏物喷射雾状水，加速其向高空安全地带扩散。但稀释将产生大量的被污染水，因此必须疏通污水排放系统。最好应对污染水进行一些处理，降低毒性，避免直接排进污水系统。若泄漏物为可燃物，可在现场施放大量水蒸气或氮气，破坏燃烧条件。

2. 液体泄漏的处理 ①吸附：若少量液体泄漏，可用细沙、锯末、吸附棉或其他不燃吸附剂吸附，收集于容器后进行处理。②中和固化：吸附剂具有选择性，如强氧化性泄漏物不能用锯末吸附，否则可能起火。因此最好采用非常通用的（没有选择性或选择性极少）的中和固化剂来中和固化泄漏的液体。中和后，pH 值变为中性，毒性和危险性大大降低；固化后，便于清理。③覆盖和冷却：若液体泄漏物易挥发，可将泡沫或其他覆盖物覆盖在泄漏物表面形成覆盖层，或将冷却剂散布于整个泄漏物表面固定泄漏物，然后进行转移处理。常用的冷却剂有二氧化碳、液氮和冰。覆盖和冷却可抑制挥发性液体泄漏物向大气蒸发，从而降低其对大气的危害，防止可燃泄漏物发生燃烧。④筑堤和转向：若大量液体泄漏并四处蔓延扩散，难以收集处理，可筑堤堵截或引流到安全地点，再进行处理。确定筑堤的地点很重要，既要离泄漏点足够远，保证有足够的时间在泄漏物到达前修好围堤；又要避免离泄漏点太远，使污染区域扩大。⑤围堵：采取有效措施修补和堵塞容器裂口，制止化学品的进一步泄漏；或用一个更大的不会泄漏的容器盛装正在泄漏的、损坏的化学品容器，从而控制泄漏。

3. 固体泄漏的处理 用适当的工具收集泄漏物，然后用水冲洗被污染的地面。

4. 处理泄漏物时的注意事项 进入现场人员必须配备必要的个人防护器具，如穿防静电产生的服装等，化纤和带铁钉的鞋子不能进入泄漏区域；若泄漏物是易燃易爆化学品，现场应严禁火种；应急处理时严禁单独行动，必须有人配合，必要时可用水枪、水炮掩护；封闭下水道、雨水口和一切可能逃出的路径；把所有泄漏的、损坏的化学容器或污染的物体放入有毒物质密封桶，等待专门处理；所有的防护设备、救援工具、衣服、眼镜、人员都要充分的洗消，防止二次污染。洗消水也必须放入有毒物质密封桶等待处理。不能够洗消干净的，应全部销毁。

（六）放射性事故

放射性事故是指放射性同位素、射线装置等辐射源失控引起的放射性物质丢失、人员超剂量照射、放射污染等异常事件。根据其危害程度通常分为一般事故、重大事故和紧急情况三类。

1. 一般事故 指发生的少量放射性物质溅洒等异常情况，操作者能够利用实验室内的去污剂短时间内自行处理，不会造成扩散和辐射伤害。一般事故的应急处理方法为：立即使用吸附纸和吸附剂覆盖，并围堵泄漏物，隔离事故现场，防止不必要的污染扩散和人员照射。使用辐射监测仪检测人员皮肤、衣物、实验仪器和场地的污染情况，并妥善清理和清洗污染场所。

2. 重大事故 指发生的大量放射性物质溅洒、高毒性核素或大面积污染、皮肤沾污、气溶性放射性物质污染、有放射性物质扩散出限制区等情况，操作者应立即向实验负责人和主管部门报告。重大事故的应急处理方法为：立即通知事故区内的所有人员撤离。使用吸附纸和吸附剂覆盖，尽可能屏蔽污染源，但不要试图清洁去污，离开并锁好受污染的实验室，并隔离所有可能被污染的人员，防止污染进一步扩散。脱掉所有受污染的衣服集中存放，在专家指导下进行去污；并用温水和肥皂自上而下清洗皮肤。

3. 紧急情况 指发生的严重危及生命健康的辐射事故，伴随火灾、爆炸等的事件，出现严重人身伤害和死亡、火灾、爆炸和大量有毒有害气体泄漏等事故，以及可能涉及辐射伤害的情况。紧急情况的应急处理方法为：立即通知事故区内的所有人员撤离，呼叫紧急救援组织，并等候救援人员的指令。

小结

实验室是教学、科研的重要基地，化学品是实验室的常用品，因此化学品，尤其是易爆易燃、腐蚀性、有毒、易制毒、放射性化学品等危险性化学品和化学废弃物的妥善管理是实验室安全的前提。在充分了解这些化学品危险性的基础上，遵循国家相关的法律、法规、规章和标准，对普通化学试剂、易爆易燃化学品、腐蚀性化学品、有毒化学品、易制毒化学品、放射物和化学废弃物的储存和使用进行安全管理，并对实验室的化学安全事故进行有效的防护和正确的处理，不仅可以保护实验者自身的安全，保证正常的教学和科研秩序，还可以保护自然环境免受破坏、国家财产免受损失。

◢ 复习思考题 ◣

1. 实验室化学品安全管理相关的法律法规有哪些？
2. 实验室的化学试剂应如何正确地储存和使用？
3. 易燃易爆化学品、腐蚀性化学品、有毒化学品、易制毒化学品和放射物在存储和使用中应注意的问题是什么？
4. 简述实验室化学废弃物的处理原则。
5. 实验室化学安全事故的防护措施有哪些？
6. 实验室常见的化学安全事故有哪些？应如何应急处理？

（宋　丽）

要点导航

1. 掌握实验室药品主要剂型的保管要点和特殊管理药品的实验室安全管理。

2. 熟悉实验室药品安全管理的目标、分类储存，熟悉麻醉药品、精神药品、医用毒性药品品种目录，熟悉实验室药品管理方法。

3. 了解实验室药品的实验室药品安全管理的特殊性、预算计划编制、控制药品库存量、有效期药品的管理。

药品是指用于预防、治疗、诊断人的疾病，有目的地调节人的生理功能并规定有适应证或者功能主治、用法和用量的物质，包括中药材、中药饮片、中成药、化学原料药及其制剂、抗生素、生化药品、放射性药品、血清、疫苗、血液制品和诊断药品等。实验室药品是指凡以科学研究和教学为目的用于科研和教学实验的药品的统称。实验室药品的安全是保证实验顺利进行、实验数据准确以及实验人员人身安全等的前提和保障，实验室药品的安全管理是个系统工程，包括实验室药品的计划预算编制、采购、储存、保管、调配、使用等一系列环节。从管理对象的角度来看实验室药品的安全管理包括：一般药品的安全管理，麻醉药品、精神药品、医用毒性药品和放射性药品等特殊管理药品的安全管理，中药材、中药饮片的安全管理，以及研究中新药的安全管理等。本章重点讨论实验室药品的过程管理、一般药品（含中药材、中药饮片）的安全管理和特殊管理药品（麻醉药品、精神药品、医用毒性药品、放射性药品）的安全管理。

第一节　实验室药品安全的过程管理

实验室药品安全管理涉及到实验室药品的计划预算编制、采购、储存、保管、调配、使用等各个环节，我们必须了解实验室药品安全管理的特殊性，明确实验室药品安全管理的主要目标，掌握实验室药品安全管理的方法，加强实验室药品安全的过程管理。

一、实验室药品安全管理的特殊性

1. 重要性　实验室药品的安全管理是个系统工程，包括实验室药品的计划预算编制、采购、储存、保管、调配、使用等一系列环节，只有切实加强实验室药品各个环节的安全管理，才能保证实验顺利进行、实验数据准确以及实验人员的人身安全。

2. 复杂性　科研、教学实验室开展科学研究和教学实验涉及面广，药品应用种类繁多，参与实验人员即有机会接触到实验药品人员的多样性等因素决定了实验室药品安全管理的复杂性。

3. 专业性　实验室药品的安全管理要求参加实验室管理人员和参加实验人员不但要具备开展实验工作的相关专业知识，还应具有相应的实验室药品安全管理的知识，才能保证实验室药品的使用安全和实验的顺利进行。

4. 零散性　实验室药品的使用不像医疗机构药品使用那样，可以批量购入，而是根据不同实验的具体需求购入，用量一般不大，这就决定了实验室药品的购入、保管等的零散性，也对实验室药品的安全管理提出了更高的要求。

二、实验室药品安全管理的主要目标

1. 贯彻国家医药卫生法律、法规和制度，确保实验室药品安全；
2. 保证实验室药品的供应及时、准确；
3. 保证实验室药品的品质优良；
4. 符合医疗卫生相关政策和伦理要求。

三、实验室药品的管理方法

根据药品的不同特点，目前医疗机构对药品实行三级管理，实验室药品也应参照医疗机构对药品的管理办法加强对实验室药品的管理。

1. 一级管理　适于麻醉药品和医用毒性药品的原料药的管理。管理方法为处方要单独存放，每天清点，必须做到账物相符，如发生药品缺少时，要及时追查原因，并上报领导。

2. 二级管理　适于精神药品、贵重药品等的管理。管理方法为专柜存放，专账登记，贵重药品要每天清点，精神药品要定期清点。

3. 三级管理　适于普通药品的管理。管理方法为金额管理、季度盘点、以存定销。

四、实验室药品采购管理

采购合格的药品是实验室药品安全管理的首要环节，在实验室药品的采购中必须加强计划性，既要保证实验室用药，又要防止药品长期积压而变质。

（一）编制计划预算

实验室药品的计划预算编制不像医疗机构药房用药那样可依据用药目录、上一年度的用药统计等进行编制，实验室药品的计划预算编制只有通过深入细致地收集各实验的用药情况等相关资料，加以综合分析，才能不出偏差。在编制实验室药品计划预算中，应注意以下几点。

1. 提前收集资料，综合分析考虑　各实验室每年开展的科研项目和实验教学内容不同，其所用药品亦不尽相同，实验室药品的计划预算编制须深入细致地收集各实验正开展和近期拟开展课题及实验教学的用药情况等相关资料，据不同药品的采供周期，加以综合分析，提前统筹安排以保证实验室药品的正常供给。

2. 编制及时，数据准确　编制计划时要依据可靠资料，充分预测市场因素和供应周期等，提高预算编制的准确性，并严格核对，防止差错。

3. 统筹兼顾，保证需求 根据本单位科研情况、重点研究方向、实验教学内容以及相关项目的用药情况，科学安排各类药品在计划中比例关系，努力做到既要保证重点项目和实验教学的用药需求，又要满足一般项目的正常用药需求。

4. 科学预测，合理库存 根据对实验室药品消耗情况，以及从订购到进库的周期长短，确定每种药品的合理库存量。

（二）采购

1. 实验室药品采购应符合下列条件 ①从合法渠道采购药品。实验室药品的采购必须按照国家食品药品监督管理的相关规定，从具有药品生产、经营许可证的食品药品生产、经营企业采购，严禁从其他渠道采购药品，采购中药材除外。②具有法定的质量标准。即符合现行版的中国药典、国家食品药品监督管理总局颁发的药品标准或中国生物制品规程的品种。③除国家未规定的以外，应有法定的批准文号和生产批号。进口药品应提供符合规定的、加盖供货单位质量检验机构原印章的《进口药品注册证》和《进口药品检验报告书》复印件。④包装和标识符合有关规定和储运要求。⑤中药材和中药饮片应标明产地。

2. 实验室药品的采购 药品采购方式各省、直辖市、自治区均有相关的规定，通常有公开招标、邀请招标、竞争性谈判、单一来源采购、询价等方式。实验室药品的采购也应按照有关法律、法规、政策和本单位相关规定组织采购，并严格执行实验室药品采购计划预算，采购人员不得擅自进行采购和随意改变采购品种和数量。

五、实验室药品的库存管理

实验室药品的库存管理，应遵照国家有关"医疗机构购进药品，必须建立并执行检查验收制度，验明药品合格证明和其他标识；不符合规定要求的，不得购进和使用。"的规定执行。对于购进、调进或出库药品，由药品管理人员、采购人员进行严格检查验收。检查验收的主要内容包括：药品品名、规格、数量、批准文号、生产批号、有效期、外观性状、包装情况、进价等。特殊管理药品、外用药品、非处方药包装的标签、说明书上应有规定的标识和警示说明。验收合格填写验收入库记录，采购、保管人员双方签字后方可入库。

药品入库后要在规定的条件下进行保管和养护，药品出库时，须凭相关实验室请领单和项目负责人或领导的批示才能发出，且出库应遵循"先进先出"、"近期先出"原则，严格核对，保证药品数量和质量。领发双方在请领单上签字，按凭证及时出账。

实验室药品的库存管理是实验室药品安全管理的重要环节，实验室药品的库存管理主要是要控制药品库存量和加强实验室药品的保管和养护。

（一）控制药品库存量

实验室药品库存量是指实验室为保障科研、教学等需要而制定的药品储备量标准。在实际库存药品管理中，由于各种因素，常使库存失控，要么因药品积压而造成药品浪费，要么出现缺货而影响正常工作。因而，药品合理的库存是完善实验室管理，节约药品费用支出，提高经济效益和社会效益的重要途径。药品库存量的计算方法有多种，医院药品库存量计算方法较常用的有上下限法、三个月用量法和ABC分析法，目前尚无实验室药品库存量的计算方法，实验室药品库存量计算方法，我们借用医院药品库存量的计算方法，供确定实验室药品库存量参考。

1. 上下限法 各单位根据本单位实验室药品消耗、药品来源难易程度、药品占用经费等情况，自行制定库存药品每一品种的上限与下限，以保证供应和防止积压。

2. 三个月用量法 对于库存药品的每一品种，根据本单位实验室全年的用量，计算出三个月的用量作为该药品的储存量。随着市场竞争日趋激烈，药品供应商的服务水平不断提高，为药品采购提供了方便，大多数医院的普通药品的储备量多为一个半月的存量，贵重药品为一个月的存量或更少，少数药品不储存，而是需要多少采购多少，大大减少了药品的库存数量。

3. ABC 分析法 ABC 分析法（ABC inventory analysis method）又称重点管理法或巴雷特（Pareto）分类法，其原理是对所需物的各种物资，按其价格高低、用量多少、重要程度、采购难易分为 ABC 三类，对不同类别采取相应的管理措施。它是加强库存物资管理的一种较为先进的科学方法，是巴雷特曲线在库存管理上的具体应用。ABC 分析法的具体方法如下：

（1）列出每一品种的单价、年均消耗量，计算年均消耗金额，年均消耗金额＝单价×年均消耗量。按年均消耗金额大小排序，得到每一品种的序号。

（2）计算品种累积百分比：品种累积百分比＝每一品种的序号数/库存品种总数×100%。

（3）计算年均消耗累积金额：按每一品种的序号将其年均消耗金额相加。

（4）计算年均消耗累积金额百分比：每一品种的消耗金额/消耗累积金额×100%。

（5）以品种累积百分比为自变量，以累积金额百分比为因变量作图。

（6）将年均消耗累积金额百分比≥70%的品种列为 A 类，此类品种占总品种数 10% 左右；将年均消耗累积金额百分比为 70%～90% 的品种列为 B 类，此类品种占总品种数 20% 左右；余下年均消耗累积金额百分比≤10% 的品种列为 C 类，此类品种占总品种数 70% 左右。

ABC 分析法分类后的库房管理方法为：

（1）A 类药品通常是指那些价格高、使用量大、必须批量购买的品种。可实行重点控制，采用定期订货方式。每月核定一次库存量，按库存需要订货。严格控制库存量。

（2）B 类药品通常是指那些价格中等、使用量也属中等。可实行一般控制，采用定期订货与定量订货相结合方式。定期盘点与保养，并作记录。严格控制库存量。

（3）C 类药品通常是指那些价格低、使用量也小。可实行较为简单的方法加以控制，采用定量订货方式，按订货点组织订货。定期盘点与保养，可不作记录。适当控制库存量。

特殊管理药品不采用 ABC 分析法进行分类和管理，而是按国家有关专门规定进行管理。

（二）实验室药品的保管

按照相关规定，药品必须采取必要的冷藏、防冻、防潮、防虫、防鼠等措施，保证药品质量。药品有不同的理化性质，在储存过程中受内外诸多因素的影响，可能会产生质量变化，做好药品的储存和保管工作，就应该根据药品的理化性质，采取有效措施，创造适宜的储存条件，维护药品质量，降低药品损耗，最大限度实现药品的使用价值。实验室药品保管的具体内容分别见本章第二节实验室一般药品的安全管理和本章第三节实验室特殊管理药品的安全管理。

六、实验室药品的有效期管理

药品有效期是指药品在规定的贮存条件下，能够保持其质量的期限。药品的有效期是通过药品稳定性试验和留样观察合理制定的。我国药品有效期的表示是按年月顺序直接标明有效期至某年某月，或只用数字表示。如可采用效期至 2016 年 12 月，或有效期至 2016.12、2016/12、2016 – 12 等形式。年份要用四位数字表示，月份要用两位数字表示，1 至 9 月份数字前须加 0 以两位数表示月份。欧美国家药品有效期大多按日 – 月 – 年排列，如 2016 年 9 月 10 日可表示为 10/9/2016，或 10th sept.，2016，或 sept. 10，2016。

国家相关规定要求所有市场上销售的药品，包括原料药、中药制剂、化学药品与生物制品、制剂的内包装标签、直接接触内包装的外包装标签以及外包装标签内容均应包含有效期；采购药品时，原则上不购买失效期在 6 个月以内的药品；出库药品时按"先进先出"、"近期先出"原则发药，对近期即将到期的药品应及时联系有关实验室，提前使用，以避免不必要的浪费；超过有效期的药品，不得继续使用，并及时进行清点，按规定程序报损和销毁。

七、实验室药品保管的其他注意事项

（1）实验室药品要实行账卡登记管理。建立账卡，凡药品入库、出库、挪位，保管人员应在账卡上登记，做到账卡、账实相符。

（2）实验室药品要进行定期的全面质量检查。一般每年为 1 ~ 2 次，平时应定期进行质量检查，一般品种每季度检查一次，对于在规定条件下仍易变质的品种及有效期在 2 年以内的品种应作为重点保管养护对象，应适当增加检查次数，必要时，还需抽样送检。

（3）合理安排药品存放位置。为药品收发和保管的方便，应对不同的药品做出不同的货位安排，量大、搬运难度较大的药品应存放在搬运方便的地方，收发频繁的药品应存放在靠近库出入口、存取方便的地方。

第二节　实验室一般药品的安全管理

实验室一般药品是指除麻醉药品、精神药品、医用毒性药品、放射性药品等特殊管理药品外的所有实验室药品。本节重点讨论实验室一般药品的分类储存、主要剂型的安全管理要点、危险药品、贵重药品及中药材的安全管理等内容。

一、实验室药品的分类储存

实验室药品有其不同的理化性质，在储存过程中受内外诸多因素的影响，可能会产生质量变化，要做好药品的安全管理工作，就应根据药品的理化性质，采取有效措施，创造适宜的储存条件，分类储存。分类储存有按药品剂型分类储存、按储存条件分类储存、按药品性质分类储存等。

（一）按剂型分类储存

实验室一般药品可分为片剂、针剂、水剂、粉剂、软膏剂等类型。各类型药品在储存上有其共同特点，在充分了解各类药品本身特性及各种外界因素对其不良影响的基础上采取相应的储存条件妥善分类储存保管。

（二）按储存条件分类储存

药品的理化性质不同，储存条件亦不相同，储存条件中的重要因素是温度和湿度。根据每种实验室药品的理化性质和对储存条件的不同要求，分别存储于常温库（0～30℃）、阴凉库（＜20℃）或冷库（2～10℃）内。各库相对湿度均应保持在45%～75%之间。

（三）按性质分类储存

根据实验室药品的性质的不同而采取分库、分区储存：药品与非药品（不具备药品批准文号的物品）分库存储；内服药与外用药分区存放；处方药与非处方药分区存放；品名或外包装容易混淆的品种应分区或隔垛存放；性质相互影响，容易串味的药品，如西药、中药材、中药饮片等，应分类存储；麻醉药品与一类精神药品可存放在同一专用药柜（房）内；毒性药品应专柜（库）存放；药品中的危险品应存放在专用危险品库（柜）内；不合格药品与合格药品应分开存放。

二、主要剂型的安全管理要点

（一）片剂

1. 防潮 片剂的保管主要是防潮。由于片剂中使用了淀粉等辅料，在湿度较大时，易吸湿产生粘连、潮解、碎片等现象。糖衣片吸湿后易产生花斑变色，失去光泽，甚至产生粘连、膨胀、霉变等现象。因而，一般片剂可储存于常温库，糖衣片剂最好储存于阴凉库，库房的相对湿度应保持在45%～75%之间。

2. 避光 有些片剂的主药对光敏感，应采取避光保存。

（二）胶囊剂

胶囊剂的存储保管重点在于控制好温度和湿度。胶囊剂受热、吸潮后易粘连、变形或破裂；有色胶囊会出现变色、色泽不均等现象。因而，胶囊剂应储存于阴凉库，不宜过于干燥，以免使胶囊脱水而脆裂。

（三）针剂

1. 温度 针剂即注射剂，在储存中要注意温度的变化，温度过低或过高都会影响其质量。其中，水针剂要注意防冻，生物制品、酶制剂、抗生素最适宜温度为2～10℃。

2. 防潮 粉针剂因压盖、储存、运输等原因，造成密封不全严。当空气中水蒸气含量过高时，会产生吸潮、粘瓶、结块等现象而影响质量。因而，在储存保管中要注意防潮，严格控制空气湿度，相对湿度应保持在45%～75%之间。

3. 避光 日光中的紫外线能加速药品的氧化分解，因而，药柜的门窗应悬挂遮光帘子。

4. 加强澄明度检查 注射剂在储存中有时会产生澄明度的变化，尤其是中草药注射剂，久储会变混浊甚至产生沉淀；西药注射剂中某些含盐类品种，久储会侵蚀安瓿玻璃，造成脱片而影响澄明度。

（四）水剂

水溶剂应存放于常温库。若溶液中含乙醇温度过高会挥发，产生沉淀；芳香水剂温度过高其中的芳香物质也会挥发；乳剂温度过高会产生凝聚，甚至油相、乳化变质，温度过低会冻结分层，因而应存放于阴凉库；糖浆剂受热、光照等因素影响，易产生霉变和沉淀，因而也应存放于阴凉库。

（五）软膏剂

乳剂基质和水溶剂基质制成的软膏，在冬季要注意防冻，以免水和基质分离，一般存放于常温库中。

（六）栓剂

储存温度过高会熔化变形，储存温度过低则会干裂，因而，栓剂一般存放于常温库中密闭保存，并控制好相对湿度。

三、特殊管理药品的安全管理

实验室特殊药品主要是指用于实验的麻醉药品、精神药品、医用毒性药品、放射性药品等，其安全管理在本章第二节专门论述。

四、危险药品的安全管理

危险药品指易受光、热、空气水分、摩擦、撞击等外界因素影响而引起自燃、助燃、爆炸或具有强腐蚀性、刺激性、剧烈毒性的物质。此类药品一般不得与其他药品同库储存而应专柜存放，且要远离电源，同时须专人负责保管。危险药品应分类、隔离存放。危险药品库要严禁烟火，不得进行明火操作，并应配备有效的消防安全设备。

五、贵重药品的安全管理

定期检查有效期，严防过期失效。一般每月例行盘点一次。

六、中药材和中药饮片的安全管理

中药材和中药饮片在存储期间，其质量易受空气、湿度、温度和日光等影响外，还易受昆虫和微生物的侵蚀。保管不当会发生霉变、虫蛀、变色、失性等而影响质量，甚至完全失效。其中，防霉变和防虫蛀最为重要。防霉主要应控制中药材和中药饮片本身的水分和储存库内的温度和湿度，避免日光和空气等的影响。防虫蛀可在中药材和中药饮片入库前，彻底清理、消毒库房。发现虫害时，可用高温暴晒、烘烤、热蒸、红外线照射等方法进行杀虫灭害处理，也可选用适宜的化学药剂予以处理。

第三节　实验室特殊管理药品的安全管理

实验室特殊药品主要是指用于实验的麻醉药品、精神药品、医用毒性药品、放射性药品等，其安全管理十分重要。分述如下。

一、麻醉药品的安全管理

（一）麻醉药品定义

麻醉药品（narcotic drug）是指连续使用后易产生身体依赖性、能成瘾的药品。麻醉药品具有两重性即麻醉镇痛性和依赖性，如吗啡（Morphine）、哌替啶（Pethidine）属于麻醉药品，在医疗上作为麻醉性镇痛药也称中枢性镇痛药使用，可缓解疼痛；如管理不当，误用或滥用，则会产生依赖性，成为"毒品"。我国对这类药品实行特殊管理。我国实行特殊管理的麻醉药品（narcotic drug）与麻醉药（剂）（anaesthetics）不同，麻醉药品主要为麻醉强效镇痛药，用量少但作用强，能使人精神麻醉，易成瘾。实施特殊管理的麻醉药品均是成瘾性强的药品。麻醉药（剂）是指手术时用于患者使其不感到疼痛的药物，包括全身麻醉药和局部麻醉药。它们在药理上有麻醉作用，但不成瘾或无依赖性。但局部麻醉药可卡因（Cocaine）对人体毒性较大，且有依赖性，被列入麻醉药品进行管理。

（二）麻醉药品品种范围

麻醉药品包括：阿片类、可卡因类、大麻类、合成麻醉药类及国家食品药品监督管理总局指定的其他易成瘾的药品、药用原植物及其制剂。世界各国对对麻醉药品的品种范围规定不尽相同，在国际上，海洛因（Heroinum）、印度大麻和印度大麻树脂（Indian Hemp and Resin of Indian Hemp）、埃托啡（Etorphinum）、乙酰氧戊甲吗啡（Acetorphinum）、二氢去氧吗啡（Desomorphinum）、酚哌丙酮（Ketobemidonum）6 种药品，因其属具有特别危害性的麻醉药品而被严格管制。我国现行的麻醉药品品种和范围《麻醉药品品种目录（2013 年版）》由国家食品药品监督管理总局、中华人民共和国公安部、国家卫生和计划生育委员会于 2013 年 11 月 11 日（食药监药化监〔2013〕230 号）发布，自2014 年 1 月 1 日起施行（表 11 – 1）。

表 11 – 1　麻醉药品品种目录（2013 年版）

序号	中文名	英文名	CAS 号	备注
1	醋托啡	Acetorphine	25333 – 77 – 1	
2	乙酰阿法甲基芬太尼	Acetyl – *alpha* – methylfentanyl	101860 – 00 – 8	
3	醋美沙多	Acetylmethadol	509 – 74 – 0	
4	阿芬太尼	Alfentanil	71195 – 58 – 9	
5	烯丙罗定	Allylprodine	25384 – 17 – 2	
6	阿醋美沙多	Alphacetylmethadol	17199 – 58 – 5	
7	阿法美罗定	Alphameprodine	468 – 51 – 9	
8	阿法美沙多	Alphamethadol	17199 – 54 – 1	
9	阿法甲基芬太尼	Alpha – methylfentanyl	79704 – 88 – 4	
10	阿法甲基硫代芬太尼	Alpha – methylthiofentanyl	103963 – 66 – 2	
11	阿法罗定	Alphaprodine	77 – 20 – 3	
12	阿尼利定	Anileridine	144 – 14 – 9	
13	苄替啶	Benzethidine	3691 – 78 – 9	
14	苄吗啡	Benzylmorphine	36418 – 34 – 5	
15	倍醋美沙多	Betacetylmethadol	17199 – 59 – 6	
16	倍他羟基芬太尼	Beta – hydroxyfentanyl	78995 – 10 – 5	
17	倍他羟基 – 3 – 甲基芬太尼	Beta – hydroxy – 3 – methylfentanyl	78995 – 14 – 9	
18	倍他美罗定	Betameprodine	468 – 50 – 8	
19	倍他美沙多	Betamethadol	17199 – 55 – 2	
20	倍他罗定	Betaprodine	468 – 59 – 7	
21	贝齐米特	Bezitramide	15301 – 48 – 1	

序号	中文名	英文名	CAS 号	备注
22	大麻和大麻树脂与大麻浸膏和酊	Cannabis and Cannabis Resin and Extracts and Tinctures of Cannabis	8063 – 14 – 7 6465 – 30 – 1	
23	氯尼他秦	Clonitazene	3861 – 76 – 5	
24	古柯叶	Coca Leaf		
25	可卡因*	Cocaine	50 – 36 – 2	
26	可多克辛	Codoxime	7125 – 76 – 0	
27	罂粟浓缩物*	Concentrate of Poppy Straw		包括罂粟果提取物*，罂粟果提取物粉*
28	地索吗啡	Desomorphine	427 – 00 – 9	
29	右吗拉胺	Dextromoramide	357 – 56 – 2	
30	地恩丙胺	Diampromide	552 – 25 – 0	
31	二乙噻丁	Diethylthiambutene	86 – 14 – 6	
32	地芬诺辛	Difenoxin	28782 – 42 – 5	
33	二氢埃托啡*	Dihydroetorphine	14357 – 76 – 7	
34	双氢吗啡	Dihydromorphine	509 – 60 – 4	
35	地美沙多	Dimenoxadol	509 – 78 – 4	
36	地美庚醇	Dimepheptanol	545 – 90 – 4	
37	二甲噻丁	Dimethylthiambutene	524 – 84 – 5	
38	吗苯丁酯	Dioxaphetyl Butyrate	467 – 86 – 7	
39	地芬诺酯*	Diphenoxylate	915 – 30 – 0	
40	地匹哌酮	Dipipanone	467 – 83 – 4	
41	羟蒂巴酚	Drotebanol	3176 – 03 – 2	
42	芽子碱	Ecgonine	481 – 37 – 8	
43	乙甲噻丁	Ethylmethylthiambutene	441 – 61 – 2	
44	依托尼秦	Etonitazene	911 – 65 – 9	
45	埃托啡	Etorphine	14521 – 96 – 1	
46	依托利定	Etoxeridine	469 – 82 – 9	
47	芬太尼*	Fentanyl	437 – 38 – 7	
48	呋替啶	Furethidine	2385 – 81 – 1	
49	海洛因	Heroin	561 – 27 – 3	
50	氢可酮*	Hydrocodone	125 – 29 – 1	
51	氢吗啡醇	Hydromorphinol	2183 – 56 – 4	
52	氢吗啡酮*	Hydromorphone	466 – 99 – 9	
53	羟哌替啶	Hydroxypethidine	468 – 56 – 4	
54	异美沙酮	Isomethadone	466 – 40 – 0	
55	凯托米酮	Ketobemidone	469 – 79 – 4	
56	左美沙芬	Levomethorphan	125 – 70 – 2	

序号	中文名	英文名	CAS 号	备注
57	左吗拉胺	Levomoramide	5666 – 11 – 5	
58	左芬啡烷	Levophenacylmorphan	10061 – 32 – 2	
59	左啡诺	Levorphanol	77 – 07 – 6	
60	美他佐辛	Metazocine	3734 – 52 – 9	
61	美沙酮*	Methadone	76 – 99 – 3	
62	美沙酮中间体	Methadone Intermediate	125 – 79 – 1	4 – 氰基 – 2 – 二甲氨基 – 4，4 – 二苯基丁烷
63	甲地索啡	Methyldesorphine	16008 – 36 – 9	
64	甲二氢吗啡	Methyldihydromorphine	509 – 56 – 8	
65	3 – 甲基芬太尼	3 – Methylfentanyl	42045 – 86 – 3	
66	3 – 甲基硫代芬太尼	3 – Methylthiofentanyl	86052 – 04 – 2	
67	美托酮	Metopon	143 – 52 – 2	
68	吗拉胺中间体	Moramide Intermediate	3626 – 55 – 9	2 – 甲基 – 3 – 吗啉基 – 1，1 – 二苯基丁酸
69	吗哌利定	Morpheridine	469 – 81 – 8	
70	吗啡*	Morphine	57 – 27 – 2	包括吗啡阿托品注射液*
71	吗啡甲溴化物	MorphineMethobromide	125 – 23 – 5	包括其他五价氮吗啡衍生物，特别包括吗啡 – N – 氧化物，其中一种是可待因 – N – 氧化物
72	吗啡 – N – 氧化物	Morphine – N – oxide	639 – 46 – 3	
73	1 – 甲基 – 4 – 苯基 – 4 – 哌啶丙酸酯	1 – Methyl – 4 – phenyl – 4 – piperidinol propionate（ester）	13147 – 09 – 6	MPPP
74	麦罗啡	Myrophine	467 – 18 – 5	
75	尼可吗啡	Nicomorphine	639 – 48 – 5	
76	诺美沙多	Noracymethadol	1477 – 39 – 0	
77	去甲左啡诺	Norlevorphanol	1531 – 12 – 0	
78	去甲美沙酮	Normethadone	467 – 85 – 6	
79	去甲吗啡	Normorphine	466 – 97 – 7	
80	诺匹哌酮	Norpipanone	561 – 48 – 8	
81	阿片*	Opium	8008 – 60 – 4	包括复方樟脑酊*、阿桔片*
82	奥列巴文	Oripavine	467 – 04 – 9	
83	羟考酮*	Oxycodone	76 – 42 – 5	
84	羟吗啡酮	Oxymorphone	76 – 41 – 5	

序号	中文名	英文名	CAS 号	备注
85	对氟芬太尼	*Para* – fluorofentanyl	90736 – 23 – 5	
86	哌替啶*	Pethidine	57 – 42 – 1	
87	哌替啶中间体 A	Pethidine Intermediate A	3627 – 62 – 1	4 – 氰基 – 1 – 甲基 – 4 – 苯基哌啶
88	哌替啶中间体 B	Pethidine Intermediate B	77 – 17 – 8	4 – 苯基哌啶 – 4 – 羧酸乙酯
89	哌替啶中间体 C	Pethidine Intermediate C	3627 – 48 – 3	1 – 甲基 – 4 – 苯基哌啶 – 4 – 羧酸
90	苯吗庚酮	Phenadoxone	467 – 84 – 5	
91	非那丙胺	Phenampromide	129 – 83 – 9	
92	非那佐辛	Phenazocine	127 – 35 – 5	
93	1 – 苯乙基 – 4 – 苯基 – 4 – 哌啶乙酸酯	1 – Phenethyl – 4 – phenyl – 4 – piperidinol acetate（ester）	64 – 52 – 8	PEPAP
94	非诺啡烷	Phenomorphan	468 – 07 – 5	
95	苯哌利定	Phenoperidine	562 – 26 – 5	
96	匹米诺定	Piminodine	13495 – 09 – 5	
97	哌腈米特	Piritramide	302 – 41 – 0	
98	普罗庚嗪	Proheptazine	77 – 14 – 5	
99	丙哌利定	Properidine	561 – 76 – 2	
100	消旋甲啡烷	Racemethorphan	510 – 53 – 2	
101	消旋吗拉胺	Racemoramide	545 – 59 – 5	
102	消旋啡烷	Racemorphan	297 – 90 – 5	
103	瑞芬太尼*	Remifentanil	132875 – 61 – 7	
104	舒芬太尼*	Sufentanil	56030 – 54 – 7	
105	醋氢可酮	Thebacon	466 – 90 – 0	
106	蒂巴因*	Thebaine	115 – 37 – 7	
107	硫代芬太尼	Thiofentanyl	1165 – 22 – 6	
108	替利定	Tilidine	20380 – 58 – 9	
109	三甲利定	Trimeperidine	64 – 39 – 1	
110	醋氢可待因	Acetyldihydrocodeine	3861 – 72 – 1	
111	可待因*	Codeine	76 – 57 – 3	
112	右丙氧芬*	Dextropropoxyphene	469 – 62 – 5	
113	双氢可待因*	Dihydrocodeine	125 – 28 – 0	
114	乙基吗啡*	Ethylmorphine	76 – 58 – 4	
115	尼可待因	Nicocodine	3688 – 66 – 2	
116	烟氢可待因	Nicodicodine	808 – 24 – 2	

续表

序号	中文名	英文名	CAS 号	备注
117	去甲可待因	Norcodeine	467 – 15 – 2	
118	福尔可定 *	Pholcodine	509 – 67 – 1	
119	丙吡兰	Propiram	15686 – 91 – 6	
120	布桂嗪 *	Bucinnazine		
121	罂粟壳 *	Poppy Shell		

注：1. 上述品种包括其可能存在的盐和单方制剂（除非另有规定）。
　　2. 上述品种包括其可能存在的异构体、酯及醚（除非另有规定）。
　　3. 品种目录有 * 的麻醉药品为我国生产及使用的品种。

（三）安全管理

1. 严格申购管理。按照国家有关规定，教学、科研单位所用的麻醉药品，由需用单位向当地食品药品监督管理部门的上一级食品药品监督管理部门提出申请，经批准后，向麻醉药品经营单位购用。

2. 强化麻醉品及制剂的使用管理。麻醉药品使用单位在使用麻醉药品时，凡麻醉药品管理范围内的各种制剂，必须向麻醉药品经营单位购进，管理范围内没有的制剂，可由有麻醉药品使用权的医疗单位经县以上的食品药品监督管理部门批准后自行配制，其他任何单位不得自行配制。

3. 加强实验室安全管理。实验室对麻醉药品的成品、半成品、罂粟壳及其种子等保管时，麻醉药品应标明标签（标签底为白色，标明"麻"字为兰色），单独存放，专人负责，专柜加锁，专用账册，专册登记，备查三年，严格出入库及交接手续。最好是储存于铁门、铁窗、双锁并有报警装置的专用库房内。

4. 未经批准，任何单位或个人一律不得从事麻醉药品的生产和经营活动。

5. 麻醉药品新品种的研制，必须由研制单位编制计划，报国家相关部门审定批准后方可进行，研制完成后按有关新药审批的办法办理，并严格试制品的保管与试用手续，严防流失。

6. 禁止非法使用、储存、销售、转让或借用麻醉药品。

二、精神药品的安全管理

（一）精神药品的定义

精神药品（psychotropic substances）是指直接作用于中枢神经系统，使之兴奋或抑制，连续使用能产生依赖性的药品。这类药品必须是连续使用能产生依赖性的中枢兴奋药或抑制药。有些中枢兴奋药如尼可刹米、洛贝林、回苏灵等，一些中枢抑制药如氯丙嗪、非那根等在使用时并不产生依赖性而不列入精神药品管制。

（二）精神药品的品种范围

世界各国的相关管理规定各不相同，我国依据精神药品使人体产生的依赖性和危害人体健康的程度，将其分为第一类和第二类精神药品。《精神药品品种目录（2013 年版）》由国家食品药品监督管理总局、中华人民共和国公安部、国家卫生和计划生育委员会于 2013 年 11 月 11 日（食药监药化监〔2013〕230 号）发布，自 2014 年 1 月 1 日起施行（表 11 – 2）。

表 11 - 2 精神药品品种目录（2013 年版）

第一类

序号	中文名	英文名	CAS 号	备注
1	布苯丙胺	Brolamfetamine	64638 - 07 - 9	DOB
2	卡西酮	Cathinone	71031 - 15 - 7	
3	二乙基色胺	3 - ［2 - （Diethylamino）ethyl］indole	7558 - 72 - 7	DET
4	二甲氧基安非他明	（±）- 2, 5 - Dimethoxy - *alpha* - methylphenethylamine	2801 - 68 - 5	DMA
5	（1, 2 - 二甲基庚基）羟基四氢甲基二苯吡喃	3 - （1, 2 - dimethylheptyl）- 7, 8, 9, 10 - tetrahydro - 6, 6, 9 - trimethyl - 6*H*dibenzo ［b, d］pyran - 1 - ol	32904 - 22 - 6	DMHP
6	二甲基色胺	3 - ［2 - （Dimethylamino）ethyl］indole	61 - 50 - 7	DMT
7	二甲氧基乙基安非他明	（±）- 4 - ethyl - 2, 5 - dimethoxy - α - methylphenethylamine	22139 - 65 - 7	DOET
8	乙环利定	Eticyclidine	2201 - 15 - 2	PCE
9	乙色胺	Etryptamine	2235 - 90 - 7	
10	羟芬胺	（±）- N - ［alpha - methyl - 3, 4 - （methylenedioxy）phenethyl］hydroxylamine	74698 - 47 - 8	N - hydroxy MDA
11	麦角二乙胺	（+）- Lysergide	50 - 37 - 3	LSD
12	乙芬胺	（±）- N - ethyl - alpha - methyl - 3, 4 - （methylenedioxy）phenethylamine	82801 - 81 - 8	N - ethyl MDA
13	二亚甲基双氧安非他明	（±）- N, alpha - dimethyl - 3, 4 - （methylene - dioxy）phenethylamine	42542 - 10 - 9	MDMA
14	麦司卡林	Mescaline	54 - 04 - - 6	
15	甲卡西酮	Methcathinone	5650 - 44 - 2（右旋体），49656 - 78 - 2（右旋体盐酸盐），112117 - 24 - 5（左旋体），66514 - 93 - 0（左旋体盐酸盐）	
16	甲米雷司	4 - Methylaminorex	3568 - 94 - 3	
17	甲羟芬胺	5 - methoxy - α - methyl - 3, 4 - （methylenedioxy）phenethylamine	13674 - 05 - 0	MMDA
18	4 - 甲基硫基安非他明	4 - Methylthioamfetamine	14116 - 06 - 4	
19	六氢大麻酚	Parahexyl	117 - 51 - 1	
20	副甲氧基安非他明	P - methoxy - alpha - methylphenethylamine	64 - 13 - 1	PMA
21	赛洛新	Psilocine	520 - 53 - 6	
22	赛洛西宾	Psilocybine	520 - 52 - 5	
23	咯环利定	Rolicyclidine	2201 - 39 - 0	PHP

续表

序号	中文名	英文名	CAS 号	备注
24	二甲氧基甲苯异丙胺	2, 5 – Dimethoxy – *alpha*, 4 – dimethylphenethylamine	15588 – 95 – 1	STP
25	替苯丙胺	Tenamfetamine	4764 – 17 – 4	MDA
26	替诺环定	Tenocyclidine	21500 – 98 – 1	TCP
27	四氢大麻酚	Tetrahydrocannabinol		包括同分异构体及其立体化学变体
28	三甲氧基安非他明	(±) –3, 4, 5 – Trimethoxy – alpha – methylphenethylamine	1082 – 88 – 8	TMA
29	苯丙胺	Amfetamine	300 – 62 – 9	
30	氨奈普汀	Amineptine	57574 – 09 – 1	
31	2, 5 – 二甲氧基 – 4 – 溴苯乙胺	4 – Bromo – 2, 5 – dimethoxyphenethylamine	66142 – 81 – 2	2 – CB
32	右苯丙胺	Dexamfetamine	51 – 64 – 9	
33	屈大麻酚	Dronabinol	1972 – 08 – 3	δ – 9 – 四氢大麻酚及其立体化学异构体
34	芬乙茶碱	Fenetylline	3736 – 08 – 1	
35	左苯丙胺	Levamfetamine	156 – 34 – 3	
36	左甲苯丙胺	Levomethamfetamine	33817 – 09 – 3	
37	甲氯喹酮	Mecloqualone	340 – 57 – 8	
38	去氧麻黄碱	Metamfetamine	537 – 46 – 2	
39	去氧麻黄碱外消旋体	Metamfetamine Racemate	7632 – 10 – 2	
40	甲喹酮	Methaqualone	72 – 44 – 6	
41	哌醋甲酯 *	Methylphenidate	113 – 45 – 1	
42	苯环利定	Phencyclidine	77 – 10 – 1	PCP
43	芬美曲秦	Phenmetrazine	134 – 49 – 6	
44	司可巴比妥 *	Secobarbital	76 – 73 – 3	
45	齐培丙醇	Zipeprol	34758 – 83 – 3	
46	安非拉酮	Amfepramone	90 – 84 – 6	
47	苄基哌嗪	Benzylpiperazine	2759 – 28 – 6	BZP
48	丁丙诺啡 *	Buprenorphine	52485 – 79 – 7	
49	1 – 丁基 – 3 – （1 – 萘甲酰基）吲哚	1 – Butyl – 3 – （1 – naphthoyl） indole	208987 – 48 – 8	JWH – 073
50	恰特草	Cathaedulis Forssk		Khat
51	2, 5 – 二甲氧基 – 4 – 碘苯乙胺	2, 5 – Dimethoxy – 4 – iodophenethylamine	69587 – 11 – 7	2C – I
52	2, 5 – 二甲氧基苯乙胺	2, 5 – Dimethoxyphenethylamine	3600 – 86 – 0	2C – H
53	二甲基安非他明	Dimethylamfetamine	4075 – 96 – 1	

续表

序号	中文名	英文名	CAS 号	备注
54	依他喹酮	Etaqualone	7432 – 25 – 9	
55	［1 –（5 – 氟戊基）– 1H – 吲哚 – 3 – 基］（2 – 碘苯基）甲酮	（1 –（5 – Fluoropentyl）– 3 –（2 – iodobenzoyl）indole）	335161 – 03 – 0	AM – 694
56	1 –（5 – 氟戊基）– 3 –（1 – 萘甲酰基）– 1H – 吲哚	1 –（5 – Fluoropentyl）– 3 –（1 – naphthoyl）indole	335161 – 24 – 5	AM – 2201
57	γ – 羟丁酸*	Gamma – hydroxybutyrate	591 – 81 – 1	GHB
58	氯胺酮*	Ketamine	6740 – 88 – 1	
59	马吲哚*	Mazindol	22232 – 71 – 9	
60	2 –（2 – 甲氧基苯基）– 1 –（1 – 戊基 – 1H – 吲哚 – 3 – 基）乙酮	2 –（2 – Methoxyphenyl）– 1 –（1 – pentyl – 1H – indol – 3 – yl）ethanone	864445 – 43 – 2	JWH – 250
61	亚甲基二氧吡咯戊酮	Methylenedioxypyrovalerone	687603 – 66 – 3	MDPV
62	4 – 甲基乙卡西酮	4 – Methylethcathinone	1225617 – 18 – 4	4 – MEC
63	4 – 甲基甲卡西酮	4 – Methylmethcathinone	5650 – 44 – 2	4 – MMC
64	3，4 – 亚甲二氧基甲卡西酮	3，4 – Methylenedioxy – N – methylcathinone	186028 – 79 – 5	Methylone
65	莫达非尼	Modafinil	68693 – 11 – 8	
66	1 – 戊基 – 3 –（1 – 萘甲酰基）吲哚	1 – Pentyl – 3 –（1 – naphthoyl）indole	209414 – 07 – 3	JWH – 018
67	他喷他多	Tapentadol	175591 – 23 – 8	
68	三唑仑*	Triazolam	28911 – 01 – 5	

第二类

序号	中文名	英文名	CAS 号	备注
1	异戊巴比妥*	Amobarbital	57 – 43 – 2	
2	布他比妥	Butalbital	77 – 26 – 9	
3	去甲伪麻黄碱	Cathine	492 – 39 – 7	
4	环己巴比妥	Cyclobarbital	52 – 31 – 3	
5	氟硝西泮	Flunitrazepam	1622 – 62 – 4	
6	格鲁米特*	Glutethimide	77 – 21 – 4	
7	喷他佐辛*	Pentazocine	55643 – 30 – 6	
8	戊巴比妥*	Pentobarbital	76 – 74 – 4	
9	阿普唑仑*	Alprazolam	28981 – 97 – 7	
10	阿米雷司	Aminorex	2207 – 50 – 3	
11	巴比妥*	Barbital	57 – 44 – 3	
12	苄非他明	Benzfetamine	156 – 08 – 1	
13	溴西泮	Bromazepam	1812 – 30 – 2	

续表

序号	中文名	英文名	CAS 号	备注
14	溴替唑仑	Brotizolam	57801－81－7	
15	丁巴比妥	Butobarbital	77－28－1	
16	卡马西泮	Camazepam	36104－80－0	
17	氯氮䓬	Chlordiazepoxide	58－25－3	
18	氯巴占	Clobazam	22316－47－8	
19	氯硝西泮 *	Clonazepam	1622－61－3	
20	氯拉䓬酸	Clorazepate	23887－31－2	
21	氯噻西泮	Clotiazepam	33671－46－4	
22	氯噁唑仑	Cloxazolam	24166－13－0	
23	地洛西泮	Delorazepam	2894－67－9	
24	地西泮 *	Diazepam	439－14－5	
25	艾司唑仑 *	Estazolam	29975－16－4	
26	乙氯维诺	Ethchlorvynol	113－18－8	
27	炔己蚁胺	Ethinamate	126－52－3	
28	氯氟䓬乙酯	EthylLoflazepate	29177－84－2	
29	乙非他明	Etilamfetamine	457－87－4	
30	芬坎法明	Fencamfamin	1209－98－9	
31	芬普雷司	Fenproporex	16397－28－7	
32	氟地西泮	Fludiazepam	3900－31－0	
33	氟西泮 *	Flurazepam	17617－23－1	
34	哈拉西泮	Halazepam	23092－17－3	
35	卤沙唑仑	Haloxazolam	59128－97－1	
36	凯他唑仑	Ketazolam	27223－35－4	
37	利非他明	Lefetamine	7262－75－1	SPA
38	氯普唑仑	Loprazolam	61197－73－7	
39	劳拉西泮 *	Lorazepam	846－49－1	
40	氯甲西泮	Lormetazepam	848－75－9	
41	美达西泮	Medazepam	2898－12－6	
42	美芬雷司	Mefenorex	17243－57－1	
43	甲丙氨酯 *	Meprobamate	57－53－4	
44	美索卡	Mesocarb	34262－84－5	
45	甲苯巴比妥	Methylphenobarbital	115－38－8	
46	甲乙哌酮	Methyprylon	125－64－4	
47	咪达唑仑 *	Midazolam	59467－70－8	
48	尼美西泮	Nimetazepam	2011－67－8	
49	硝西泮 *	Nitrazepam	146－22－5	
50	去甲西泮	Nordazepam	1088－11－5	

续表

序号	中文名	英文名	CAS 号	备注
51	奥沙西泮 *	Oxazepam	604 – 75 – 1	
52	奥沙唑仑	Oxazolam	24143 – 17 – 7	
53	匹莫林 *	Pemoline	2152 – 34 – 3	
54	苯甲曲秦	Phendimetrazine	634 – 03 – 7	
55	苯巴比妥 *	Phenobarbital	50 – 06 – 6	
56	芬特明	Phentermine	122 – 09 – 8	
57	匹那西泮	Pinazepam	52463 – 83 – 9	
58	哌苯甲醇	Pipradrol	467 – 60 – 7	
59	普拉西泮	Prazepam	2955 – 38 – 6	
60	吡咯戊酮	Pyrovalerone	3563 – 49 – 3	
61	仲丁比妥	Secbutabarbital	125 – 40 – 6	
62	替马西泮	Temazepam	846 – 50 – 4	
63	四氢西泮	Tetrazepam	10379 – 14 – 3	
64	乙烯比妥	Vinylbital	2430 – 49 – 1	
65	唑吡坦 *	Zolpidem	82626 – 48 – 0	
66	阿洛巴比妥	Allobarbital	58 – 15 – 1	
67	丁丙诺啡透皮贴剂 *	Buprenorphine Transdermal patch		
68	布托啡诺及其注射剂 *	Butorphanol and its injection	42408 – 82 – 2	
69	咖啡因 *	Caffeine	58 – 08 – 2	
70	安钠咖 *	Caffeine Sodium Benzoate		CNB
71	右旋芬氟拉明	Dexfenfluramine	3239 – 44 – 9	
72	地佐辛及其注射剂 *	Dezocine and Its Injection	53648 – 55 – 8	
73	麦角胺咖啡因片 *	Ergotamine and Caffeine Tablet	379 – 79 – 3	
74	芬氟拉明	Fenfluramine	458 – 24 – 2	
75	呋芬雷司	Furfenorex	3776 – 93 – 0	
76	纳布啡及其注射剂	Nalbuphine and its injection	20594 – 83 – 6	
77	氨酚氢可酮片 *	Paracetamol and Hydrocodone Bitartrate Tablet		
78	丙己君	Propylhexedrine	101 – 40 – 6	
79	曲马多 *	Tramadol	27203 – 92 – 5	
80	扎来普隆 *	Zaleplon	151319 – 34 – 5	
81	佐匹克隆	Zopiclone	43200 – 80 – 2	

注：1. 上述品种包括其可能存在的盐和单方制剂（除非另有规定）。
　　2. 上述品种包括其可能存在的异构体（除非另有规定）。
　　3. 品种目录有 * 的精神药品为我国生产及使用的品种。

（三）安全管理

1. 一类精神药品按麻醉药品管理。

2. 加强实验室安全管理。专柜保管，专账登记统计，按季度盘点，做到账物相符，定期检查，严格出入库、验收和交接手续。若发现问题要立即报告当地食品药品监督管理部门，食品药品监督管理部门应当及时查处。

3. 未经批准，任何单位或个人一律不得从事精神药品原料及制剂的生产和经营活动。

三、毒性药品的安全管理

（一）毒性药品定义

毒性药品是医疗用毒性药品的简称，指毒性剧烈、治疗剂量与中毒剂量相近，使用不当会导致人中毒或死亡的药品。

（二）毒性药品品种范围

国家卫生和计划生育委员会等有关部门将 28 种中药和 12 种西药列入毒性药品。

1. 毒性中药品种　砒石（红砒、白砒）、砒霜、水银、生马前子、生川乌、生草乌、生白附子、生附子、生半夏、生南星、生巴豆、斑蝥、青娘虫、红娘虫、生甘遂、生狼毒、生藤黄、生千金子、生天仙子、闹羊花、雪上一枝蒿、红升丹、白降丹、蟾酥、洋金花、红粉、轻粉、雄黄。

2. 毒性西药品种　去乙酰毛花苷丙、阿托品、洋地黄毒苷、氢溴酸后马托品、三氧化二砷、毛果芸香碱、升汞、水杨酸毒扁豆碱、亚砷酸钾、氢溴酸东莨菪碱、士的年、亚砷酸注射液。

（三）安全管理

1. 严格申购管理　科研和教学单位所需的毒性药品，必须持单位证明信，经单位所在地县级以上食品药品监督管理部门批准后，方可购用。

2. 加强实验室安全管理　实验室要建立保管、验收、领发、核对制度，须由责任心强、业务熟练的专业人员负责保管，专柜加锁，专账登记。

3. 加工炮制毒性中药，必须按照国家《药典》和省、直辖市、自治区《炮制规范》的规定进行，药材要符合药用要求。

四、放射性药品的安全管理

（一）放射性药品定义

放射性药品是指用于临床诊断或治疗的放射性核素制剂或者其标记化合物，包括裂变制品、推照制品、加速器制品、放射性同位素发生器及其配套药盒、放射免疫药盒等。放射性药品与其他药品的不同之处在于，放射性药品含有的放射性核素能放射出射线。因此，凡在分子内或制剂内含有放射性核素的药品均称为放射性药品。

（二）放射性药品品种范围

我国国家药品标准收载的 36 种放射性药品全都是由 14 种放射性核素制备的。因此，可按核素的不同分为 14 类：^{32}磷、^{51}铬、^{67}镓、^{123}碘、^{125}碘、^{131}碘、^{132}碘、^{131}铯、^{133}氙、^{169}镱、^{198}金、^{203}汞、^{99m}锝、^{133m}铟。其中，有的放射性核素本身即是药物的主要组成部分，如^{131}碘、^{125}碘等，是利用其本身的生理、生化或理化特性以达到诊断或治疗的目的；有的则是利用放射性核素标记的药物如^{131}碘 – 邻碘马尿酸钠，其示踪作用是通过被标记物本身的代谢过程来体现的。

（三）安全管理

放射性药品是一类特殊药品，它释放出的射线具有穿透性，当其通过人体时，可与组织发生电离作用，因此，对它的安全管理较一般药品应更加严格，以保证达到诊断与治疗的目的的同时又不使正常组织受到损害。

1. 放射性药品的保管、使用人员必须是经过核医学技术培训的技术人员，未经核医学技术培训者，不得从事放射性药品保管和使用工作。

2. 放射性药品应由专人负责保管、双人双锁，建立放射性药品使用登记表册，每次使用时须认真按项目要求逐项填写，并做永久性保存。

3. 收到放射性药品时，应认真核对名称、出厂日期、放射性浓度、总体积、总强度、容器号、溶液的酸碱度及物理性状等，注意液体放射性药品有否破损、渗漏，注意发生器是否已作细菌培养、热原检查等。

4. 放射性药品必须有适当的专门储存场所。放射性药品应放在铅罐内，置于储存室的储存柜内；常用放射药性品应按不同品种分类放置在通风橱储存槽内；每种放射性药品均须加强防盗、防鼠、防辐射和防污染等防护措施，以保证放射性药品的质量和安全；贮存场所应当有放射性警示标识，储存放射性药品的容器应贴好标签。

5. 放射性药品的使用，必须符合国家放射性同位素卫生防护管理的有关规定。所在地的省、直辖市、自治区的公安、环保和卫生行政部门，应当根据相关单位核医疗技术人员的水平、设备条件，核发相应等级的《放射性药品使用许可证》。无许可证的单位不得使用放射性药品。《放射性药品使用许可证》有效期为 5 年，期满前 6 个月，单位应当向原发证的行政部门重新提出申请，经审核批准后，换发新证。

6. 放射性药品在实验前、实验后，均应对其品种、数量和用量等进行严格的核对，若发现放射性药品丢失时，应立即追查去向，并报告上级机关。

7. 使用放射性药品的实验室要具有完备的安全、防护和废气、废物、废水处理等设施，并建立严格的质量管理制度。放射性药品使用后的废物，包括实验动物的排出物，必须按国家有关规定妥善处置。

（四）使用注意事项

1. 从事核医学的工作人员应有高度的工作责任心，应熟悉和掌握有关放射性核素的基本知识并严格遵守放射性药品的登记、保管、使用制度。

2. 操作人员要严格遵照无菌操作技术进行放射性药物的制备。标记用的器械、工具不得随意放置，以防污染。

3. 对各种资料、图片应建立完整的保管登记制度。

4. 实验室内严禁吸烟、饮水和进食禁止闲杂人员随便进入。

5. 放射性药品开瓶、稀释、分装时工作人员要穿隔离衣、戴口罩、帽子、胶皮手套、防护眼镜等用品。并应在铅、砖、铅玻璃防护屏后进行。开瓶应在通风橱内进行，开瓶前应按说明书核对放射性药物的标签。然后将放射源置于通风橱内，开瓶要仔细，勿用力过猛，以防打碎玻璃容器，造成污染。稀释与分装放性药物前应仔细核对说明书的项目，稀释口服液可用蒸馏水，静脉注射剂用无菌生理盐水，分装放射性药品时应在铺有吸水纸的搪瓷盘内进行，不要直接在工作台上操作。

（五）放射防护

放射性药品在使用过程中除注意公众防护外，还应注意工作人员本身的防护，尽量减少对工作人员的辐射剂量，防止污染环境。其防护原则及措施主要如下。

1. 减少不必要的接触射线的时间。每次受到辐射剂量的大小与接触时间成正比，接触时间愈长，受到辐射剂量愈大，所以应尽量缩短操作过程，减少与放射性药品接触时间，是个人防护重要的一环。

2. 增大与放射性药品源的距离。辐射剂量与距离的平方成正比，增大操作人员与放射源间的距离，可以大大减少操作人员的辐射剂量。

3. 采用适当的屏蔽。不同的射线对屏蔽的要求也不同，α 射线由于粒子重、速度慢，故只要一张纸就可以挡住；β 射线用有机玻璃可以挡住，而 γ 射线则要求用混凝土、铅砖、铅屏风等作防护层。

4. 防止放射性物质进入人体内。放射性物质进入人体的途径有：呼吸道吸入、消化道进人和皮肤或黏膜（包括伤口）侵入等。不论放射性物质从何种途径进入人体内，都会引起全身和重要器官的内照射。因此，要采取适当的防护装备以加强个人防护。

（六）"放射性三废"的处理

放射性药品使用后残留和剩下部分被称为放射性废物。放射性废物有固体、液体和气体三种，故称"放射性三废"。"放射性三废"处理不当会造成周围环境的放射性污染，影响工作人员和周围居民的健康。因而妥善处理"放射性三废"是十分重要的。

1. 固体废物的处理主要采用放置法。被放射性药物污染的固体物质应存在固定的指定地点并采用适当的屏蔽物加以防护，待其自然衰变后，当做非放射性废物处理即可。如为过期的发生器吸附柱应标明日期并用塑料袋包装后置于贮源室，待其自然衰变后再处理。

2. 液体废物的处理应根据放射性物质的最大容许浓度、化学性质、放射性强度、废液的容积以及下水道的排水设备等情况进行不同的处理。一般采用放置法，半衰期短的也可有稀释法达到容许排放水平。放射性强度低的废水也可直接排入下水道，但其放射性浓度不得超过露天水源中限制尝试的 100 倍。不能直接排入下水道的放射性废液，可采用衰变池贮存十个半衰期后排入下水道。

3. 气体废物的处理，易产生气体的放射性药物在开瓶、分装时应在通风橱内于通风条件下操作。通风橱排气口应高出周围 50m 以内建筑的屋顶 3 或 4m。以使放射性废气直接排入高空。通风橱排气口的过滤装置，应视使用情况定期更换。

小结

实验室药品安全管理是实验室安全管理的重要内容。实验室药品的安全管理是实验顺利进行、实验数据准确以及实验人员人身安全等的前提和保证，实验室药品的安全管理是个系统工程，包括实验室药品的计划预算编制、采购、储存、保管、调配、使用等一系列环节。本章重点讨论实验室药品安全的过程管理，包含中药材、中药饮片在内的一般药品的安全管理和麻醉药品，精神药品、医用毒性药品、放射性药品等特殊管理药品的安全管理。

通过本章的学习，应掌握实验室药品主要剂型的安全管理要点、特殊管理药品的实验室安全管理；熟悉实验室药品安全管理的目标、分类储存、麻醉药品、精神药品、医用毒性药品品种目录、实验室药品管理方法；了解实验室药品的实验室药品安全管理的特殊性、预算计划编制、控制药品库存量、有效期药品的管理。

◢ 复习思考题 ◣

1. 实验室药品的计划预算如何编制？
2. 国家规定的需要特殊管理的药品有哪几类？为什么要实行特殊管理？
3. 麻醉药品与精神药品有什么区别？各举出我国常用的 5 个品种？
4. 中药、西药毒性药品分别有哪些？
5. 实验室药品主要剂型有哪能？分别应如何进行保管？

（张　弛　王　坚）

第十二章 实验动物安全管理

要点导航

1. 掌握实验动物的概念和分类。
2. 熟悉各类实验动物环境及设施要求。
3. 了解常见人兽共患病和动物烈性传染病及动物实验事故预防与处理原则。

实验动物是指经人工培育，对其携带微生物和寄生虫实行控制，遗传背景明确或者来源清楚，用于科学研究、教学、生产、检定以及其他科学实验的动物，如大鼠、小鼠、金黄地鼠、豚鼠、家兔、犬等。

实验动物是从事科学研究、教学、生产、检定的重要支撑条件，广泛应用于医药研发、教学实验、生物检定等多个方面，是动物实验研究的研究对象。在开展动物实验中，应该重点注意三个方面：一是正确选择实验动物，对所用动物必须了解其整体概况；二是保证动物应享有的福利，即人道主义地使用动物；三是在使用动物进行研究时，必须保护好实验动物、实验者和周围的环境，防止引入各种人兽共患病和动物烈性传染病的病原体，造成感染或污染。本章节重点讨论实验动物的安全管理及福利伦理问题。

第一节 实验动物设施及环境管理

一、按微生物学等级和寄生虫学等级的实验动物分类

普通实验动物在开放环境中饲养，会受到自然界病原微生物、病毒或寄生虫的感染，用普通实验动物做实验，敏感性不高，反应程度不一致，实验结果重现性差，因此必须对实验动物加以微生物学和寄生虫学控制。依据《GB 14922.2 - 2011 实验动物微生物学等级及监测》和《GB 14922.1 - 2001 实验动物寄生虫学等级及监测》按照微生物学等级和寄生虫学等级的划分，我国实验动物分为 4 级：普通级动物、清洁级动物、无特定病原体级动物和无菌级动物（含悉生动物），不同的实验动物分级不同。

1. 普通级动物 ［conventional（CV）animal］ 不携带所规定的人兽共患病病原、动物烈性传染病病原及人兽共患寄生虫的实验动物。普通级动物有豚鼠、地鼠、兔、犬、猴等。普通级动物是微生物学等级和寄生虫学等级控制要求最低的动物，多用于教学示范或者探索方法的预试验研究，不可用于科研、生产和检定。

2. 清洁级动物 ［clean（CL）animal］ 除普通级动物应排除的病原和寄生虫外，不

携带对动物危害大和对科学研究干扰大的病原及寄生虫的实验动物。清洁级动物有小鼠、大鼠、豚鼠、地鼠、兔等。

3. 无特定病原体级动物〔specific pathogen free（SPF）animal〕 除清洁动物应排除的病原和寄生虫外，不携带主要潜在感染或条件致病和对科学实验干扰大的病原及寄生虫的实验动物。无特定病原体级动物有小鼠、大鼠、豚鼠、地鼠、兔、犬、猴等。

4. 无菌级动物〔germ free（GF）animal〕 无菌动物饲养在无菌隔离器内，经定期检查，无可检出的一切生命体的实验动物。无菌动物有小鼠、大鼠、豚鼠、地鼠、兔等。无菌动物在自然界是不存在的，通常采用生物净化法培育而成，在无菌条件下，对动物实施剖腹产手术，取出胎仔，放入无菌隔离器中哺育。

5. 悉生动物 指用与无菌动物相同方法取得饲养，但明确动物体内给予的已知微生物的动物。根据植入无菌动物体内菌落数目的不同，可分为单菌、双菌、三菌和多菌的动物。不同国家人工接种的细菌种类不同，常用的有双歧杆菌、脆弱拟杆菌、葡萄球菌、乳酸杆菌、粪链球菌等。

4 种级别实验动物特点比较，见表 12 - 1。

表 12 - 1　4 种级别实验动物特点比较

实验项目	普通级动物	清洁级动物	无特定病原体级动物	无菌级动物
传染病	未知	无	无	无
寄生虫	未知	无	无	无
实验结果	有疑问	明确	明确	明确
动物使用量	大量	较少	少	少
统计价值	不准确	较好	可能好	很好
长期实验	困难	可能好	好	好
死亡率	高	较少	少	很少
长期实验存活率	40%	80%	90%	100%
实验标准设计	不可能	可能	可能	可能
结果谈论价值	有疑问	较高	高	很高

二、实验动物设施

（一）实验动物设施的分类

按照设施的使用功能，分为实验动物生产设施、实验动物实验设施和实验动物特殊实验设施。

1. 实验动物生产设施 指用于实验动物生产的建筑物和设备的总称。包括动物生产区、辅助生产区和辅助区。

2. 实验动物实验设施 指以研究、试验、教学、生物制品、药品及相关产品生产、质控等为目的而进行实验动物实验的建筑物和设备的总和。包括动物实验区、辅助实验区、辅助区。

3. 实验动物特殊实验设施 包括感染动物实验设施（动物生物安全实验室）和应用

放射性物质或有害化学物质等进行动物实验的设施。

（二）实验动物设施基本要求

1. 选址 宜选在环境空气质量及自然环境条件较好的区域。应避开自然疫源地；生产设施宜远离可能产生交叉感染的动物饲养场所；宜远离有严重空气污染、振动或噪声干扰的铁路、码头、飞机场、交通要道、工厂、贮仓、堆场等区域。动物生物安全实验室与生活区的距离应符合"GB 19489 实验室 生物安全通用要求"和"GB 50346 生物安全实验室建筑技术规范"的要求。

2. 建筑卫生要求 所有围护结构材料均应无毒、无放射性。饲养间内墙表面应光滑平整，阴阳角均为圆弧形，易于清洗、消毒。墙面应采用不易脱落、耐腐蚀、无反光、耐冲击的材料。地面应防滑、耐磨、无渗漏。天花板应耐水、耐腐蚀。

3. 建筑设施 一般要求建筑物门、窗应有良好的密封性，饲养间门上应设观察窗。走廊净宽度一般不应少于 1.5m，门大小应满足设备进出和日常工作的需要，一般净宽度不少于 0.8m。饲养大型动物的实验动物设施，其走廊和门的宽度和高度应根据实际需要加大尺寸。饲养间应合理组织气流和布置送、排风口的位置，宜避免死角、断流、短路。各类环境控制设备应定期维修保养。实验动物设施的电力负荷等级，应根据工艺要求按"GB 50052 供配电系统设计规范"要求确定。屏障环境和隔离环境应采用不低于二级电力负荷供电。室内应选择不易积尘的配电设备，由非洁净区进入洁净区及洁净区内的各类管线管口，应采取可靠的密封措施。

三、实验动物环境

（一）实验动物环境的概念

实验动物不能像自然界动物一样可以自由选择适当的生活环境，而是根据科研要求有所限制。实验动物环境是将动物饲养在人为控制的有限空间内，并按照人的意志进行生长、繁殖、实验的人工特定场所。动物实验室或饲养室以外的周围环境称为外环境，以内的环境称为内环境。内环境又可分为小环境和大环境 2 个层次，其中小环境是指直接包围动物个体的饲养笼盒内的对动物产生影响的各种物理、化学等因素；大环境是指饲养间内的各种物理、化学等因素。在实验动物环境管理中，主要考虑对大环境的管理，但考虑到对动物生理条件的影响，还需关注小环境中的各种因素。

（二）影响实验动物的环境因素

影响实验动物的环境因素是动物赖以生存的必要条件，实验动物通过新陈代谢与周围环境不断地进行物质和能量交换，同时通过经常接受外界环境刺激产生免疫反应而增强体质，不断生长；同时环境因素中也存在各种对动物机体有害的因素会产生直接或间接的危害。

影响实验动物的环境因素基本分类如下：

1. 气候因素 包括温度、湿度、风速、换气等。

2. 物理化学因素 包括粉尘、气味、噪音、照明等。

3. 居住因素 包括建筑、笼具、垫料、给水器、给食器等。

4. 营养因素 动物饲料营养。

5. 生物因素 动物争斗、饲养密度、微生物、人等。

对于影响实验动物的环境因素的控制基本原则是，充分利用和创造有利因素，尽可能消除和防止有害因素对动物带来的伤害。

（三）实验动物环境分类与基本要求

按照空气净化的控制程度，实验动物环境分为普通环境、屏障环境和隔离环境。

1. 普通环境 符合实验动物居住的基本要求，控制人员、物品和动物出入，不能完全控制传染因子，适用于饲育普通级实验动物。

普通环境一般为单走廊专用房舍，通常分为三个区域：前区，包括检疫室、办公室、休息室等；控制区，包括动物饲育室或动物实验室、清洁走廊、清洁物品储存室等；后勤处理室，包括污染走廊、洗刷消毒室、污物处理设施等。人员、动物和物品原则上按"前区－控制区－后勤处理区"的走向运行。采用自然通风或设有排风装置，有防虫、防鼠设施，要求笼具和垫料消毒、使用无污染的饲料，人员进出有一定的防疫措施。

2. 屏障环境 符合动物居住的要求，严格控制人员、物品和空气的进出，适用于饲育清洁级和（或）无特定病原体级实验动物。

屏障环境有正压屏障构造、负压屏障构造两类，用层流架（正压/负压）或隔离器也可作为 SPF 级屏障系统。屏障系统设施，要求与外界隔离，空气经三级过滤净化后才能进入。除生物安全屏障为负压以外，通常保持为正压。进入系统的笼具、饲料、饮水、垫料、器械等一切物品都要经过严格的消毒灭菌；工作人员从专门通道进入，工作时戴消毒手套，更换灭菌工作服；进入的动物要有专用包装，并严格的消毒处理。屏障内的人员、物品和空气等采用单向流通路线，有呼吸系统疾病和皮肤病的人员不能进入系统内。

3. 隔离环境 采用无菌隔离装置以保持无菌状态或无外源污染物。隔离装置内的空气、饲料、水、垫料和设备应无菌，动物和物料的动态传递须经特殊的传递系统，该系统既能保证与环境的绝对隔离，又能满足转运动物时保持与内环境一致。适用于饲育无特定病原体级、悉生及无菌级实验动物。

隔离环境由正压或负压的隔离器及其辅助装置共同组成。操作时，实验人员只能通过隔离器上的橡胶手套来进行饲养或实验。物品是通过包装消毒后，由灭菌渡舱或传递窗传入；动物是经由无菌剖腹产的方法进入；进入隔离器的空气需经超高效过滤。

第二节 动物实验室管理规程

各动物实验室为了加强管理工作，确保实验室的正常、安全运行和承担实验的质量，一般均制定了相应的管理规程。根据实验动物环境分类的不同，管理规程的要求也不相同。凡进入动物实验的人员，均必须严格遵守管理规定，动物实验室管理规程主要规定如下：

（1）实验人员进入普通环境（开放系统）动物室，应着工作服，佩戴口罩和手套，保持动物饲养室和实验室的整洁、安静。无关人员未经许可，不得进入。

（2）实验人员进入屏障系统动物室，应严格遵守屏障系统动物实验室操作规程，并经过严格的洗手，更换经灭菌处理的无菌工作服、口罩、手套，消毒，风淋等环节方能进入。未经许可，不得进入。

（3）实验人员使用公用动物实验室应预先登记，如在假日或夜间需要使用，应提前一天通知管理人员，由使用者负责安全工作。

（4）实验人员领用实验动物必须通过实验动物室工作人员。为了保证实验动物供应的质量与数量，应提前通知实验动物室，并提出动物的种类、品系、规格和数量要求。

（5）严禁私自把外来动物带入动物饲养室。实验用特殊规格的动物，经主管负责人同意，自行购买并需在动物饲养室饲养的，应通过检疫后方可放入。

（6）受试动物的标签应完整，包括受试动物的名称、性别、级别、数量、试验项目、标记分组、试验日期、试验人员等信息。

（7）动物实验室每周消毒一次。实验结束后应及时清场，污物、垃圾倒入指定区域，动物尸体由专人负责及时放入存放冰柜，后转交给专门机构焚烧处理。

（8）实验人员应严格遵守实验动物饲养管理要求的各项制度，掌握各项基本操作规程，确保实验动物的质量和安全。

（9）应爱护公用仪器设备，若发生仪器设备故障或损坏等意外情况，应及时通告管理人员；借用的动物笼器具等，应妥善保管，使用后及时归还。

（10）做好安全防范工作，经常检查动物笼具设备是否完好，防止动物逃逸及其他事故的发生。

第三节　实验动物常见人兽共患病病原与防治

人兽共患病是自然条件下可以在人和其他脊椎动物之间相互传播的疾病。在人类所知的 300 多种传染病中，除 10 余种只感染人类外，其余均为人兽共患病。使用不合格的动物实验或被感染的动物，可能会引入各种人畜共患病，常以隐性感染的形式存在于动物体内，不表现任何临床体征和症状，因此容易被忽视，从而在繁育和实验中通过各种途经感染工作人员，如猴疱疹病毒、鼠出血热病毒等，动物自身携带这些病原体但不发病，而人被感染后如得不到及时治疗会引起生命危险。

1967 年，联邦德国和南斯拉夫实验室的 25 名研究人员，接触非洲绿猴的血液和脏器，感染马尔堡（Marburg）病毒，结果死亡 7 人，发病 6 人。2003 年 9 月，新加坡国立大学环境卫生研究院实验室因实验程序不当，导致 1 名研究生感染非典型肺炎（SARS）病毒。2010 年 12 月，东北农业大学动物医学学院使用未检疫合格的山羊进行解剖实验，导致学校 27 名学生和 1 名教师感染布鲁菌病。使用合格的标准化实验动物能最大限度地控制人兽共患病原体的传播，若在实际工作中使用尚未标准化的家畜家禽或野生动物，需要高度重视和防范动物可能携带的人兽共患病原体。

一、实验动物常见人兽共患病病原

（一）实验动物常见病毒性疾病

1. 淋巴细胞性脉络丛脑膜炎　淋巴细胞性脉络丛脑膜炎是由淋巴细胞脉络丛脑膜炎病毒（LCM）引起的，呈现多样性表现的一种人兽共患病。仓鼠、带病毒野小鼠或实验小鼠为传染源，动物多呈现隐性感染，少数发病出现急性症状。LCM 病毒可自然或实验室感染人，接触动物通过呼吸道、消化道传播，污染细胞培养，吸血昆虫传播，胎盘垂直传播等。容易感染人类及小鼠、猴、豚鼠、大鼠、地鼠、兔、狗、鸡等动物，引起人的无菌性脑膜炎或流感样症状，偶尔出现严重脑膜脑炎或脑膜脑脊髓炎。

2. 流行性出血热　流行性出血热是由流行性出血热病毒（EHFV）引起的一种自然疫

源性疾病。带病毒黑线姬鼠和褐家鼠是传染源,实验大鼠也偶尔传播,大鼠感染后一般无明显的症状。EHFV病毒通过咬伤接触传播,主要通过革螨或血、尿污染伤口等途径。容易感染人类及大鼠、小鼠、豚鼠、兔等动物,引起人感染后出现高热、出血、休克、肾功能受损和循环衰竭,严重者死亡。

3. 狂犬病 狂犬病是由狂犬病病毒感染引起的一种中枢神经系统疾病,为野生食肉性动物的自然疫源性疾病。感染狂犬病病毒犬、猫、狼、蝙蝠等动物是传染源。狂犬病病毒主要通过咬伤或带毒唾液溅入眼结膜传播。容易感染人类和几乎所有的温血动物,特别是犬、猫高度易感。狂犬病的潜伏期长短不一,最短仅为8天,一般是14~56天,最长可达数年。潜伏期的长短与咬伤的部位、深度、病毒数量和毒力等因素密切相关,伤口部位越靠近头部,发病率越高。动物和人类感染狂犬病病毒后,一般均表现为狂躁、恐惧不安、怕风怕水、流涎和咽肌痉挛,最终因呼吸、循环衰竭而死亡。

4. 猴B病毒病 猴B病毒病又称为猴疱疹病毒病,是由猴B病毒引起的人、猴共患的一种烈性传染病。不同年龄、性别的猴均可感染B病毒成为传染源。B病毒主要通过抓、咬伤、密切接触等传播。容易感染猴和人类,猴感染B病毒主要在舌表面和口唇部出现小疱疹,很快破裂形成溃疡,后在7~14天能够自然愈合,偶有口腔发生继发性真菌或细菌感染,动物无全身不适应性,成为终身病毒携带者;人感染后出现脑炎或脑脊髓炎,大多数死亡,幸存者亦会因后遗症而残废。

(二)实验动物常见细菌性疾病

1. 沙门菌病 沙门菌病是各种动物由肠道沙门菌属细菌引起的疾病的总称。带菌动物为传染源,患病动物的尸体、带菌的粪便等污染环境、食物、饮水后,通过消化道感染传播。人类和豚鼠、小鼠、大鼠、猕猴等实验动物容易感染。爆发型沙门菌感染时,动物常出现腹泻、内脏充血、卡他性肠炎等急性胃肠炎症状,有时无明显症状而突然死亡,对实验动物的繁殖和幼龄动物影响较大。

2. 李氏杆菌病 李氏杆菌病是由单核细胞增多性李氏杆菌引起的一种人兽共患病。传染源为各种带菌动物,实验动物中以大鼠、小鼠、豚鼠、家兔容易感染。感染途径为该细菌可在土壤、粪便中存活数月之久,通过污染饲料、食物等进入动物和人类消化道,也可通过伤口和鼻腔分泌物进行接触传染。动物急性感染无特异性症状突然死亡,亚急性感染动物出现运动减少、虚弱、周期性惊厥等后死亡;人感染后出现化脓性脑膜炎、败血症及心内膜炎等症状。

3. 布鲁病 布鲁病是由布鲁杆菌引起的人畜共患性全身传染病。羊、牛、猪、犬、鹿等分泌物、排泄物、流产胎儿附属物及羊水等均可作为传染源,根据不同的传染源和不同型的菌种,国际上将布氏杆菌分为6个型。在我国流行的主要是羊型,次为牛型,少数为猪型。羊为主要的传染源,分布最广,与人接触最多,菌种毒力强,临床上症状重,易流行。人类感染后,主要表现波状热,肌肉关节疼痛,淋巴结及脾脏肿大,生殖系统炎症,最严重的并发症为脑膜炎和心肌炎,虽发病率低,但危险系数大。

4. 细菌性痢疾 细菌性痢疾简称菌痢,是由志贺菌属(痢疾杆菌)引起的肠道传染病。传染源为感染细菌的病猴,可以苍蝇、蟑螂为媒介,通过消化道传播。人类和猴容易感染,临床表现主要有急性腹泻腹痛,里急后重,排黏液脓血样大便;发冷、发热;严重者水电解质紊乱、循环衰竭。

二、实验动物常见人兽共患病防治

1. 加强疾病的基础研究 人兽共患病涉及动物学、传染病学、流行病学、分子生物学等多个学科，通过联合攻关，加强基础和综合研究，制备常见疫苗和诊断试剂，开展流行病学和血清学研究。能够面对突发的人兽共患疾病，迅速制定相应的预防、治疗等控制措施。

2. 加强对相关人员的生物安全知识的教育 作为科学研究活动的主体，从业人员的生物安全意识直接影响生物安全管理目标的实现，表现在对各项操作及管理规程的遵守、对动物及各类设施设备的正确选择和使用、对各类隐患的防范等方面。其中包括让实验人员充分知晓人兽共患病极其危害和这些疾病的基础知识。

3. 使用标准化合格的实验动物并加强检疫 在实验动物饲育及实验的过程中，动物本身所携带的人兽共患病及动物传染病的病原体可通过各种途径在动物饲养室内播散，危害操作人员和动物的安全。因此，推广实验动物的标准化，杜绝带有各类生物安全问题的"非标"动物进入实验室，是对生物危害源头的遏制。对新购入的实验动物均应隔离、观察、检疫和必要的免疫接种，降低人兽共患疾病对实验人员的威胁；在检疫期如发现病情，不能控制则坚决处死、彻底消毒灭菌。

4. 做好实验动物机构的消毒工作 该工作是动物实验的日常工作内容之一，需要制订行之有效的操作规程和管理制度，以预防实验动物传染病的发生。对于感染性动物使用过的笼具等设备要严格消毒；需使用实验动物时，应严格按照实验指导规范要求，在相应生物安全级别的实验条件下进行，避免实验人员感染人兽共患病。

5. 制定突发应急预案 各动物实验单位需根据自身实际情况，对于实验动物突发的人兽共患疾病、具高度传染性和较强致病性的传染病、不明原因引起的动物大批量发病或死亡等情况，均应建立健全符合本单位状况和程度的实验动物疫情处置《应急预案》，做好实验动物传染病和疫情预防工作。当发生实验动物疫情时，应尽可能做好处理工作，努力将危害降到最低，并及时向上级相关部门汇报。

第四节 动物实验事故预防与处理原则

一、动物实验可能出现的事故和管理

动物实验中可能出现的事故较多，除实验室设备如空调机组、高压锅等出现故障及出现火灾、水灾、台风、地震等自然灾害外，主要包括动物过敏、动物抓伤咬伤、手术器械损伤等事故。发生事故时，可处理的立即当场处理，无法处理时立刻与领导及相关部门联络，需求救援。

为汲取东北农业大学布鲁氏菌病感染事件的沉痛教训，坚决防止此类事故的发生，2011年10月，教育部办公厅发布"关于加强高等学校动物实验安全管理工作的通知"，基本要求如下。

（1）各地教育部门和高等学校要高度重视动物实验安全管理工作，切实加大各级管理部门的监管力度，组织开展动物实验安全专项检查，特别是对动物实验安全的重点部位和薄弱环节进行重点监管，堵塞漏洞，排除隐患，确保安全。

（2）高等学校要按照国家各项动物实验安全规定，健全动物实验安全管理制度，制定并完善动物实验安全防范措施和事故应急预案。要配齐配好动物实验相关条件设施，保证必要的工作经费。

（3）高等学校要强化动物实验安全教育，定期组织教师参加相关培训和考核，确保相关人员全面掌握动物实验技术规范、操作规程和安全防护知识。要对进行动物实验的学生进行相关的安全教育，增强学生的安全意识和自我防范能力。

（4）要加强对实验动物的采购、运输、实验和回收处置等过程的规范管理，严格做好实验动物的安全检疫工作。要确保严格按照操作规程进行实验操作，对实验教学人员和学生要采取必要的安全防护措施。

（5）各地教育部门和高等学校要进一步明确动物实验安全管理责任，纳入工作考核，确保实验室安全责任层层落实到位，全面做好实验室安全管理工作。

二、事故的预防与处理

1. 动物过敏　接触动物过敏是从事实验动物工作人员的严重职业病，常见的表现为鼻炎、眼睛发痒、出现红疹等过敏性反应症状。

预防处理措施：保持动物笼舍及实验工作区的清洁卫生；配备个人防护设备，如隔离服、手套、口罩等，尽量减少与动物直接接触的机会，避免接触裸露皮肤；使用层流柜或生物安全柜；动物室内保持良好的通风状态；加强个人清洁卫生，离开工作区前需洗手、洗脸等。

2. 动物咬伤或抓伤　动物实验中，抓拿动物时，所有动物都可能对人类造成咬伤和抓伤，咬伤和抓伤可以导致伤口感染，受伤后要及时处理伤口。

为防止动物的咬伤和抓伤，在处理动物时要使用正确的捕捉和固定方式。戴手套、穿长袖实验衣，尽可能不暴露裸露的皮肤。实验室必备急救箱，箱内装有急救所需要的基本物品，如棉花、纱布、胶布、消毒剂（75%酒精、碘伏、过氧化氢）、抗生素等。

被普通级豚鼠、兔抓伤时，先清洗局部皮肤，再在伤口处局部皮肤区涂抹红汞；被SPF级大小鼠抓伤皮肤较浅时，可在伤处局部皮肤区涂抹红汞，若伤口较深出血，应开放创口，放流污血，用自来水冲洗10min后，用消毒剂消毒伤口，擦干后粘贴创可贴；被普通级比格犬咬伤时，视咬伤时伤口的大小和深浅、出血的多少而定。伤口较小、出血较少可先挤出伤口处血液，再用0消毒剂消毒伤口，擦干后粘贴创可贴；伤口较大、出血较多时，应送医院进行治疗。动物粪尿溅入人的眼睛时，立即用自来水冲洗眼睛15min以上。

对被非标准化实验动物如草犬、猫、羊、猪等咬伤时，除了进行上述创口处理外，应详细从供应商处详细了解动物的检验检疫情况和疫苗接种情况，确信原始个体档案的真实可靠。如无法判断资料真实性，可注射狂犬疫苗，并对该动物进行至少二周的密切观察。

3. 注射针头、手术刀、锐利的器械损伤　针头、刀片和碎玻璃等尖锐品刺伤引起的实验室感染是较为常见的因素。被此类尖锐品刺伤后，如果锐器已接触过动物组织或血液，处理方法同动物咬伤；如果未接触动物则消毒包扎即可。创口较大、出血较多时，应送医院进行治疗。所有针头和锐器，使用后必须放到专门盛放锐器的容器内，避免随意作为垃圾丢弃。

4. 有毒有害、感染性材料污染　有毒有害试剂污染皮肤时，应用适量自来水冲刷，用肥皂洗涤即可。当感染性病原体污染皮肤时，皮肤局部用碘酒消毒，再用 75% 酒精去碘消毒。当有毒有害、感染性材料溅入眼睛时，应立即用洗眼机冲洗眼睛，用抗生素眼药水滴眼，并视情况送医院作进一步检查和治疗。

发现污染动物后由专人进出污染室，不得接触其他动物；污染动物的应处死或使用药物治疗并改善饲养条件；用甲醛熏蒸净化污染实验室，必须扫净饲养室。所有动物尸体、粪便等有可能造成污染蔓延的都要进行无害化处理。

三、动物实验相关危害的防护

应健全实验室管理制度，建立危害报告制度，培训危害救治知识，配备急救设备材料，配备相关药品、疫苗，健全管理制度，建立 SOP，明确事故处置方法原则，加强安全教育。实验人员应树立安全意识和自我保护能力，必须遵守实验室规章，严格按规程操作；必须熟练掌握操作技术，细心严谨。保持良好的个人卫生习惯，坚持勤做个人清洁卫生。所有人员都应提高警惕，打消一切侥幸心理，关爱生命。

第五节　实验动物的福利与伦理

一、实验动物的福利

中华人民共和国科学技术部于 2006 年 9 月 30 日颁布《关于善待实验动物的指导性意见》，明确指出"善待实验动物"，是指在饲养管理和使用实验动物过程中，要采取有效措施，使实验动物免遭不必要的伤害、饥渴、不适、惊恐、折磨、疾病和疼痛，保证动物能够实现自然行为，受到良好的管理与照料，为其提供清洁、舒适的生活环境，提供充足的、保证健康的食物、饮水，避免或减轻疼痛和痛苦等。

广东省于 2010 年 10 月 1 日起施行《广东省实验动物管理条例》，对于实验动物明确规定，需要提供清洁、舒适的生活环境，提供保证健康所需的充足的食物、饮用水和空间，使实验动物减少或避免不必要的伤害、饥渴、不适、惊恐疾病和疼痛。

二、实验动物的伦理

实验动物的伦理是指在实验动物生产、使用活动中，人对实验动物的伦理态度和伦理行为规范。《广东省实验动物管理条例》明确指出：尊重实验动物生命价值、权利福利；在动物实验中审慎考虑平衡实验目的、公众利益和实验动物生命价值权利。

三、3R 原则

3R 原则是实验动物替代方法的简称，爱护和科学应用实验动物，在可能条件下，最大限度避免因科学活动给动物造成的疼痛、痛苦，也是科学的实验动物福利学与伦理学在科学活动中的具体体现。部分国家和地区已在化妆品安全性评价中禁止使用整体动物，而尽可能采用相应的替代评价方法。

1. 替代（Replacement）　是指使用低等级动物代替高等级动物，或不使用活着的脊椎动物进行实验而采用其他方法达到与动物实验相同的目的。

2. 优化（Refinement） 是指通过改善动物设施、饲养管理和实验条件，精选实验动物、技术路线和实验手段，优化实验操作技术，尽量减少实验过程对动物机体的损伤，减轻动物遭受的痛苦和应激反应，使动物实验得出科学的结果。

3. 减少（Reduction） 是指如果某一研究方案中必须使用实验动物，同时又没有可行的替代方法则应把使用动物的数量降低到实现科研目的所需的最小量。

四、动物实验伦理审查

知情同意权是人体实验受试者自主权的集中体现和主要内容，然而实验动物却不能拒绝参与研究，这是人体实验和动物实验在伦理审查中的最根本区别，因此在动物实验伦理审查中，不可能采用签署知情同意书的形式，而是主要依靠研究者、审查者的专业知识和所参照的法律依据、惯例、规则等来判断研究是否有违伦理准则，审查的内容主要包括研究者资质、动物的选择、实验目的、方法和条件、动物的处死等方面。

1. 研究者资质 主要是从业资格（为进行动物实验研究所取得的资格），该资格反映了主持以及参与动物实验的人员接受动物实验专业训练的情况以及所达到的程度，学历和技术职称则为审查的辅助信息。

2. 实验动物 审查的首要内容是判断该研究是否必须使用实验动物，审查其替代的可能性，如能否以非生命的方法替代动物实验、能否以进化上低等的动物替代高等动物进行实验，在确认不能替代时才审查动物来源、品种品系、等级、规格、性别、数量等是否已经为该研究的最佳选择。

3. 实验目的、方法和条件 需要审查的内容包括实验目的的正确性、实验设施的合法性、研究技术路线和方法的科学性可靠性等，对实验细节的审查具体涉及动物的分组、日常饲养管理、动物实验处理、观察指标的选择、观察终点的确定等。确保该研究有明确的实验目的并且具有深远的科学价值，研究中动物都能得到人道的对待和适宜的照料，在不与研究发生冲突的前提下保证动物的健康和福利。实验方案能否进一步优化、各项保障实验动物福利的措施能否落实到位是审查重点。如果实验结束后动物仍能存活，则还须审查安乐死的必要性和方法。

知识拓展

对于标准化动物房设计与建设、动物实验伦理审查等国外有专门的权威认证机构从事相关工作，可以通过互联网查阅下载相关资料进行拓展学习。

复习思考题

1. 简述实验动物按照微生物和寄生虫等级的分类类别。
2. 简述实验动物工作中的生物危害对象种类。
3. 简述如何处理动物咬伤或抓伤。
4. 简述动物实验室环境分级类别和对应的饲养动物要求。
5. 简述3R原则的涵义。

（张三印　黄勤挽）

第十三章　实验室生物安全管理

要点导航

> 1. 掌握生物安全实验室的分级、常见病原微生物的危害、遗传饰变生物体的潜在危害、临床标本的安全管理。
> 2. 熟悉常见病原微生物的管理措施、遗传饰变生物体的管理措施、生物废弃物的正确处置办法。
> 3. 了解生物安全管理的相关法规和条例。

何谓生物安全？"生物安全"（biosafety）属于国际安全和国家安全的重要组成部分，是指在一定的时间和空间内，有效防范和控制自然生物或人工生物及其产品对国家、社会、经济、人民健康及生态环境所产生的危害或潜在风险，维护和保障自身安全与利益的状态和能力。

生物安全不等于生物安全问题。"生物安全问题"主要包括两个方面，一方面是指现代生物技术的研究、开发、应用及其活性产物——转基因生物释放到环境中可能对生物多样性、生态环境和人类健康产生的潜在危害；另一方面是指病原生物学实验室的生物安全问题，即在实际操作中，大多由于人类不当活动干扰、侵害、损害、威胁生物种群的正常生存发展而引起的问题，包括生物、生态系统、人体健康和公私财产受到污染、破坏、损害等。生物可以造成生物安全问题，预防和控制生物安全问题叫做生物安全。

生命科学的发展关系到人类的前途和命运，为了适应未来发展的需要，许多高校都成立了与生命科学相关的学科、学院，与之相对应建立了各种生物实验室，以供教学和科研所用。生物实验室成为高校实验室一个重要组成部分，实验操作涉及各种生物体、遗传改造生物、病原生物等，因此高校生物实验室的安全建设与化学、物理等实验室相比有特殊的要求。

实验室生物安全（Laboratory biosafety）是指以实验室作为科研和工作场所时，避免危险生物因子造成实验室人员暴露、向实验室外扩散并导致危害的综合措施，其含义为当实验室工作人员所处理的实验对象含有致病的微生物及其毒素时，通过实验室的设计建造、使用个体防护装置、严格遵从标准化的工作及操作程序等综合措施，确保实验室工作人员不受实验对象侵染，确保周围环境不受其污染。

本章着重针对生物安全实验室的等级划分，常见病原微生物的安全管理，现代生物技术及其产物的安全管理，临床生物标本的安全管理、实验室生物废弃物的处置与常见实验室生物安全事故的防护与应急处理六个方面展开讨论。

第一节　生物安全实验室分级

一、生物安全实验室的涵义及等级划分

生物安全实验室（biosafety laboratory），是指通过规范的实验室设计建造、实验设备的配置、个人防护装备的使用（硬件），严格遵从标准化的操作程序和管理规程等（软件），确保操作生物危险因子的工作人员不受实验对象的伤害，确保周围环境不受其污染，确保实验因子保持原有本性所采取综合措施的实验室。

据生物安全实验室防护能力，参照WHO《实验室生物安全手册》第三版通常分为四个等级：基础实验室——一级生物安全水平（Biosafety level Ⅰ，BSL-Ⅰ），基础实验室——二级生物安全水平（Biosafety level Ⅱ，BSL-Ⅱ），防护实验室——三级生物安全水平（Biosafety level Ⅲ，BSL-Ⅲ），最高防护实验室——四级生物安全水平（Biosafety level Ⅳ，BSL-Ⅳ）。各级水平实验室处理的对象不同。

表13-1　生物安全实验室的分级

实验室分级	处理对象
一级	对人体、动植物或环境危害较低，不具有对健康成人、动植物致病的致病因子
二级	对人体、动植物或环境具有中等危害或具有潜在危险的致病因子，对健康成人、动物和环境不会造成严重危害。有效的预防和治疗措施
三级	对人体、动植物或环境具有高度危险性，主要通过气溶胶使人传染上严重的甚至是致命疾病，或对动植物和环境具有高度危害的致病因子。通常有预防治疗措施
四级	对人体、动植物或环境具有高度危险性，通过气溶胶途径传播或传播途径不明，或未知的、危险的致病因子。没有预防治疗措施

二、实验室生物安全防护设备

生物安全实验室一般实施两级隔离。一级隔离通过生物安全柜、灭菌器、负压隔离器、正压防护服、手套、眼罩等实现；二级隔离通过实验室的建筑、空调净化和电气控制系统来实现；二级~四级生物安全实验室应实施两级隔离。生物安全实验室主要通过三项技术措施防范生物危险因子的扩散：样品隔离技术（机械、气幕），以防止传染因子进入环境接触人体；定向流技术（三级负压系统），防止传染因子扩散；消毒灭菌技术（物理、化学），灭活传染因子。对此要配备不同的设备满足不同的防护能力。

（一）生物安全实验室的公用防护设备

1. 生物安全柜　生物安全柜（biological safety cabinet，BSC）可分为一级、二级、三级，以满足不同的生物研究和防疫要求。一级生物安全柜可保护工作人员和环境而不保护样品，其气流原理和实验室常用的通风橱一样，不同之处在于排气口安装有HEPA过滤器。一级生物安全柜本身无风机，依赖外接通风管中的风机带动气流，由于不能对试验品或产品提供保护，目前已较少使用。HEPA即高效空气过滤器（high efficiency particulate air filter，HEPA），HEPA网的特点是空气可以通过，但细小的微粒却无法通过，对

于0.1μm和0.3μm的有效率达到99.7%。所有类型的生物安全柜都在排气和进气口使用HEPA过滤器。

二级生物安全柜是目前应用最为广泛的柜型，可提供工作人员、环境和样品的保护。三级生物安全柜为4级实验室生物安全等级而设计，柜体完全气密，工作人员通过连接在柜体的手套进行操作，俗称手套箱（golve box），实验品通过双门的传递箱进出安全柜以确保不受污染，适用于高风险的生物实验。

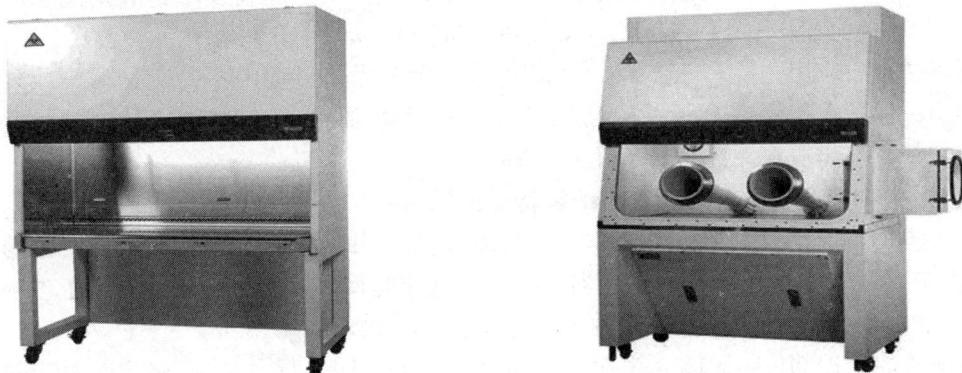

图13-1　生物安全柜（左：二级，右：手套箱）

2. 灭菌器　灭菌器是实验室常规设备，按生物防护等级，一级和二级实验室用普通灭菌器，三级实验室则需用双扉（双开门）灭菌器。按灭菌方法设计了不同的灭菌器。①高压灭菌器：利用高温、高压的水蒸气进行灭菌，灭菌物必须是能承受高温，高压，及不怕潮湿的物质，灭菌温度范围在105~140℃间。②干热灭菌器：利用高温进行灭菌，灭菌物必须是能耐高温，灭菌温度范围在105~300℃间。③低温等离子灭菌器：利用加入化学物质进行灭菌，如过氧化氢灭菌器，通过加入化学特质，产生过氧化氢达到灭菌效果，灭菌温度4~80℃间。④环氧乙烷灭菌器：通过加入环氧乙烷气体，达到灭菌效果。⑤紫外灭菌器：通过产生紫外线来达到灭菌的一种容器。

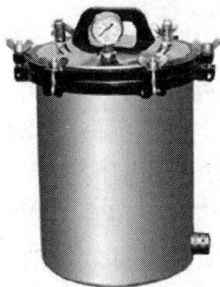

图13-2 手提式灭菌器　　图13-3 立式顶开门灭菌器　　图13-4 卧式侧开门灭菌器

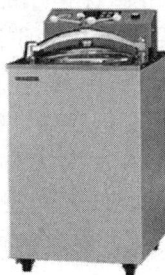

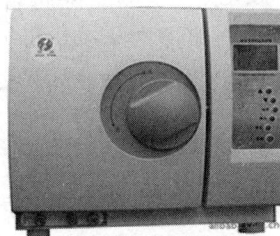

按体积及形状分类如下。

卡式灭菌器：体积最小，灭菌量小，可以放在桌子上，灭菌腔容量小，不到1L，可以快速灭菌。①台式灭菌器：可以放在桌子上，一般灭菌腔30L以下，灭菌腔为桶状。②立式灭菌器：灭菌器立于地上，顶开门，灭菌腔一般是30~110L，灭菌腔为桶状。③卧式灭菌器：灭菌器立于地上，侧开门，灭菌腔110L以上，灭菌腔正常为柜形，少量有桶状。按开门的方式有顶开门（从灭菌器的顶部取放被灭菌物）、侧开门（从灭菌器的侧部取放被灭菌物）、双开门（从灭菌器的一端装进被灭菌物品，物品灭菌完从另一侧取出）。

3. 隔离系统 隔离系统为实验操作隔离系统，多为负压设计，可应用于较高环境要求（如 BSL－Ⅲ），需要无菌、无尘、厌氧或特殊气氛的各项实验和操作，也可应用于对人体或环境有毒、有危险性的各项操作，使操作者、外界环境和操作对象完全隔离，避免了操作者、操作环境和操作对象之间的互相干扰和污染。隔离技术一般采用密闭的装置，例如 Isolator（隔离器）、RABS（限制进入屏障）以及手套箱等。

隔离技术的应用主要有三方面的考虑：保护无菌操作过程中不受交叉污染或外部环境的影响；保护人员远离高活性、高致敏性和毒性物质的侵害；保护环境免受高活性、高致敏性和毒性物质在无控制的条件下传播。

（二）生物安全实验室的个人防护装备与使用原则

个人防护装备是指用于防止工作人员受到物理、化学和生物等有害因子伤害的器材和用品。在生物安全实验室中，这些器材和用品主要是保护实验人员免于暴露于生物危害物质（气溶胶、喷溅物以及意外接种等）危险的一种物理屏障。

所涉及的防护部位：眼睛、头面、躯体、手、足、耳（听力）、呼吸道。对应的防护装备依次为装备包括：眼镜（安全镜、护目镜）、口罩、面罩、防毒面具、帽子，防护衣（实验服、隔离衣、连体衣、围裙），手套，鞋套，听力保护器等。

实验室工作人员应根据不同生物安全水平级别的操作，选择个人防护装置。

BSL－1 实验室，工作人员在实验时应穿工作服，戴手套；必要时佩戴防护眼镜完成实验，工作服必须脱下留在实验室并定期消毒洗涤。

BSL－2 实验室，除符合 BSL－1 的要求外，还应该符合下列条件：在实验室中应穿着工作服或罩衫等防护服。离开实验室时，防护服必须脱下留在实验室内先消毒，然后统一洗涤或丢弃；戴帽子和口罩。如可能发生感染性材料的溢出或溅出，宜戴两副手套。工作完全结束后方可除去手套。不得戴着手套离开实验室。当微生物的操作不可能在生物安全柜内进行，而必须采取外部操作时，为防止感染性材料溅出或雾化危害，必须使用面部保护装置（护目镜、面罩、个体呼吸保护用品或其他防溅出保护设备）。

BSL－3 实验室除符合 BSL－2 的要求外，还应该符合下列条件：在进行感染性组织培养、有可能产生感染性气溶胶的操作时，必须使用个体防护设备（两层防护服，两层手套，生物安全专业防护口罩）。当不能安全有效地将气溶胶限定在一定范围内时，应使用呼吸保护装置、佩戴眼罩等。工作人员在进入实验室工作区前，应在专用的更衣室（或缓冲间）穿着背开式工作服或其他防护服。工作完毕必须脱下工作服，不得穿工作服离开实验室。可再次使用的工作服必须先消毒后清洗。在实验室中必须配备有效的消毒剂、眼部清洗剂或生理盐水，且易于取用。应配备应急药品。在使用已被传染性物质污染的仪器时，需戴手套。在使用电话、计算机等设备进行文书工作前，必须脱掉手套。谨记不能戴着手套离开 BSL－3 实验室。所有离开 BSL－3 实验室的物品必须正确消除污染，并放在干净的容器或袋子中。

三、建设生物安全实验室的基本原则

1. 科学原则 建设生物安全实验室一定要遵循微生物防护的科学原理，科学合理采用个人防护、屏障防护、消毒灭菌、过滤、无菌操作等一系列的技术。应当设计先进、选址合理、布局规范、流程通畅、功能齐全、满足需要。

2. 全原则　实验室建设应当符合生物安全需要，确保实验空人员及环境的安全。

3. 预先原则　建立实验室前一定要有科学合理的总体构思和概念设计，要有超前意识、高要求、空间上留有发展余地。要做好对拟从事的病原微生物和研究内容的危险评估。从事病原微生物实验活动时，应采取对实验室感染预防为主的措施。

4. 管按原则　按照国务院发布的《病原微生物实验室生物安全管理条例》进行管理。这个条例对致病微生物的管理原则是：病原微生物是分类管理，实验室是分级管理。

5. 实用原则　实验室的建立在保证安全的前提下，应考虑实验过程中活动方便、舒适和节约。便于控制、便于操作、便于管理，体现人性化和人文关怀理念、营造舒适的检测环境。

四、生物安全管理体系

健全和行之有效的管理体系是保障实验室硬件设施发挥其安全作用的必备条件，历史告诉我们绝大多数生物安全实验室感染和泄漏事件的发生都是由于管理不善，新加坡、台湾和北京 SARS 实验室感染事件就是很好的例证。而在我国目前病原微生物实验室硬件设施比较差、工作人员生物安全意识比较薄弱的情况下，加强实验室生物安全管理体系建设尤为重要。

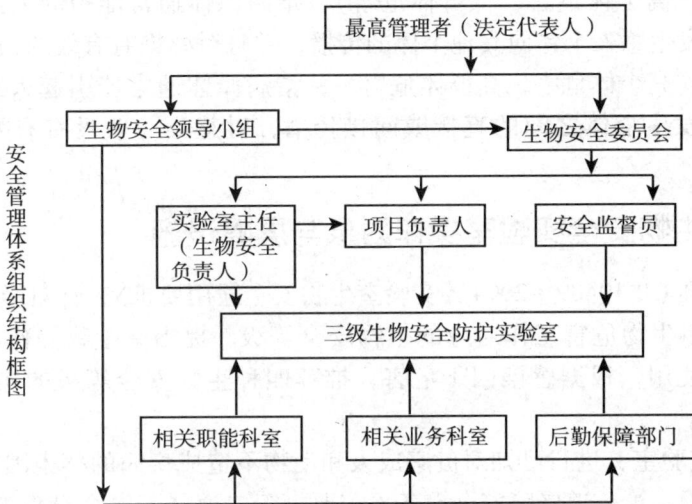

图 13-5　安全管理体系组织结构

近几年，我国相继出台了一系列条例规范，为实验室生物安全管理体系建设打下了坚实的基础，如国务院颁发了第 424 号令《病原微生物实验室生物安全管理条例》和第 380 号令《医疗废物管理条例》，原卫生部、环保总局、建设部、国家质量监督检验检疫总局和国家标准化管理委员会等国家相关部门出台了《可感染人类的高致病性病原微生物菌（毒）种或样本运输管理规定》、《病原微生物实验室生物安全环境管理办法》、《生物安全实验室建筑技术规范》、《实验室生物安全通用要求》等一系列文件和技术标准。法律法规和各项生物安全规定只有落实到每个实验室，才能建立完善的生物安全实验室管理体系。

实验室生物安全管理体系由生物安全管理组织体系和生物安全管理制度体系两部分构成。生物安全管理制度体系，包括实验室人员和项目准入制度，人员培训考核制度，人员健康监护制度，生物安全检查制度，实验室人员生物安全行为规范，事件、伤害、事故和职业性疾病报告制度，实验室生物危险标识使用规定，实验室内务管理制度，实验室菌（毒）种和生物样本安全保管和档案管理制度，实验室废弃物管理制度，实验室消毒隔离制度，实验室应急处置预案，实验活动生物安全标准操作规程等。

第二节　常见病原微生物安全管理（致病菌管理）

一、病原微生物安全分级

WHO 据病原微生物致病性、传播方式和宿主范围、是否具有的有效预防措施将感染性因子危险程度分成了 4 级：

危害等级Ⅰ（低个体危害，低群体危害），指不太可能引起人或动物致病的微生物。

危害等级Ⅱ（中等个体危害，有限群体危害），指病原体能够对人或动物致病，但对实验室工作人员、社区、牲畜或环境不易导致严重危害；实验室暴露也许会引起严重感染，但对感染有有效的预防和治疗措施，并且疾病传播的危险有限。

危害等级Ⅲ（高个体危害，低群体危害），指病原体通常能引起人或动物的严重疾病，但一般不会发生感染个体向其他个体的传播，并且对感染有有效的预防和治疗措施。

危害等级Ⅳ（高个体危害，高群体危害），指病原体通常能引起人或动物的严重疾病，并且很容易发生个体之间的直接或间接传播，对感染一般没有有效的预防和治疗措施。

二、四级生物安全实验室操作对象与屏障设施

根据国家标准 GB 19489–2004《实验室生物安全通用要求》，针对微生物和生物医学实验室确立了从事生物危害工作对应的生物安全等级。提出微生物操作、实验室设备和安全设施的结合使用，根据感染因子危害，推荐四种生物安全等级的实验室操作对象、屏障设施。

在 BSL–1 实验室，进行已知对健康成人和动物不造成疾病的感染因子操作，执行标准微生物操作规程，第一道屏障安全设备不需要，第二道屏障安全设备需要开放工作台、防止节肢动物和啮齿动物进入、实验室靠近出口处有洗手池、实验室的窗户有纱窗以及适当的消毒设备。

在 BSL–2 实验室，进行的感染因子具有如下特点：能引起人或动物发病，但一般情况下对健康工作者、群体、家畜或环境不会引起严重危害的病原体，实验室感染不导致严重疾病，具备有效治疗和预防措施，并且传播风险有限。操作规程在 BSL–1 操作基础上增加：①限制进入；②生物危害警示标记；③锐器谨慎使用；④制定安全手册，确定所有废物消毒和医疗监督计划。第一道屏障安全设备需要Ⅰ级或Ⅱ级生物安全柜或其他物理防护设备，这些设备应用于可能会产生飞溅或气溶胶的感染因子的操作；个人防护设备有外套、手套、所需要的面部防护。第二道屏障安全设备在 BSL–1 基础上增加：①实

室门应带锁并可自动关闭；②应设洗眼设施、高压灭菌锅。

在 BSL - 3 实验室，进行的感染因子具有如下特点：能引起人或动物严重疾病，或造成严重经济损失，但通常不能因偶然接触而在个体间传播，或能用抗生素抗寄生虫药治疗的病原体。操作规程在 BSL - 2 操作基础上增加：①控制进入；②所有废弃物消毒；③实验室衣服洗之前对其进行消毒。第一道屏障安全设备需要 Ⅱ 级或 Ⅲ 级生物安全柜和用于所有感染因子操作的其他物理防护设备；个人防护设备有防护衣、手套、需要的呼吸道防护。清洁区设置淋浴装置。第二道屏障安全设备在 BSL - 2 基础上增加：①自成隔离区，进入实验室的过道用物理方式隔开；②入口处采用自动关闭双层门；③独立的送排风系统，空气排至室外，不在室内循环；④实验室负压；⑤实验室污染区内设不排蒸汽的高压蒸汽灭菌器。

在 BSL - 4 实验室，进行的感染因子具有如下特点：能引起人或动物非常严重的疾病，一般不能治愈，容易直接、间接或因偶然接触在人与人，或动物与人，或人与动物，或动物与动物之间传播的病原体。操作规程在 BSL - 3 操作基础上增加：①进入实验室前更衣；②出口处冲淋；③所有材料在出口处消毒。第一道屏障安全设备按照 Ⅲ 级生物安全的所有步骤进行，全身穿上有空气供应系统的正压个人防护衣。第二道屏障安全设备在BSL - 3 基础上增加：①远离建筑物或单独的区域；②安装供应、排放真空系统；③BMBL上的其他需求。

此外，为避免感染性因子的危害，从事病原微生物操作遵循原则以下 4 项原则：①所有操作人员必须经过培训，通过考核，获得上岗证书；②对所从事的病原微生物及相关操作进行危险评估并制定防护措施；③熟悉实验室运行规则，正确操作和使用仪器和设备；④掌握各种感染性物质操作准则和技术要点。

三、生物安全管理体系

同本章第一节（四）。

第三节　遗传饰变生物（GMOs）安全管理

一、现代生物技术的概念及主要技术类型

1973 年，Boyer 和 Cohen 在人类历史上首次成功地完成了来自不同有机体的基因重组，标志着现代生物技术的诞生。所谓现代生物技术，也称生物工程，是指在分子生物学基础上建立的创建新的生物类型或新生物功能的实用技术，是现代生物科学和工程技术相结合的产物。与传统生物技术最根本的区别在于，利用现代生物技术，人类能够按照自身的意志能动地对生物的遗传物质——基因进行改造，使基因可以在动物、植物、微生物之间相互转移，从而设计创造出新性状、新产品，甚至新物种。

现代生物技术主要包括基因工程、细胞工程、微生物工程、酶工程。其中，最为核心的技术为基因重组技术，又称转基因技术、分子克隆技术等，它是指在分子水平上，提取（或合成）不同生物的遗传物质，在体外切割，再和一定的载体拼接重组，然后把重组 DNA 分子引入受体细胞或生物体内，使这种外源 DNA（基因）在受体细胞中进行复制与表达，按人们的需要繁殖扩增基因、生产不同的产物或定向地创造生物的新性状，

并能稳定地遗传给下一代。

二、遗传饰变生物的含义与主要类型

遗传饰变生物（genetically modified organisms，GMOs），又称基因改造生物、遗传改造生物，或者叫"改性活生物体"（living modified organisms，LMOs），是指凭借现代生物技术获得的遗传材料新异组合的活生物体。

20 世纪 70 年代，常规的基因重组技术是将外源目的基因转入生物体内并使其得到表达，这种移植了外源基因的生物被形象地称为"Transgenic Organisms"，即"转基因生物"。随着分子生物技术的不断发展，尤其是 20 世纪 90 年代末以来，在不导入外源基因的情况下，通过对生物体本身遗传物质的加工、屏蔽、敲除等方法也能改变生物体的遗传特性，获得人类预期的新性状。因此，进行了遗传特性改造的生物体被称为"genetically modified organisms"即"遗传饰变生物"。但因"转基因"一词已经普遍为人们所接受，且外源基因导入仍然是目前基因工程中采用的主要手段之一，因此，"转基因生物"的说法一直沿用至今。

GMOs 的类型包括转基因植物、转基因动物、转基因微生物及各种转基因生物产品。我国《农业转基因生物安全管理条例》（2001 年 5 月 9 日）中明确规定了 GMOs 主要包括：①转基因动植物和微生物（含种子、种畜禽、水产苗种）；②转基因动植物、微生物产品；③转基因农产品的直接加工品；④含有转基因动植物、微生物或者其产品成分的种子、种畜禽、水产苗种、农药、兽药、肥料和添加剂等产品。

目前的转基因动物的应用主要集中在医药方面，转基因植物更多地应用于作物育种、农产品加工及食品工业方面。转基因微生物则广泛地应用于食品生产和加工、农业生产（包括转基因生物农药、生物肥料、饲料）、医药生产（包括基因工程疫苗、基因工程药物）、环境保护、能源开发等多个领域。

三、遗传饰变生物体（GMOs）的安全隐患

现代生物技术的实现，大大提高了人类的生产力，推动了社会的变革性发展，以转基因技术为标志的现代生物技术革命被称为是人类历史上的第三次技术革命。但与此同时产生的 GMOs 可能会对生态环境和人类健康构成一定的潜在风险。

（一）GMOs 释放对生态环境造成的潜在影响

转基因技术打破了"物种"的界限，打乱了生物界的自然进化历程，越来越多的 GMOs 对现有的生态系统结构、生物多样性、地球环境等存在潜在的威胁。

1. 环境入侵　GMOs 一经产生就具有新的性状，如果作为人造的"外来"品种进入自然生态系统，往往因其具有更强的适合度和竞争而表现出"自然选择优势"，抢夺环境资源之后大量繁殖，从而淘汰栖息地上的"土著"物种，致使物种呈现单一化趋势，生物物种数量减少，生物多样性逐渐丧失，生态系统结构失衡。

2. 抗性进化　大量的转基因农作物研究中，产生了一大批具有抗虫、抗病等新性状的转基因植物。这些新性状在短期内能有效抑制害虫或致病体的侵袭，但从长远角度来看，新性状很可能催生出更强的害虫和致病体的抗性进化。例如，在植物中转入甲病毒

的衣壳基因可使目标植物在无致病症状的同时产生对甲病毒的抗性，但是这种植物很可能还会受到乙病毒的侵染并产生病毒杂交后代。这些新病毒会扩大宿主范围，致使原来有抗性的植物受到病毒侵害，即所谓的"超级病毒"。

3. 基因流及基因污染　生态系统各种群之间，甚至某些物种之间存在广泛的基因交流，转基因技术中的"外源"基因也可能随着自然的基因流在各群体间发生转移，造成无法控制的"基因污染"。例如，转基因作物中的外源基因可以通过花粉传播"逃逸"至别的物种，跨越物种屏障的基因转移可能导致自然种群的改变，甚至原有食物链的破坏等；在生物残体或尸体的降解过程中，转基因生物的基因也可能会转入分解者的机体中，致使微生物种群变化，进而对生态系统造成影响；转基因生物的基因也可能转入寄生生物体中产生新型危害性寄生物种，进一步给生态系统带来危害；在动物间的基因转移可能增加"人畜共患病"的风险，从而危害人类健康。

（二）GMOs 食品对人类健康造成的潜在影响

近年来，越来越多的转基因作物问世，可能直接或通过食物链间接给人和动物带来潜在的风险。

1. 筛选转化细胞的标记基因存在潜在风险　例如，多数植物表达载体都具有卡那霉素抗性基因的拷贝，它使转基因植物在克隆过程中得到识别，卡那霉素抗性基因来源于细菌，编码新霉素磷酸转移酶，卡那霉素抗性基因可能通过转基因食品转入人体肠胃的细菌中，致使人体产生对卡那霉素和相关抗生素的耐药性。

2. 转基因食品成分改变的潜在风险　转基因食品及转基因饲料中的成分与非转基因的相比可能存在不同，包括营养成分、毒性成分、致敏性成分。这些成分的改变对人体的健康存在潜在影响。例如，食品中的某些成分是人类常见的过敏原，如果外源基因转入受体后表达的产物或中间产物属于人类的过敏原，则将会增加人类过敏的风险，从而影响人类健康。

3. 外源基因整合到人体基因组的潜在风险　人体在摄入食物后的消化过程中，理论上的会将大分子的物质水解为可吸收的小分子物质，但实际上也有研究证实一些小片断的核酸序列，如微小 RNA 未经彻底水解而被吸收进入血液。因此，在转基因食品中，转入的基因或其中的部分序列也可能不被人类的胃肠道消化分解而被吸收，进而整合到人体基因组中，直接威胁人类健康；或相关序列可能会转移进入肠道正常菌体之中，改变肠道菌群的遗传特性，从而间接威胁人类健康。

四、转基因生物实验室的安全隐患

转基因生物实验室的生物风险既包含生物学实验室的一般风险，又因其研究对象和研究方法的特殊性而存在其特有风险。总体来说，转基因生物实验室的潜在风险源包括以下 4 个方面。

1. 生化及分子试剂风险　转基因生物实验中通常涉及有毒、致癌、有腐蚀性的生化试剂及分子试剂，如三氯甲烷、氰化物、溴化乙锭（EB）、丙烯酰胺及其结合物、各种酸碱溶液、核酸染液、抗生素、抗体、凝胶电泳、培养基（液）、洗脱液、放射性同位素等。如操作不慎或废弃物处置不当均可能对实验操作人员及其他接触人员的健康造成危害。

2. 气溶胶带来的感染风险　气溶胶（aerosols），是指悬浮于气体介质中的粒径一般

为 $10^{-3} \sim 10^2$ μm 的固态或液态微小粒子形成的相对稳定的分散体系。包括：天然气溶胶（如云、雾、霾等）、工业化气溶胶（如杀虫剂、卫生消毒剂等）、生物气溶胶（即 bio-aerosol，微粒中含有微生物或生物大分子等生物物质）。其中含有微生物的称为微生物气溶胶（Microbiological aerosol）。

许多常规实验操作都容易导致生物气溶胶的产生，如：接种、移种、通气培养、收集菌体、移液操作、琼脂培养、注射、盖塞、离心分离、组织捣碎、菌体粉碎等激烈的机械运动或物料流动。

"气溶胶"肉眼很难发现，且具有最适宜感染人体的尺寸，可以通过呼吸道及消化道对进入实验室的工作人员造成危害。一般实验过程中与意外事故无关的感染几乎 80% 源于感染性气溶胶（infectious aerosol），尤其是微生物气溶胶。气溶胶也可以附着于物体或人体表面，再被带出实验室导致环境污染。

3. 实验操作风险 转基因生物实验中涉及的实验操作风险来自实验实施人员的操作失误和器材设备风险两个方面。①有操作风险的实验器械与耗材主要包括塑料及玻璃制品，如各种吸头、吸管、离心管、试管、注射器、手套、常用容器、过滤器皿、培养皿等一次性耗材及易碎品；金属锐器，如注射针头、解剖刀具、手术剪等。②有操作风险的常用设备，如离心机、水浴锅、金属浴、烘箱、灭菌锅、超净台、电泳仪、扩增仪、实验用冰箱、培养箱、紫外系统、液氮装置等。以上实验器材和设备在使用过程中均涉及使用不当、沾染有毒害试剂后处置不当、设备物理安全性不足等所导致的人身伤害和财产损失等风险。③动物实验中操作不慎可能导致实验过程中的创伤，如被动物咬伤或抓伤，甚至感染动物所携带的病原体威胁人类健康（详见本章第四节）。

4. GMOs 意外释放风险 在转基因的研究中，实验操作所必需的生物活性材料包括动植物组织、细胞和微生物菌种、质粒、载体以及病毒等。在转基因研究过程中，基于目的基因克隆与功能研究、表达载体建立与功能鉴定、突变体构建等目标所进行的转基因植物种植及遗传饰变微生物的培养与保存，均可能产生潜在释放风险。①转基因植物的小规模实验室盆栽、温室种植，或田间小试过程中可能发生基因逃逸、水平基因转移以及种子散落或遗失。②经遗传饰变的微生物可能获得毒力、毒性、感染性或耐药性增强、感染途径或环境适应性改变等特征，增加了实验操作人员不慎感染及疾病传播的风险，甚至在自然界继续发生"恶性"变异，从而对人类社会的健康造成严重威胁。③因管理不善，昆虫和啮齿类动物侵入实验室，可能被污染上实验 CMOs 微生物后进入外界环境，或转基因动物逃逸出实验室并随着与野生动物交配导致转基因逃逸。④火灾或其他意外事故可能引起 GMOs 的泄露。

五、高校实验室遗传饰变生物（GMOs）安全管理对策

目前很多综合性大学设有生物学、医学、药学等相关专业，在研究或教学活动中不可避免地会接触或使用到现代生物技术及 GMOs。并且，高校人员流动性大，现实社会中恐怖分子或犯罪分子恶意破坏，使高校实验室生物安全面临更为复杂的威胁。因此，高校实验室 GMOs 的安全的科学管理至关重要。

世界卫生组织（World Health Organization，WHO）出版的《实验室生物安全手册》（Laboratory Biosafety Manual）（下称《手册》）是一项世界范围的生物安全指导性文件，成为各国制定生物安全准则的主要参考标准，以及各生物安全实验室安全操作与管理的

重要指导。随着现代生物技术的发展和应用，《手册》迄今已发行了第3版（2004年），新版特别增加了重组 DNA 技术的安全利用、感染性物质运输及生物安全保障等新的内容。除了设备和设施之外，《手册》强调个人责任对于 GMOs 的安全管理的重要性：实验室工作人员是生物安全实验室的使用者，又是管理者，同时也是最易受到生物危害的群体，因此人员的管理是 GMOs 安全管理的核心。

1. 知情权的确认 学生是一个特殊的群体，因为其知识结构、教育背景的差异，以及随着社会的发展，人们的维权意识也在逐渐增强，所以，在学生进行利用转基因生物或技术进行实验之前，教师应当就所研究对象的整体情况、研究内容、潜在风险、防护注意事项等诸多内容与学生进行系统交流。使学生充分正确认识和透彻了解自己所要从事研究工作的特殊性以及可能存在的风险，必要情况下先行签署知情同意书，然后再行后续实验工作。

2. 操作规程的制订及监督 由于 GMOs 的潜在危险的复杂性及不确定性，必须按固定的规则和模式进行，才能确保最大程度的安全。因此，国家、地方及每一个生物安全实验室都应该依据世界卫生组织的《实验室生物安全手册》及相关国家标准，制定完善、细致的实验室技术规范、操作规程，并在实验实施过程中加强监督和技术规范的适时修正。

从事 GMOs 研究的实验室工作人员应高度重视生物安全的防护，实验室操作的每一个环节及步骤，都必须严格遵循世界卫生组织的《实验室生物安全手册》、国家标准以及实验室制定的技术规范、操作规程，从根本上减少或尽可能杜绝自身感染、环境污染、实验室泄漏等事件发生。

3. 提高认识，强化岗位培训 在完善安全管理制度和监督机制的同时，对即将进入实验室的本科生、研究生和相关人员进行多层次的岗位培训，是确保制度落实、责任落实的重要措施。针对本科生，负责实验教学的教师应明确地教导学生遵守规则，规范操作，科学防护，培养其良好的行为习惯和实验素养，杜绝实验中的污染。针对研究生群体，可以开设专业性更强的实验安全专题培训，提高安全操作技能、应对事故的处置能力以及科学精神，杜绝非法或未经允许的 GMOs 实验研究及其导致的严重后果。通过岗位培训可以强化实验人员的安全意识和行为自觉性，防范于未然。

4. GMOs 的研发和释放的安全管理 对于每一个特定的物种，其基因操作应当要求在相适应的安全级别实验室内进行；在每一个特定植物的种子在转基因试验之前，必须报国家主管部门审查；转基因实验中所采用的病原微生物菌（毒）种及相关 GMOs 的使用、保藏、销毁及实验废弃物的处置应实行专人专管和严格的监督管制；转基因技术产物的环境释放必须要向对口相关部门申请，经论证考察和安全评价合格获得批准后方可进行，且每个安全评价申报书中都应具备特定的应急事故处理措施。

在发达国家和地区，通常有多个监管机构负责生物技术产物的研发和释放。例如，美国有4所联邦机构负责生物工程产品（动物、植物、海洋食品、微生物以及从他们那里间接获取的产品）安全性有关的事务，即：①农业部（USDA）下属的动植物检验检疫局（APHIS）；②环保局（EPA）；③食品药品监督管理局（FDA）；④农业部（USDA）下属的食物安全检验局（FSIS）。根据不同生物工程产品的性质和用途，一个或多个上述机构负责对其进行管制和审批。

5. 加强立法，严格管理　为了降低转基因微生物环境释放后对人类、动物和生态环境所产生的风险，需要建立完备的法律法规体系，加强严格的生物安全管理，进行科学的安全性评价，并采取切实可行的安全控制措施，对转基因微生物环境释放后实施生物安全控制。

在遗传饰变生物中，商品化应用最多的是转基因农产品。我国国务院农业行政主管部门负责全国农业转基因生物安全的监督管理工作，于 2001 年 5 月 9 日首先出台了《农业转基因生物安全管理条例》。尔后相继颁布实施了《农业转基因生物加工审批办法》（2006 年 02 月 13 日）、《农业转基因生物标识管理办法》（2003 年 07 月 04 日）、《农业转基因生物进口安全管理办法》（2003 年 07 月 04 日）、《农业转基因生物安全评价管理办法》（2003 年 07 月 04 日）。

以上相关法规文件仅仅局限于农业转基因生物，转基因林木花卉、药用生物以及农业用途以外的大量微生物、动物等均需进一步规范和管理。

总之，营造一个健康、安全的生物实验室工作环境，杜绝 GMOs 引发的风险和危害，不只是实验室一个部门或几个实验员的事情，完善的管理制度、有效的监督机制、人员的环境意识及其高度自觉性是维护实验室环境安全的基本条件。所有从事生命科学与生物技术研究与监管的科技人员、管理人员、实验人员，都必须要时刻高度重视的生物安全风险，必须以对自己、对他人和对社会的安全高度负责的态度，从日常行为细节着手，严格遵守管理规定，严格执行操作规程。只要各种防范措施到位，实验规模在可控的范围内，生物工程实验室的潜在危险是可以避免的。

第四节　临床生物标本安全管理

临床生物标本安全管理包括标本采集、运送、保管流程，应保护受试者的隐私和相关权益。临床生物标本包括血液、脑脊液、关节液、体腔液、前列腺液、阴道分泌物、尿液以及各种组织等标本，对含感染性因子的临床标本的管理尤为重要。

一、临床生物标本采集安全管理

标本采集方案必须提前递交给伦理委员会审查并获得书面同意，在采集临床生物标本时，必须由具备资质的临床医技人员操作；对于尿液、粪便、痰液等标本则需由医生、护士或检验人员指导、并交待注意事项后，可由患者自行留取。需要与人体接触的标本采集器械（如采血针/采血管）或者材料的质量、相应的准备工作和无菌要求须满足工作要求并符合进行该操作时的材料标准。临床生物标本的采集必须严格按照检验项目的要求（包括容器、采取时间、标本类型、抗凝剂选择、采集量、送检及保存方式等）。急诊标本应注明"急"。

二、临床生物标本接收管理

临床生物标本接收时应实行核对制度，包括姓名、性别、年龄、门诊号/住院号、病床号、标本类型、容器、标识、检验目的等，所送标本必须与检验项目相符；不合要求者退回重送。在核对检验标本的同时，应查对临床医生填写的检验申请单是否正确、完整、规范，如有不符要求者，应予退回，要求在纠正以后，再予接收。

三、临床生物标本运送与保管管理

标本运送工作由专业科室指派的医护人员负责，不接受住院患者、家属或者其他非本院员工送检的标本。候检的临床生物标本的保存由各实验室项目检测者负责，保存条件视检测项目和保存要求的不同而定。各室标本应按测定日期分别保存，以便查找。保存的标本在临床医师或患者要求的情况下可以对其检测结果重新复查。

四、临床生物标本其他管理事项

污染的一次性器材和废弃的标本集中放置丢弃在黑色胶袋中，由工人密封完毕后，送到医院医疗垃圾集中点统一处理；对于非一次性的标本采集器材，应经过相应的处理并符合要求后才能再次接触或使用于人体。临床生物标本的来源和检测结果等资料信息保密，未经被采集人和机构的书面同意，任何人不得泄露或私自告知他人。需要向院外单位送检临床生物标本时，必须明确告知所送检的标本、进行检测的内容和检测目的，并签署临床生物标本院外检测申请表，要求本生物标本仅限于其对应的相关检测，不得用于任何其他用途等，否则，追究当事人的责任并要求赔偿。

五、临床微生物检验标本的采集和运送管理

在临床微生物检验中标本质量的好坏直接影响诊断结果的正误，不当的标本可导致假阴性、假阳性结果的出现，因此在标本采集、送检、保存等各个环节都要规范操作，严格控制，是确保实验结果准确可靠的前提。

（一）标本采集的一般原则

1. 早期采集　采集时间最好是病程早期、急性期或症状典型时，而且必须在使用抗生素或其他抗菌药物之前采集。

2. 无菌采集　采集的标本应无外源性污染。

（1）在采集血液、脑脊液、胸腔积液、关节液等无菌标本时，应注意对局部及周围皮肤的消毒，严格进行无菌操作。

（2）对于与外界相通的腔道，如窦道标本应由窦道底部取活组织检查，而不应从窦道口取标本，以免受皮肤表面正常菌群的污染，造成混淆和误诊。

（3）对于从正常菌群寄生部位（如口腔）采集的标本，应明确检查的目的菌，在进行分离培养时，采用特殊选择性培养基。

（4）采集的标本均应盛于无菌容器内，盛标本的容器须先经高压灭菌、煮沸、干热等物理方法灭菌，或用一次性无菌容器，而不能用消毒剂或酸类处理。

3. 根据目的菌的特性用不同的方法采集　厌氧菌、需氧或兼性厌氧菌，以及 L 型菌采用的方法不同。

4. 采集适量标本　采集量不应过少，而且要有代表性，同时有些标本还要注意在不同时间采集不同部位标本。

5. 安全采集　采集标本时不仅要防止皮肤和黏膜正常菌群对标本的污染。同时也要注意安全，防止传播和自身感染。

（二）标本的处理

一些对环境敏感的细菌如脑膜炎奈瑟菌、淋病奈瑟菌和流感嗜血杆菌等应保温并立即送检，而其他所有的标本采集后最好在 2h 之内送到实验室。若不能及时送检，标本应置于一定环境中保存，如尸检组织、支气管洗液、心包液、痰、尿等标本应保存在 4℃环境中。脑脊液、滑膜液等则要在 25℃保存。一般情况下，用于细菌培养的标本保存时间不应超过 24h。

厌氧性标本应放在专门的运送瓶或试管内运送，有时可直接用抽取标本的注射器运送。

第五节　实验室生物废弃物处置

一、生物废弃物含义及分类

实验室废弃物的含义存在广义和狭义两种。广义的含义是指从实验室中废弃不用的物质的总称，包括气体、液体和固体药品以及垃圾、橱柜、电器等。狭义的含义则是指实验产生的有毒有害的气体、废液、废渣、实验材料、耗材等。

除一般的实验室废弃物之外，生物废弃物还包括实验过程中使用过或培养产生的动植物的组织、器官、尸体、组织液及代谢物，微生物（细菌、真菌和病毒等）及其培养基等。

二、生物废弃物的分类

一般生物学实验室常见的废弃物主要包括以下几类。

1. 生物活性材料及其代谢物　常用的生物活性实验材料包括：动植物个体、器官、组织、细胞、原核微生物、真核微生物、非细胞结构的微生物如病毒或上述生物材料的遗传修饰活性产物等。

一方面，生物实验室所培养的细胞和微生物的生长需要良好的营养条件，而且实验培养的细菌常常在抗生素等药物存在的情况下也能够正常生长。如果处理不当，这些养分含量高、药物浓度大并可能产生有毒代谢物的生活活性实验材料将对周围土壤环境、河流等水域造成污染和威胁。

另一方面，生物实验室常以小白鼠、大白鼠、兔等动物为实验材料。实验过程中这些实验动物一般都要通过接种疫苗或病菌、注射抗体或药物等不同处理，实验完成后，动物尸体或被解剖的动物器官、动物排泄物等需及时妥善处置，否则，就有可能对其他动物或实验处理产生干扰和影响，甚至造成病菌或疾病的传播。

再者，生物实验室也常常需要对植物活性材料（包括种子）进行栽培，实验完成后应对相应的植物活性样本妥善处置，否则容易引起生物入侵或病虫害扩散等生态危害。

2. 有毒害的化学试剂、分子试剂及其他废弃物　氰化物、溴化乙锭（EB）、二甲基亚砜（DMSO）、丙烯酰胺、甲酰胺的及其结合物、废弃的酸、碱溶液、有机溶剂、凝胶电泳、培养基（液）、洗脱液、各种试剂盒、重金属等是生物实验中最主要的有毒和剧毒物品，这些物品不仅对人毒性高、危险性强，而且对环境的危害和影响极大。

3. 放射性物质及其废弃物　利用放射性元素（如 ^{32}P、^{35}S 等）作为标记物进行检测与分析是常用的生物学实验方法，用放射性元素处理的实验材料以及实验所用的各种器械、器皿都将不同程度地受到放射性物质的污染。如果使用不当或管理不善将导致放射性污染，对人体和环境造成极大危害，后果不堪设想。

4. 实验器械与耗材 包括塑料制品如各种吸头、吸管、离心管、注射器、手套、培养皿及包装物等，多为易污染的一次性用品。玻璃制品包括各种培养皿、试管、吸管、玻片、盖片、常用容器、过滤器皿等各种易损易碎品。金属物品最常见的是注射用针头、微量加样针针头、刀片、剪刀等各种锐利物品。上述用品是生物学实验室日常必需品，用以直接吸取、盛放或接触各类试剂和实验材料，同时也是有毒有害物质和病原物的传播载体，并可能对人体造成直接的机械性伤害。

三、生物废弃物的处置办法

近年来，我国政府相继颁布了一系列法规标准，逐步加强了对实验室生物废弃物的安全管理。在《实验室生物安全通用要求》（GB19489 – 2004），《生物安全实验室建设技术规范》（GB50346 – 2004）中，分别提出了实验室废弃物处置原则和配套设施的建筑技术标准。2004 年，《病原微生物实验室生物安全管理条例》的签发，首次将废弃物的管理工作纳入了法制化轨道，要求"实验室应当依照环境保护的有关法律、行政法规和国务院有关部门的规定，对废水、废气以及其他废物进行处置，并制定相应的环境保护措施，防止环境污染"。

实验室生物废弃物的污染不仅影响实验人员健康和实验结果，还会污染环境，对社会直接造成损害。为防止实验室生物废弃物的污染，应该采取以下措施。

（一）完善安全管理制度，加强执行力度

生物学实验室具有多重性与交叉性的特点，在废弃物的管理上既要满足一般意义上的安全需要，还应针对其自身特点制定和完善操作性强的生物废弃物管理措施和规程，逐级鉴定安全责任书，提高生物学实验室安全工作规范化、制度化、标准化水平。主管部门要加强监督和指导相关措施的落实与执行，对实验室废弃物进行定期检查，建立通畅的申报、回收和处理渠道。

（二）不同废弃物应该分类储存，及时回收处理

由于废弃物种类不同、性质各异，为减少交叉和重叠污染以及可能的直接机械伤害，不同废弃物应该分类储存，及时回收处理。

1. 生物活性废弃实验材料的管理与处置 实验废弃物的生物活性实验材料特别是细胞和微生物必须及时灭活和消毒处理。微生物培养过的琼脂平板应采用压力灭菌 30min，趁热将琼脂倒弃处理，未经有效处理的固体废弃培养基不能作为日常生活垃圾处置；液体废弃物如菌液等需用 15% 次氯酸钠消毒 30min，稀释后排放，最大限度地减轻对周围土壤环境、河流等水域的影响。尿液、唾液、血液等样本加漂白粉搅拌作用 2 ~4h 后，倒入化粪池或厕所，或进行焚烧处理。

同时，无论在动物房或实验室，凡废弃的实验动物尸体或器官必须及时按要求进行消毒，并用专用塑料袋密封后冷冻储存，统一送有关部门集中焚烧处理，禁止随意丢弃动物尸体与器官；严禁随意堆放动物排泄物，与动物有关的垃圾必须存放在指定的塑料垃圾袋内，并及时用过氧乙酸消毒处理后方可运离实验室。

高级别生物安全实验室的污染物和废弃物的排放的首要原则是必须在实验室内对所

有的废弃物进行净化、高压灭菌或焚烧，确保感染性生物因子的"零排放"。

2. 有毒实验废弃物的管理 明确专人负责，只用专用容器（具醒目标识，如图13-6）将重金属、氰化物、溴化乙锭（EB）及其结合物等各种有毒害的试剂进行分级、分类收集，专人管理，定期回收，统一处理。严禁随意掩埋、倾倒、丢弃有害废液和废物。特别值得注意的是有些废液不能互相混合，比如过氧化物与有机物；氰化物、硫化物、次氯酸盐与酸等。要配备完好无损、不会被废液腐蚀的容

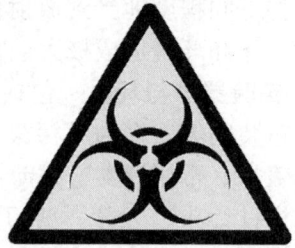

图13-6 生物危害国际通用标识

器进行收集。对有异味或挥发性的废液或废物要严防挥发性气体泄露，并应尽快进行处理。

3. 放射性废弃物的管理 利用放射性同位素（如P^{32}、S^{35}等）进行生物学实验及实验后的废弃物处置过程均应严格遵从我国放射性污染法及相关技术规程操作，实行持证上岗及使用登记制度，并佩戴个人专用辐射剂量计（Dose meter）方可进入同位素实验室，实验结束后应及时用放射性探测仪检查污染状况。实验过程中产生的放射性垃圾应同人类生活环境长期隔离，利用专用容器收集、包装、储存，指定专人负责保管，专业部门统一回收处理或任其自然衰变至对人类和生物的危害降到最低。并采取有效防火、防盗等安全措施，严防放射性物质泄漏。

4. 实验器械与耗材的管理 生物实验过程中产生的一次性使用的制品如手套、帽子、工作服、口罩、吸头、吸管、离心管、注射器、包装等使用后放入污物袋内集中烧毁；可重复利用的玻璃器材如玻片、吸管、玻璃瓶等可以用1000~3000mg/L有效氯溶液浸泡2~6h，然后清洗重新使用，或者废弃；盛标本的玻璃、塑料、搪瓷容器煮沸15min或者用1000mg/L有效氯漂白粉澄清液浸泡2~6h，消毒后可清洗重新使用；无法回收利用的器材，尤其是废弃的锐器（如污染的一次性针头、碎玻璃等），因容易致人损伤，通过耐扎容器分类收集后应送焚烧站焚烧毁形后掩埋处理。

第六节　常见实验室生物安全事故防护与应急处理

一、生物安全事故的含义

人们在对动物、植物、微生物等生物体的研究中，由于病原体或者毒素的丢失、泛用、转移而引发的对人类健康和赖以生存的自然环境所可能造成的不安全事故统称为生物安全事故。

二、历史上的实验室生物安全事故

实验室生物安全并非一个新话题。在历史上，曾经不止一次出现过实验室泄漏病毒及实验人员感染的事件，这些事故都应该成为各国有关方面引以为戒的前车之鉴。

1. 高校师生感染"布鲁菌病"事件 2010年12月19日，黑龙江某农业大学动物医学学院28人相继确诊感染了布鲁菌病，其中包括27名学生、1名老师。布鲁菌病是一种人畜共患疾病，在传染病防治法中被列为乙类传染病。该病的潜伏期短则一周，长则可

达一年，多为两周左右。临床症状主要表现为发热、多汗、关节痛、乏力，体征可出现睾丸肿大、肝脾肿大。

后经校方查实，造成此次事故的原因为：①购买实验山羊时，相关教师未要求养殖场出具检疫合格证明；②实验前相关教师未对实验山羊进行现场检疫；③在指导学生实验过程中，相关教师未能严格要求学生遵守操作规程及有效防护。学校认定此次事故是一起因相关教师在实验教学中违反有关规定造成的重大教学责任事故。此后，学校及时向学生及家长公布了事故调查报告，并承诺对事故承担全部法律责任。

事故发生后，该校即对已发生疫情的 2 个实验室进行了全面消毒，并查封停止使用。此后，学校又按照实验课的开课日期对所有以山羊为实验动物以及在被污染的 2 个实验室做过实验的其余 181 名学生进行了全面排查，经布鲁氏菌血清学检测，所幸均未感染该病。这一重大事件为全国高校的实验室生物安全敲响了警钟。

2. H2N2 流感病毒样本风波 2005 年 3 月 26 日，加拿大国家微生物实验室意外发现一些微生物样品实为致命病毒，该病毒为早已在 1968 年就退出"历史舞台"的 H2N2 病毒。该实验室通过加拿大官员通知了世界卫生组织和美国疾病预防与控制中心。后经证实，该病毒为美国病理学家协会委托的公司误发的微生物样本。并且，该毒株同时被发送到 18 个国家和地区的 3747 个实验室。经确认后，世界卫生组织于 4 月 13 日向世界各地的各相关实验室发出了立即销毁 H2N2 流感病毒样品的警报。根据世界卫生组织划分的等级，就其危险程度而言，这次误发的 H2N2 病毒属于 2 级病毒，仅次于 SARS、H5N1 禽流感病毒等 1 级病毒。为防止暴发大规模的流感，有关国家的实验室接报后立即与时间赛跑，快速投入到销毁 H2N2 流感病毒的行动中。

据欧洲报刊披露，该样品同时寄发给了全世界数千个研究单位，但在 5 个月中，仅加拿大国家微生物实验室一家发现了问题，原因在于大多数单位在收到样本后都没有立即进行病毒的分离和识别工作。

3. 德国马尔堡病毒实验室感染事件 1967 年 8 月，位于风景优美的德国马尔堡小镇上的一个实验室里的工作职员忽然发生高热、腹泻、呕吐、大出血、休克和循环系统衰竭。此种症状同样出现在法兰克福和贝尔格莱德（南斯拉夫首都）。三个实验室相关人员共计 37 人，包括实验室工人，医职人员，以及他们的亲戚都感染上了这种莫名的疾病，其中有 1/4 的人死亡。3 个月后德国专家才找到罪魁祸首：一种危险的新病毒，外形如蛇行棒状，由猴类传染给人类。而这三个实验室都曾使用过来自乌干达的猴子开展脊髓灰质炎疫苗的研究。

这就是马尔堡病毒。感染者所患马尔堡出血热是一种恶性病毒传染病，主要通过体液传播，能引起高烧、恶心、腹泻和呕吐等各种紧急病症，5 至 7 天后会出现严重的出血症状，治疗不及时的患者会在一周内死亡。

4. 多地实验室的 SARS 感染事件 2003 年的 SARS 疫情让人记忆犹新。在后续的研究工作中，于 2003 年至 2004 年间，曾在多地相继发生实验室感染 SARS 病毒事件。

2003 年 9 月新加坡国立大学研究生在环境卫生研究院实验室中感染 SARS 病毒。该研究生因发热到新加坡中心医院就诊时被确诊为 SARS 感染，此前已经与多人有过接触。究其原因：①实验室只具有 BSL－2（P2）的生物安全设备，不具备符合 BSL－3（P3）安全标准的病毒样本储存系统、消毒措施、进出实验室的保安系统等，却在院内设立了用来进行更具危险性病毒研究的实验室。②实验室同一时间处理多种不同的活性病毒研究，增加了生物安全方面的复杂程度，因处理程序不当，冠状病毒与这名研究生研究的西尼罗病毒交叉感染。③其他研究机构的科研职员也可利用研究院的设备，而每一个科研职员的安全意识都不同。

2003年12月，一名詹姓研究职员在台湾唯一的BSL-4生物安全实验室内感染SARS病毒。台湾这名感染非典的研究职员工作的台湾"国防预防医学研究所"属台湾军方研究单位，实验室等级列为P4，拥有全台最顶尖的实验设备，位于台北县三峡，设立在岩穴中，以两层阻尽设施与外界隔离。事故原因分析表明，詹姓研究职员在实验室内未能遵守规章，在实验室清除废弃物时出现疏失而感染SARS，发病后没有主动通报并前往新加坡开会，一连串的错误最终酿成严重的后果。此外，根据世界卫生组织的调查，台湾SARS实验室人手不足，科研职员经常单独工作，实验室职员虽接受安全程序的教导，但他们缺乏足够的监视以确保他们真正遵守规章，进一步导致了错误被忽视的风险。

2004年4月，安徽、北京先后发现新的SARS病例，经证实分别来自于在中国疾病预防控制所实验室受到SARS感染的两名工作职员。卫生部、科技部组成联合调查组对有关责任开展了调查，认定这次非典疫情源于中国疾病预防控制中心病毒病预防控制所腹泻病毒室跨专业从事非典病毒研究，并采用了未经论证和效果验证的非典病毒灭活方法，在不符合防护要求的普通实验室内操作非典感染材料，发现职员健康异常情况后未及时上报，从而导致了疫情的发生。

5. 转基因种子泄露事件　2009年8月17日，转基因水稻（Bt抗虫转基因水稻）"华恢1号"和"Bt汕优63"在我国首次获得农业部为转基因水稻颁发的安全证书，并准予有效期内可在湖北省范围内进行种植。

然而此前，早在2004年就有报道称转基因水稻的非法种植实质上在湖北等地已经悄悄进行并逐渐引起社会的广泛关注。2005年8月11日，湖北省政府委托省农业厅就"转基因水稻事件"首次发表申明，武汉科尼植物基因有限公司、武汉禾盛种衣剂有限责任公司和华中农大新技术研发公司在承担转基因水稻生产性实验过程中，"擅自扩大制种"，并责成有关单位对其进行处罚。湖北省农业厅随即对已种植的上万亩转基因水稻进行铲除，并对农民进行适当补助。随后，农业部下发通知，要求全国各地加强转基因安全监管工作。

虽然该事件至此并为造成重大伤害事故，但也反映出我国在转基因作物商业化审批过程中存在一定的监管漏洞，形成了一定的生物安全隐患。

知识拓展

"生物武器"是以生物战剂杀伤有生力量和破坏植物生长的各种武器、器材的总称。"生物战剂"是军事行动中用以杀死人、牲畜和破坏农作物的致命微生物、毒素和其他生物活性物质的统称。生物战剂通常包括立克次体、病毒、毒素、衣原体、真菌等。二战期间，侵华日军就广泛研制和使用生物武器，组建了专门的细菌作战部队，即731部队。1940至1942年间，日军在浙江宁波、浙赣铁路沿线等地用飞机投撒伤寒杆菌、霍乱弧菌、鼠疫跳蚤等生物战剂，造成水源和食物污染、疫病流行、大量无辜中国平民死亡。

随着生物工程技术的发展，未来的生物武器的研制将进入一个全新的历史阶段。针对人类基因的差异，将有可能制造出能专门攻击某个民族、种族或某种特征的特殊"基因武器"。基因武器是指利用基因重组技术，在一些致病微生物中接入能对抗普通疫苗药物的基因，或者在一些非致病微生物体内添加致病基因，从而培养出杀伤危害极大的改性生物战剂，并将其放入施放装置中，即构成基因武器。由于基因武器成本低，使用方法简单，施放手段多，杀伤力大，持续时间长，难防难治，可能产生不可制服的超级致病微生物，从而给人类带来不可估量的灾难。因此，有人将基因武器称作"世界末日武器"。

三、实验室生物安全事故的成因

任何事物的发生和发展都有其规律，实验室生物安全事故的发生也具有因果性、潜在性、再现性、偶然性和必然性的特点。结合历史上的实验室生物安全事故分析，主要原因涉及以下几个方面。

第一，实验室的硬件条件及环境未达到要求。物的不安全状态是事故发生的直接原因之一。例如：设施的老化、实验室安全等级不符合要求、实验室防护设施配置不足或缺乏等。

第二，实验人员未严格遵守实验操作规范。人的不安全行为及运转过程中的人员疏忽等是造成生物安全事故的主要因素。从以上几起事故中不难看出，发生感染的一个共同原因是工作职员主观上的麻痹大意，没有遵守实验室的安全操纵规则和程序等，即使具有完善的设备和标准的操纵程序也未能杜绝事故的发生。因而树立实验室人员的安全意识、加强实验人员的操作规范性和高度的行为自觉性是防止此类事件发生的首要途径。

第三，实验室的安全管理不到位。实验室安全治理不善，执行规章制度不严，安全防范措施不力，监管不严，也是导致实验室污染和工作职员感染的重要原因。国外一流的生物安全实验室常设有较为强大的实验室安全管理专业机构，拥有详尽的技术安全管理制度，配备了先进的安全检测设备、资深的卫生与技术专家和生物安全职业资质的高级管理人员，专门从事微生物与生物医学等实验室的生物安全工作。目前，国内许多高校尚未设置独立的生物安全实验室管理机构，缺乏专职的实验室技术安全管理人员，实验室的生物安全问题在一定程度上被忽视，这是影响师生人身健康和环境安全的一大隐患。因此，生物安全实验室专职管理机构的建立是一项十分紧迫而亟需的生物安全对策。

四、实验室生物安全事故防护及应对措施

实验室生物安全问题，不仅是实验室的管理问题，重要的是生物安全事故对国家政治、经济、社会稳定、人民生活均会产生不良影响。近年来，国家对实验室生物安全管理越来越重视。2002年12月，经卫生部批准并颁布了《微生物和生物医学实验室生物安全通用准则》（WS233-2002），这是我国生物安全领域的一项开创性工作。2004年，《病原微生物实验室生物安全管理条例》及相关标准、《生物安全实验室建筑技术规范》（GB50346-2004）、《实验室生物安全通用要求》（GB19489-2004，GB19489-2008）纷纷出台。可见，国家对实验室生物安全保障工作的重视和决心。

为了尽可能地避免实验室生物安全事故的再次发生，各实验室应当严格执行国家和有关部门的实验室生物安全规范与标准，严格遵守实验室的安全操纵规则和程序。一旦发生了实验室生物安全事故，则应该根据国家制定的及地方制定的应急预案，第一时间做好应急处理，将事故危害控制在最低限度。

相关防护及应急处理主要涉及以下几个方面：

1. 生物安全实验室要配置标准的硬件条件（包括生物安全防护设施、设备、防护用具等），同时也要具备规范的实验操作程序和实验室安全监管与治理制度。

2. 生物安全实验室要求严格控制用于实验的微生物种类，凡从事高危险级别微生物或转基因生物试验将要转入下一阶段研究或实施环境释放的单位必须按程序向有关部门申报，并经考察批准后方可开展相关研究。只有在具有相应级别的生物安全防护设施内才能从事高危险级别微生物的研究。高危害的微生物应当由高级别的大实验室集中保管。

3. 在从事生物实验工作的相关人员必须经过严格培训取得相应资质后方可开展准入并开展实验。实验人员必须牢固树立安全第一的观念，在实验前、中、后的全过程中切实做到严格遵守生物安全规定和操作规范，并且具备判别、应对、处理实验室安全事故的基本素质和能力。

4. 一旦发生意外感染事件，当事人应尽快就医，通报疫情，封闭实验室，消毒场所，隔离相关职员，相关部门应立即启动紧急预案。一旦发生有毒或放射性污染物的泄露或丢失事件，应立即向主管部门报告，隔离并救治相关人员，封闭现场，消除污染，启动紧急追查程序。一旦发生 GMOs 意外释放或扩散，并引发或可能引发重大危害性事故，应根据《转基因突发事件应急预案》立即销毁所有产品，对受害人员进行医疗救治，并对所应用区域进行封锁、彻底消毒和监控。

5. 各级卫生行政部门，各疾病预防控制机构、医疗、卫生、教学科研单位要明确领导和专人负责实验室生物安全治理，严格实行责任制和责任追究制。

实验室生物安全涉及的绝不仅是实验室工作人员的个人健康，一旦发生事故，极有可能给人群、动物或植物带来不可估量的危害。高校肩负着培养创新人才的历史使命，实验安全不仅是保证教学和科研的可持续发展的首要问题，对整个高校的安全和稳定也至关重要。在实验室生物安全事故中，人是事故要素，人的异常行为会导致与构成事故。但另一方面，人也是安全因素，人的安全行为能保证安全的结果。因此，高校生物实验室应当在执行与生物安全相关的法规、标准和技术规范要求的同时，不断学习和借鉴国内外先进的管理经验和模式，结合本单位具体情况，建立包括安全管理措施、安全教育措施和安全技术措施的实验室安全体系，才能确保实验室环境安全，保证教学质量，同时也为促进高素质的人才培养提供有力条件和保障。

小结

生物安全问题主要包括两个方面，一是现代生物技术及转基因生物释放可能引发的对生物多样性、生态环境和人类健康等的危害；二是病原生物学实验室的生物安全问题。建设生物安全实验室应遵从科学原则、安全原则、预先原则、管按原则、实用原则。实验室生物安全管理体系由生物安全管理组织体系和生物安全管理制度体系两部分构成，健全和行之有效的管理体系是保障实验室硬件设施发挥其安全作用的必备条件。

高校实验室是容易导致生物安全问题的重要场所。但通过实验室的科学设计、合理建造、正确使用个体防护装置、严格遵从标准化的工作及操作程序等综合措施，可以确保实验室工作人员及周围环境不受实验对象侵染或污染，从而维持生物安全的状态。

◢ 复习思考题 ◣

1. 生物安全与生物安全问题的涵义分别是什么？
2. 什么是遗传饰变生物（GMOs），其潜在的风险是什么？
3. 生物安全实验室的个人防护装备与使用原则？
4. 建设生物安全实验室的基本原则？
5. 试述病原微生物的安全等级及防护措施？
6. 试述生物实验废弃物的分类及正确的处置办法？

（张天娥　何冬梅）

要 点 导航

> 1. 掌握实验室特种设备管理的重要意义以及实验室特种设备管理的主要内容。
> 2. 熟悉压力容器管理、气瓶使用的注意事项。
> 3. 了解实验室特种设备的概念，了解当前实验室特种设备的安全使用和常见事故分析。

2000 年 6 月 27 日通过并颁布实施的国家质量技术监督局第 13 号令《特种设备质量监督与安全监察规定》中特种设备是指因设备本身和外在因素的影响容易发生事故，并且一旦发生事故会造成人身伤亡及重大经济损失的危险性较大的设备。

实验室特种设备主要是指在实验室中涉及生命安全和危险性较大的锅炉、压力容器（含气瓶）、压力管道、电梯、起重机械和实验室内专用机动车辆等。其中锅炉、压力容器（含气瓶）、压力管道为承压类特种设备；电梯、起重机械为机电类特种设备。特种设备还包括其所用的材料、附属的安全附件、安全保护装置和与安全保护装置相关的设施。为保障特种设备的安全运行，国家对各类特种设备，从生产、使用、检验检测三个环节都有严格规定，实行的是全过程的监督。

实验室的特种设备主要有压力容器和起重设备两大类。本章内容主要概述压力容器的基本安全常识，实验室常用压力容器即高压容器和气体钢瓶的安全使用与管理，起重设备的安全使用与管理以及常见事故分析等。

第一节 压力容器的定义、分类和基本安全常识

压力容器一般是指用于有一定压力的流体的储存、运输或者是传热、传质、反应的密闭容器。其范围规定为最高工作压力大于或者等于 0.1MPa（表压），且压力与容积的乘积大于或者等于 2.5MPa·L 的气体、液化气体和最高工作温度高于或者等于标准沸点的液体的固定式容器和移动式容器；盛装公称工作压力大于或者等于 0.2MPa（表压），且压力与容积的乘积大于或者等于 1.0MPa·L 的气体、液化气体和标准沸点等于或者低于 60℃液体的气瓶；氧舱等（2009 年 5 月 1 日起施行的《特种设备安全监察条例规定》）。

压力容器由于内部压力高，使用条件苛刻，容易造成超温或超压、工作介质的毒性或腐蚀性。所以，压力容器好像一颗炸弹，无论哪个方面（设计、制造、使用等）出现

一点问题，就会爆炸，造成人员伤亡。因此我们必须掌握压力容器方面的使用安全知识，避免事故的发生。

一、压力容器的分类

压力容器的分类方法很多，按照不同的方法可以有不同的分类。

1. 按制造分类　可分为焊接容器、锻造容器、铆接容器、铸造容器和组合容器五种。

2. 按材料分类　有钢制容器、有色金属容器和非金属容器三种。

3. 按壁厚分类　可分薄壁容器和厚壁容器两种。容器外径与内径之比小于或等于1.2者为薄壁容器；大于1.2者为厚壁容器。

4. 按设计压力 P 分类

（1）低压容器　$0.1 \leqslant P < 1.57 \text{MPa}$（$1 \leqslant P < 16 \text{kgf} \cdot \text{cm}^{-2}$）。

（2）中压容器　$1.57 \leqslant P < 9.81 \text{MPa}$（$16 \leqslant P < 100 \text{kgf} \cdot \text{cm}^{-2}$）。

（3）高压容器　$9.81 \leqslant P < 98.1 \text{MPa}$（$100 \leqslant P < 1000 \text{kgf} \cdot \text{cm}^{-2}$）。

（4）超高压容器　$P \geqslant 98.1 \text{MPa}$（$P \geqslant 1000 \text{kgf} \cdot \text{cm}^{-2}$）。

5. 按设计温度分类

（1）高温容器　$t \geqslant 450℃$。

（2）常温容器　$-20℃ < t < 450℃$。

（3）低温容器　$t \leqslant -20℃$。

6. 按形状分类　有球形容器，圆筒形容器、圆锥形容器。

7. 按承压方式分类　有内压容器和外压容器。

8. 按使用中工艺过程的作用原理分类　可分为反应容器、换热容器、分离容器和储存容器四种。

9. 按使用方式分类　有固定式容器和移动式容器。

10. 按压力容器的安全性能分类　可分为移动式容器和固定式容器两大类。

移动式压力容器是指一种装储容器，如气瓶、化学反应罐等。这类容器无固定使用地点，一般没有专职的操作人员，使用环境经常变化，管理比较复杂，容易发生事故。

固定式压力容器是指有固定的安装和使用地点，工艺条件和操作人员也比较固定，一般不是单独装设，而是用管道与其他仪器设备相连的容器。

二、压力容器的安全使用规定

正确合理地使用压力容器，是提高压力容器安全可靠性，保证压力容器安全运行的重要条件。为了实现压力容器管理工作的制度化、规范化，有效地防止或减少事故的发生，国务院颁布了《锅炉压力容器安全监察暂行条例》，原劳动部颁发了《压力容器安全技术监察规程》、《在用压力容器检验规程》等一系列法规，对压力容器安全使用管理提出了明确的内容和严格的要求。

（一）使用登记的规定

使用压力容器的个人应按规定办理压力容器使用登记手续。未办理登记的不得擅自使用。所有压力容器必须办理特种设备使用登记证，压力容器的使用登记证仅在压力容器定期检验合格期间有效。

有压力容器的实验室必须建立《压力容器技术档案》及使用登记本，每年应将压力容器数量和使用情况进行统计。

（二）培训和维护

使用压力容器的实验室的技术负责人必须对压力容器的安全技术管理负责，并根据设备的数量和对安全性能的要求，负责组织对使用压力容器的学生进行培训。

压力容器使用单位应做好压力容器运行、维修和安全附件校验情况的检查，做好压力容器检验、维修改造和报废等技术审查工作。压力容器的重大修理、改造方案应报上级安全监察机构审查批准。

（三）压力容器管理责任制

使用压力容器实验室除由主要技术负责人对压力容器的安全技术管理负责外，还应根据实验室所使用容器的具体情况，设专职或兼职人员，负责压力容器的安全技术管理工作。压力容器的专职管理人员应在技术总负责人的领导下认真履行下列的职责：

1. 具体负责压力容器的安全技术管理工作，贯彻执行国家有关压力容器的管理规范和安全技术规定。

2. 参加新进压力容器的验收和试运行工作。

3. 编制压力容器的安全管理制度和安全操作规程。

4. 负责压力容器的登记、建档及技术资料的管理和统计上报工作。

5. 监督检查压力容器的操作、维修和检验情况。

6. 负责组织对压力容器操作人员定期进行安全技术培训、技术考核及仪器操作证的发放工作。

（四）压力容器操作责任制

每台压力容器都应有专职的操作人员。压力容器专职操作人员应具有保证压力容器安全运行所必需的知识和技能，并通过技术考试达到合格。压力容器操作人员应履行以下职责：

1. 按照安全操作规程的规定，正确操作使用压力容器。

2. 认真填写操作记录。

3. 做好压力容器的维护保养工作，使压力容器保持良好的工作状态。

4. 定期对压力容器的运行情况进行检查，发现操作条件不正常时及时向上级报告。

5. 对任何有害压力容器安全运行的违章指挥，应拒绝执行并报上级。

6. 努力学习相关业务知识，不断提高操作技能。

（五）压力容器安全操作规程

为了保证压力容器的正确使用，防止因盲目操作而发生事故，操作人员要按实验要求和压力容器的技术性能制定压力容器安全操作规程。安全操作规程至少应包括以下内容：

1. 压力容器的操作工艺控制指标，包括最高工作压力、最高或最低工作温度、压力及温度波动幅度的控制值等。

2. 压力容器的岗位操作法，开、停机的操作程序和注意事项。

3. 压力容器运行中日常检查的部位和内容要求。

4. 对压力容器运行中可能出现的异常现象的判断和处理方法以及防范措施。

5. 压力容器的防腐措施和停用时的维护保养方法。

（六）注意事项

1. 压力容器要平稳操作。压力容器开始加压时，速度不宜过快，要防止压力的突然上升。高温容器或工作温度低于 0℃ 的容器，加热或冷却都应缓慢进行，尽量避免操作中压力的频繁和大幅度波动。避免运行中容器温度的急速变化。

2. 压力容器严禁超温、超压下运行。工作中液化瓶严禁超量装载，并防止意外受热。随时检查安全附件的运行情况，保证其灵敏可靠。

3. 严禁带压拆卸压紧螺栓。

4. 坚持压力容器运行期间的巡回检查，及时发现操作中或设备上出现的不正常状态，并采取相应的措施进行调整以消除这种不正常状态。检查内容应包括工艺条件、设备状况及安全装置等方面。

5. 正确处理紧急情况。

锅炉、压力容器、压力管道、气瓶等特种设备在企业运行中，长期带压运行，运行介质都是高温、易燃、有毒物质、介质，一旦发生爆炸，冲击波会危害周围的一切；泄漏的有毒物质会造成人员中毒。

案例导入

1. 某厂在消防管道有气体压力的情况下，拆卸法兰，法兰迸出，击伤一作业人员，导致死亡。因消防管道改造，在事故发生前 5 天已进行了气密加压试验，压力为 0.5MPa，但试验后未对管道进行泄压。作业人员拆卸法兰，当拧松最后一个螺丝时，气体冲开法兰，迸出的法兰将一作业人员胸部击伤，导致死亡。

事故原因：严重违章，管道未泄压直接拆卸法兰；违章试验，管道气密试验压力达 0.5MPa，远超过规定值。

2. 1955 年新中国成立后第一次特大压力容器爆炸事故，事发天津国棉一厂，因锅炉长期渗漏不及时修理导致锅炉爆炸，致 8 人死亡，伤 69 人。

事故原因：缺乏对锅炉设备的认真检查，忽视日常维护。对锅炉长期渗漏不及时维修，渗漏处碱垢严重，使得钢板脆化，最终使锅炉钢板强度下降不足以承受工作压力而发生爆炸。

3. 1979 年温州电化液氯工段 5 只液氯钢瓶爆炸，瞬时间，大量的液氯汽化和化学反应生成物形成巨大的气柱冲天而起，形成了 40m 的蘑菇云，其间夹杂着瓦砾、钢瓶及碎片在空中横飞，数千米之外都有震感。5 只液氯钢瓶被击穿，造成 59 人死亡，1179 人住院治疗，7.35 平方公里群众紧急疏散，直接经济损失达 630000 余元。

事故原因：液氯钢瓶使用管理不当，工艺不合理，操作失误，导致氯化石蜡倒灌入钢瓶内，引起化学爆炸。同时，温州电化厂钢瓶管理制度不健全，在充装液氯前检查不严，也是事故发生的重要原因。

4. 1998 年 3 月 5 号陕西省西安煤气公司液化石油气管理所储罐区发生泄漏爆炸，造成 12 人死亡，30 人受伤，直接经济损失 470 余万元。

事故原因：缺乏对球罐设备的认真检查，忽视日常维护。因球罐排污阀上部法兰密封局部失效，液化石油气大量泄漏遇火花而发生爆炸。

5. 2004 年 4 月 15 日，位于重庆市江北区的重庆天原化工总厂由于氯气冷凝罐破裂，盐水流入装入 13 吨液体氯气的气罐内，使其发生化学反应，从而发生爆炸。并导致氯气泄漏，在氯气大量泄漏后，在处置时工作人员又进行违规操作，造成第二次爆炸的发生。造成 9 死 3 伤，15 万人大规模疏散。最后动用火箭筒、坦克炮击废罐，燃烧有毒气体来降低事故。

事故原因：压力容器日常管理差，安全隐患整改不力，责任制不落实，相关安全技术规定不完善。

6. 2005 年 4 月 14 日 10 时 40 分左右，安徽铜陵市金港钢铁有限公司制氧车间调压站发生一起压力管道爆燃重大事故，因现场更换承载 1.2MPa 压力阀门时，脱脂不净，氧气试漏。造成 3 人死亡，4 人重伤。

事故原因：设备存在缺陷未及时发现或消除；管理不严，缺乏安全教育，违章操作。

7. 2007 年 4 月 27 日凌晨 3 时，宁波市大自然新型墙材有限公司蒸压釜发生爆炸事故。爆炸时蒸压釜的一个端盖飞出 30 余米，将电动葫芦的一个支架撞断后落地。筒体部分由于气体轴向力的作用，整体向后移动约 40 米，撞塌两堵墙，致使 1 名工人被倒塌的墙砸死。

事故原因：操作工在操作时对齿面是否完全啮合的情况，未经有效确认即开始升压，导致啮合齿局部受力过大，被压溃滑脱，引起事故，属于典型的操作不当，操作人员未取得特种设备操作人员资格证，属无证上岗，不具备相应的专业知识。

8. 2010 年 7 月 28 日上午 9 点 56 分，南京栖霞路塑料四厂因丙烯泄露发生特大管道爆炸事故。原塑料化工厂拆迁中因丙烯管道被挖断，引爆后发生特大爆炸，造成周边小区数十幢房屋受损，300 人受伤，最后造成 13 人死亡。

事故原因：安全管理不当，使管道被挖造成事故。

第二节　实验室常用压力容器的安全使用与管理

高压容器是指容器内承受的压力大于 $100kgf \cdot cm^{-2}$ 及以上的设备，例如：化工合成塔、氨塔、甲醇裂解产气机、熔样器、化工反应器、反应釜、气体钢瓶等。高压容器的潜在危险主要是容器发生爆炸，其发生爆炸的原因有：器皿内的压力和大气压力差逐渐加大和反应时反应区内压力急剧升高或降低等。

一、高压容器的安全使用与管理

实验室常用压力容器有高压容器和气体钢瓶两类。高压容器的安全使用与管理，应注意以下几个方面：

1. 所有这类高压容器都应该有严格的操作规程，在醒目的位置张贴"高压爆炸危险"等警示语。

2. 在工作地点使用预防爆炸或减少其危害后果的仪器设备或装备。包括使用坚固器罐的仪器，增添必要的压力调节器或安全阀。用金属或其他坚固的材料（例如，有机玻璃或塑料）所制的安全罩、防护板、金属网等。

3. 要清楚地知道工作中所使用的每一种仪器和物质的物理和化学性质、反应混合物的成分、所使用物质的纯度、仪器结构、器皿材料的特性、进行工作时温度和压力等条件以及能够激发爆炸的刺激物（例如，火花、热体等）远离工作地点。

4. 要掌握改变气相反应速度的最普通的影响因素，比如，光、压力、器皿中活性物质材料及杂质等。

5. 在由几个部分组成的仪器之中，连接时可能形成爆炸的混合物，所以要求在连接导管内装上保险器或安全阀。在任何情况下对于危险物质都必须采用能保证实验结果的精确性或可靠性的最小量来进行，并且绝对不可用火直接加热。

6. 学生使用高压容器，必须经过严格的上岗操作培训，并且必须有指导老师在场指导，指导老师有责任在培训时把可能发生的危险和应急措施清楚地告诉学生。没有进行这项教育内容，学生可拒绝实验，发生问题应追究老师的责任。

二、气体钢瓶的安全使用与管理

实验室的气体钢瓶，主要是指各种压缩气体钢瓶，比如，氧气瓶、氢气瓶、氮气瓶、液化气瓶等。气体钢瓶的危险主要是气体泄漏造成人员中毒或爆炸、火灾等事故，使实验室房屋、仪器设备损坏或人员伤亡。

（一）气体钢瓶搬运、存放与充装的注意事项

1. 在搬动、存放气瓶时，应装上防震垫圈，旋紧安全帽，以保护开关阀，防止其意外转动和减少碰撞。

2. 搬运、充装有气体的钢瓶时，应用特制的担架或小推车，也可以用手平抬或垂直转动。但绝不允许用手执着开关阀移动。

3. 装车运输有气体的钢瓶时，应视情况加以固定，避免途中滚动碰撞；装、卸车时应轻抬轻放。禁止采用下滑、抛丢或其他易引起撞击的方法。

4. 充装有互相接触后可引起燃烧、爆炸气体的气瓶（如氢气瓶和氧气瓶），不能同车搬运或同存一处也不能与其他易燃易爆物品混合存放。

5. 检查发现气体钢瓶瓶体有缺陷、安全附件不全或已损坏不能保证安全使用时，切不可再送去充装气体，应送交有关单位检查合格后方可使用。

（二）气体钢瓶使用原则

1. 储存气体钢瓶的仓库必须有良好的通风、散热和防潮的条件，电气设备（电灯、电路）都必须有防爆设施。

2. 气体钢瓶必须严格分类分开保管，不同品种的气体不得储存在一起（比如，氧气和氢气不能放置在同一房间内）；直立放置时应固定稳妥；气瓶要远离热源，避免曝晒和强烈振动；一般实验室内存放的气瓶量不得超过2瓶，同时还应注意：

（1）在钢瓶肩部，用钢印打出下述标记制造厂、制造日期、气瓶型号、工作压力、气压试验压力、气压、试验日期及下次送验日期、气体容积、气瓶重量。制造钢印见图14－1，检验钢印见图14－2。

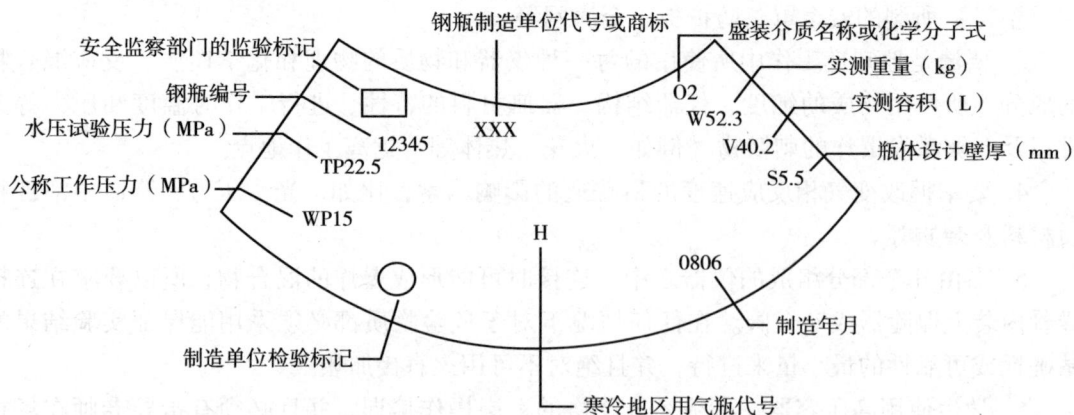

图 14 - 1   气体制造钢瓶标记（气瓶肩部）

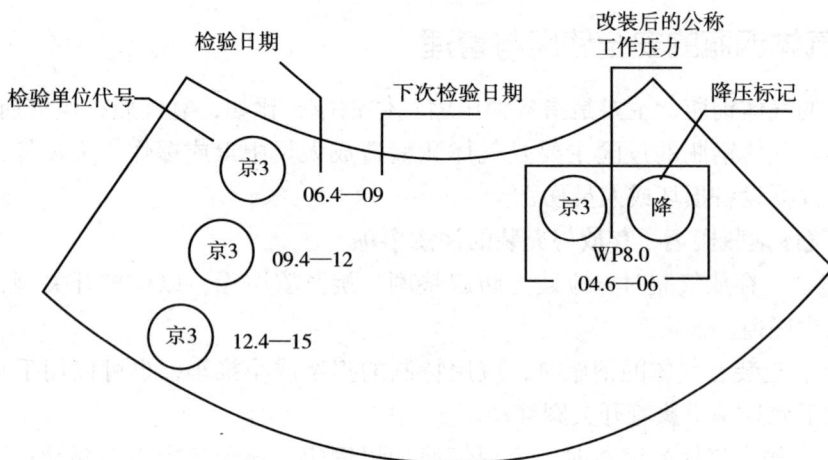

图 14 - 2   气瓶检验钢印标记（气瓶肩部）

（2）为了避免各种钢瓶在使用时发生混淆。储存各种常用气体的气瓶应该用不同规定的颜色来标志（表 14 - 1），实物见图 8 - 3，例如：氢气瓶用深绿色，氧气瓶用天蓝色，氮气瓶用黑色，氨气瓶用黄色等。特殊气体的气瓶可以用文字来标识以示区别。已确定的气瓶只能装同一品种甚至同一浓度的气体。混装气体会产生严重后果（或发生大爆炸，或损毁仪器设备，使检测样品数据不准）。

表 14 - 1   各种气体钢瓶标志

气体类别	瓶身颜色	字样	标字颜色	腰带颜色
氮气	黑	氮	黄	棕
氧气	天蓝	氧	黑	/
氢气	深绿	氢	红	红
二氧化碳	黑	二氧化碳	黄	黄
氦气	棕	氦	白	/
氯气	草绿	氯	白	/

续表

气体类别	瓶身颜色	字样	标字颜色	腰带颜色
氨气	黄	氨	黑	
压缩空气	黑	压缩空气	白	/
石油气体	灰	石油气体	红	/

（3）气体钢瓶上选用的减压器要分类专用。安装时螺扣要旋紧防止泄漏；开、关减压器和开关阀时，动作必须缓慢；使用时应先旋动开关阀，后开减压器；使用完毕后，先关闭开关阀放尽余气后，再关减压器。切不可只关减压器，不关开关阀。

（4）使用气体钢瓶时。操作人员应站在与气瓶接口处垂直的位置上。操作时严禁敲打撞击气体钢瓶并应经常检查有无漏气现象，注意压力表读数。

（5）氧气瓶或氢气瓶等，应配备专用工具，并严禁与油类接触。操作人员不能穿戴沾有各种油脂或易感应产生静电的服装、手套进行操作以免引起燃烧或爆炸。

（6）可燃性气体和助燃气体气瓶，与明火的距离应大于10m（距离不足时，可采取隔离等措施）。

（7）用后的气瓶，应按规定留0.05MPa以上的残余压力，可燃性气体应剩余0.2～0.3MPa。其中氢气应保留2MPa，以防止重新充气时发生危险，不可将气体用完用尽。

（8）各种气瓶必须由质量检验单位定期进行技术检查，严禁使用安全阀超期的气瓶。充装一般气体的气瓶一年检验一次，如在使用中发现有严重腐蚀或严重损伤的，应提前进行检验。

（9）实验室必须用专用储存柜储存气体钢瓶。储存柜及室内要有良好的通风、散热、防潮的条件，且同样不能混合储存不同种类的气瓶，尤其是会产生爆炸的气瓶。

①乙炔　乙炔极易燃烧且容易爆炸，当有7%～13%乙炔空气混合气或含有30%乙炔的乙炔氧气混合气最易发生爆炸。乙炔和氯、次氯酸盐等化合物也会发生燃烧和爆炸。

存放乙炔气瓶的地方，要求通风良好。使用时应装上回闪阻止器，还要注意防止气体回缩。如发现乙炔气瓶有发热现象，说明乙炔已发生分解，应立即关闭气阀，并用水冷却瓶体，同时最好将气瓶移至远离人员的安全处加以妥善处理。发生乙炔燃烧时，绝对禁止用四氯化碳灭火。

②氢气　氢气密度小易泄漏。因为氢气难溶于水，所以可以用排水集气法收集氢气。扩散速度很快，易和其他气体混合。氢气与空气混合气的爆炸极限是空气比氢含量为18.3%∶59.0%（体积比），此时，极易引起自燃自爆，燃烧速度约为2.7m/s。

氢气应单独存放，最好放置在室外专用的小屋内，以确保安全。严禁放在实验室内，严禁烟火，同时应拧紧气瓶开关阀。

③氧气　氧气的化学性质比较活泼。除了稀有气体、活性小的金属元素如金、铂、银之外，大部分的元素都能与氧气反应，氧气也是强烈的助燃烧气体，在高温下纯氧十分活泼；温度不变而压力增加时，可以和油类发生急剧的化学反应并引起发热自燃，而产生强烈爆炸。

氧气瓶一定要防止与油类接触，并绝对禁止让其他可燃性气体混入氧气瓶：禁止用（或误用）曾充装过其他可燃性气体的气瓶来充灌氧气。禁止将氧气瓶放于有阳光曝晒的地方。

④氧化亚氮（笑气） 氧化亚氮具有麻醉兴奋作用，受热时可分解成为氧和氮的混合物；若遇可燃性气体即可与此混合物中的氧产生燃烧。

笑气是助燃性气体，所以要远离油等可燃物，远离热源和火种。在室温，一氧化二氮对钢、铝、铜等一般金属不腐蚀，但是在加热时可以氧化这些金属。漏气时可导入苛性纳和消石灰的混合液中或把容器放入通风橱内。

第三节 特种设备常规操作检修及常见事故分析

特种设备的使用管理是特种设备安全监察的核心，其目的就是保证特种设备高效率、长寿命、安全可靠、经济运行，使企业降低生产成本，获得最佳的经济效益。特种设备使用管理是一项系统工程，由于特种设备的结构、种类和工况条件、用途各不相同，在各产业之间、各行业之间、各部门之间的管理形式亦不尽相同，管理工作的基础也各有特点，但特种设备的使用管理工作都有其相似的主要特点。

一、特种设备操作规程

1. 设备运行前，做好各项运行前的检查工作，包括：电源电压、各开关状态、安全防护装置以及现场操作环境等。发现异常应及时处理，禁止不经检查强行运行设备。

2. 设备运行时，按规定严格记录运行记录，按要求检查设备运行状况以及进行必要的检测；根据经济实用的工作原则，调整设备处于最佳工况，降低设备的能源消耗。

3. 当设备发生故障时，应立即停止运行，同时立即上报主管领导，并尽快排除故障或抢修，保证正常经营工作。严禁设备在故障状态下运行。

4. 因设备安全防护装置动作，造成设备停止运行时。应根据故障显示进行相应的故障处理。一时难以处理的，应在上报领导的同时，组织专业技术人员对故障进行排查，并根据排查结果，抢修故障设备。禁止在故障不清的情况下强行送电运行。

5. 当设备发生紧急情况可能危及人身安全时，操作人员应在采取必要的控制措施后，立即撤离操作现场，防止发生人员伤亡。

设备大修、改造、移动、报废、更新及拆除应严格执行国家有关规定，按单位内部逐级审批，并向特种设备安全监察部门办理相应手续。严禁擅自大修、改造、移动、报废、更新及拆除未经批准或不符合国家规定的设备。

机电类特种设备，如电梯、厂内机动车辆、起重机、大型游乐设施，这类设备一般以一定的速度在一定高度多方向的运动，一旦失控，设备或物料的倒塌、坠落、碰撞，将给现场作业人员和设备造成严重的事故和损失。

案例导入

1. 1999 年 10 月 3 日 10 时 50 分，贵州省黔西南州兴义市马岭河峡谷风景区发生一起索道钢丝绳断裂、吊厢坠落事故。造成 14 人死亡，重伤 22 人。

事故原因：索道的违规设计、安装、使用；设计严重违反安全规范，存在严重安全隐患。索道站长、操作司机和管理人员未经专业技术培训，无证上岗；运行管理混乱，工作人员违规操作；吊厢严重超载运行。

2. 2000年三峡工程施工现场发生9.3重大起重机事故，一台进口塔吊起重机因吊耳开裂，造成整机倾覆坠落，造成3人死亡，31人受伤。

事故原因：塔带机吊耳焊缝焊接质量有严重缺陷，从而导致吊耳首先断裂，并最终造成伤亡惨重的重大事故。

3. 2010年深圳6.29华侨城"太空迷行"设备发生异常停电事故，造成人员坠落，共6死10伤。这个项目从设计、安装、维护保养均存在问题，还能在年检中通过。

事故原因：设备设计方面存在问题，安全管理存在漏洞。安装调试期间已发现隐患但未能有效整改，使用过程中维护保养不到位，该设备存在局部制造缺陷。

二、特种设备检修前的准备工作、设备停车步骤及注意事项

（一）锅炉检修前的准备

首先，锅炉按正常停炉程序停炉，缓慢冷却，打开各门孔，此时防止被蒸汽、热水或烟气烫伤；然后，把被检验锅炉上的蒸汽、给水、排污等管道与其他运行中锅炉的相应管道用盲板隔断，将被检验锅炉的烟道与总烟道或其他运行锅炉相通的烟道隔断，隔断位置要明确指示出来。

（二）压力容器检修前的准备

用盲板彻底切断容器与外部设备的连接管道，特别是切断与可燃或有毒介质设备的通路。容器内部的介质要全部排净，对于可燃、有毒或窒息性介质，还应进行清洗、置换、消毒等技术处理，并经取样分析合格。切断所有与容器有关的电源。

（三）检修中的安全注意事项

1. 注意通风和监护　进入设备前，打开锅筒、容器上的人孔和集箱上的手孔，充分通风；进入设备内检修时，应保持通风，且设备外必须有人监护。

2. 注意用电安全　狭窄、潮湿的设备内检修时，照明应使用电压不超过12V或24V的低压防爆灯，严禁采用明火照明。

3. 不得带压拆装连接部件　检验时，如需要卸下或上紧承压部件的紧固件，必须将压力全部泄放以后才能进行，以防发生意外。

三、安全防护用品的使用及人身安全监护

应按照每种防护用品的使用要求，规范使用。在使用时，必须在整个接触时间内认真充分佩戴。劳动者应充分利用个人防护用品做自我保护，以减少检修过程中带来的危害。安全防护用品可以保护使用人安全，减少对人的伤害，常见的安全防护用品有实验服、口罩、鞋套、眼罩、无尘帽、手套等。

四、常见事故分析——高压容器和气瓶常见事故

高压容器内反应物质比例失调造成气体急剧膨胀而发生爆炸；管理或操作人员疏忽导致反应时间过长而发生爆炸等。一旦事故发生，高压容器就像一颗"炸弹"爆炸一样，房屋、仪器设备、人员都将遭受严重损失，应该分析已发事故原因，借鉴经验，防止事故再次发生。气瓶忘记关安全阀而造成气体泄漏；氢气瓶和氧气瓶放在同一储存柜；操作不当，造成仪器设备失灵甚至发生爆炸、燃烧等。气体钢瓶事故造成爆炸或火灾，危

害也相当严重，因此必须十分谨慎。

案例导入

压力容器安全事故及分析：

1. 2007 年 12 月 19 日佛罗里达州杰克逊维尔市的 T2 实验室公司发生爆炸和火灾，造成工人死亡，T2 实验室毁坏，波及邻近的四家企业。

原因：T2 生产一种汽油添加剂 MCMT，使用反应装置为 2500 加仑容量，反应放热，通过夹套通水冷却。由于未考虑到增加反应的冷却问题，而造成时常发生水冷却不良问题，同时在反应程序中未考虑冷却系统发生问题时的备用设篱。在生产了第 41 批产品后，又增加了 1/3 的产量，造成温度失控，两名操作人员未经过相关性培训，造成活性化学品从安全阀中泻出，与外部的高热物体引燃爆炸。

2. 杜邦公司旗下西弗吉尼亚州贝尔市的工厂在 2010 年 1 月 17 日在 33 小时内发生三起不同的事故，最后一起造成 1 人死亡。第一起事故为工艺设备持续泄漏氯甲烷；23 号发现另一处高浓度的发烟硫酸通过工艺管道的小孔泄漏 6 小时后；一根传输软管破裂，泄漏出剧毒的光气，最终造成两人受伤，一人死亡。

原因：报警系统不完善，疏于检查；而且发烟硫酸腐蚀酸回收管的情况前期出现过，制定制度未实施、措施未能得到承包商的实施。

所有这些事故，前期均有类似的未遂事件或预警信号，但这些都没有促成人们采取措施来消除这些隐患，最终导致严重事故的发生。

3. 2013 年 4 月 30 日，南京理工大学拆迁中，拆迁工人发现室内有几个气瓶，为得到废钢，请一个朋友来切割，该人没电焊从业资质，凭经验施工，并且不知道铁罐子装的什么，后铁罐着了点火，接着就发生了爆炸，造成实验室坍塌，附近居民多家玻璃被震碎，工人一人死亡，3 人受伤。

原因：非法无证作业，处理措施不当；设备随意丢弃，未及时清理并交指定机构处理弃，无安全监督，无管理人员，产权不明。

总之，特种设备都必须强调要有专人负责管理，要有严格的操作规程和使用制度，一旦出事，都是属于严重事故。

小结

实验室特种设备关乎生命安全、危险性较大，其安全管理尤为重要。本章主要概述压力容器即高压容器和气体钢瓶的基本安全常识，以及起重设备的安全使用与管理。并以一些真实发生的事故导入，加深其直观性和可理解性。

压力容器由于内部压力高，使用条件苛刻，容易造成超温或超压、工作介质的毒性或腐蚀性等原因所致。因此在设计、制造、使用中出现一点问题，就会爆炸。掌握压力容器方面的使用安全知识，才能避免事故的发生。首先要正确合理地使用压力容器，才能提高压力容器安全可靠性，保证压力容器安全运行的重要条件。其次要掌握其常操作规程，了解检修相关知识，知道如何处理事故。

特种设备的高效率、长寿命、安全可靠、经济运行，是企业降低生产成本，获得最佳经济效益的重要保障。特种设备的使用管理是特种设备安全监察的核心。要有严格的操作规程和使用制度。

◢ 复习思考题 ◣

1. 请至少说出三种压力容器的分类方法。
2. 简述特种设备常用操作规程？
3. 使用压力容器进行高压实验要注意哪几个方面？
4. 永久气体气瓶和液化气体气瓶在构造上有哪些不同？
5. 气体颜色标记的意义何在？
6. 各类气瓶的使用注意事项有哪些？

（严志宏）

第十五章 ▶ 实验室消防安全管理

火灾是指火源失去控制蔓延，造成生命和财产损失的一种灾害性燃烧现象。火灾是一种终极型灾害，许多灾害都可能导致火灾的发生。火灾在破坏生态环境、夺去人的生命和健康的同时也可污染大气。

消防是预防火灾和扑救火灾的简称，是人类在同火灾做斗争的过程中，逐步形成和发展起来的一项专司防火和灭火、具有社会安全保障性质的工作。

实验室消防安全管理是对实验室防火和灭火的管理，具有很强的知识性、科学性、社会性，涉及到一个单位的方方面面，且与生命安全、经济发展、社会稳定密切相关。只有普及消防法规和消防科技知识，提高消防意识，增强防范与扑救能力，才能有效地预防和减少实验室火灾的危害。

第一节 消防安全意识

一、消防安全意识是每个人不可或缺的基本素质

消防安全意识是个人自觉的消防安全动机和行为。消防安全意识强，平时可杜绝或减少火灾隐患，在火灾发生时能及时正确应对，减少火灾损失。全国每年发生 20 多万起火灾事故，几乎所有火灾事故都重复相同的教训，就是缺乏消防安全意识、缺少消防安全知识。因此，培养消防安全意识是每个人不可或缺的基本素质，是保障生命和财产安全的基本要求。

二、消防安全意识是社会文明建设的重要内容

消防安全关系千家万户、各行各业，人们的消防安全意识是通过消防安全行为反映出来的行为规范，既是安全的需要，也是文明建设的需要。每一个人培养消防安全意识，注重消防安全行为，既是自身安全的需要，也是公共安全的需要。个人的消防安全行为

关系到公共消防安全。个人的违章行为引起火灾事故，可直接受到火灾伤害、造成严重人员伤亡和财产损失的将承担法律责任。

不同环境条件有不同的消防安全行为要求，如城市与农村、高层建筑与低层建筑、易燃易爆与普通场所、人员密集与非人员密集场所等。实验室是易燃易爆和人员密集的场所，对人员消防安全教育、消防安全意识的培养更为重要。

三、培养消防安全意识应从现在做起

良好的消防安全行为习惯有利于个人、家庭和国家。每年因电气、违章操作、吸烟、玩火、用火等人为造成的火灾事故占总数的90%以上，少量的自然、雷电火灾也大多因防范措施不到位造成。消防安全意识淡薄、消防安全知识缺乏、存在不安全行为，就存在火灾危险性。缺乏消防安全意识，一次疏忽，可能带来灭顶之灾。现代生产生活中，处处都有用电、用火、用危险化学物品，火灾危险性增大，更应该积极预防，人人都自觉做好身边的消防安全工作。

良好的消防安全行为习惯应贯穿于工作生活每个环节。在消防安全问题上不能存在任何侥幸心理。应提高消防安全的警惕性，落实防火减灾措施，人人都应具有消防安全的自觉性，学会处置火灾事故、具备自防自救能力。如发现火灾事故，快速反应，并做出正确处置或疏散逃生，珍惜自己生命。努力营造全民消防氛围，从而创造一个平安、和谐的社会环境。

案例导入

2003年5月31日，某大学实验楼发生火灾，随后发生轻微爆炸，实验室内堆放着乙醇、丙酮、食用醇等化学危险物品，周围其他实验室也有不少化学危险品，食用醇就有250kg左右，如果大火引爆这些化学危险品，后果相当严重。

2004年8月24日，某大学的一间实验室突发大火，两间实验室中全是实验用的器材及化学试剂和液氯气罐等易爆品，大火烧掉了两间实验室及其中物品。

第二节　灭火常识

火灾是指在时间和空间上失去控制的燃烧所造成的灾害。在各种灾害中，火灾是最经常、最普遍地威胁公众安全和社会发展的主要灾害之一。人类能够对火进行利用和控制，是文明进步的一个重要标志。所以说人类使用火的历史与同火灾做斗争的历史是相伴相生的，人们在用火的同时，不断总结火灾发生的规律，尽可能地减少火灾及其对人类造成的危害。

一、火灾特点

1. 燃烧猛烈，蔓延快　火灾极易沿着电气线路和通风管道蔓延，由于实验室存在易燃易爆物品较多，这些物资一旦被引燃，火势异常猛烈，短时间内就可以形成大面积火灾。

2. 火灾伤亡大　实验室人员较多、结构复杂，疏散通道有限，安全出口少，不利于

疏散。燃烧会产生大量高温有毒的烟气，人极易中毒窒息，造成巨大伤亡。

3. 经济损失大 实验室内由于有大量精密仪器、设备，一旦发生火灾将造成巨大的经济损失。

4. 扑救困难 实验室由于不同实验要求不同，其结构和使用性质上的复杂性，可燃物多而集中，导致燃烧快而凶猛，最健全有效的组织和现代化的装备，也无法保证有效和成功的扑灭高层建筑的火灾。

二、燃烧必备条件

任何物质发生燃烧时都有一个由未燃状态转向燃烧状态的过程，该过程必须具备三个条件：可燃物、助燃物和着火源。

（一）可燃物

可燃物：凡能与空气中的氧或其他氧化剂起化学反应的物质。可燃物按其物理状态分为气体可燃物、液体可燃物和固体可燃物三种类别。可燃烧物质大多是含碳和氢的化合物，某些金属如镁、铝、钙等在某些条件下也可以燃烧，还有许多物质如肼、臭氧等在高温下可以通过自己的分解而放出光和热。

可燃物种类繁多，不胜枚举。根据化学结构不同，可燃物可分为无机可燃物和有机可燃物两大类。

无机可燃物中的无机单质有钾、钠、钙、镁、磷、硫、硅、氢等；无机化合物有一氧化碳、氨、硫化氢、磷化氢、二硫化碳、联氨、氢氰酸等。

有机可燃物可分成低分子的和高分子的，又可分成天然的和合成的。有机物中除了多卤代烃如四氯化碳、二氟一氯一溴甲烷（1211）等不燃且可作灭火剂之外，其他绝大部分有机物都是可燃物。有机可燃物有：天然气、液化石油气、汽油、煤油、柴油、原油、酒精、豆油、煤、木材、棉、麻、纸以及三大合成材料（合成塑料、合成橡胶、合成纤维）等。

根据可燃物的物态和火灾危险特性的不同，参照危险物品的分类方法，将有燃烧爆炸危险性的可燃物与一般的可燃物（不属于危险物品的可燃物）分成六大类，即爆炸性物质、自燃性物质、遇水燃烧物质、可燃气体、易燃与可燃液体及易燃、可燃和难燃固体。

危险物品分类中能够燃烧的毒害品、放射性物品及腐蚀品根据物态和性质分属于上述六大类可燃物。

氧化剂中的有机过氧化物等，因其自身能够分解并含碳氢元素，它们也是可燃的物质。爆炸性物质中某些爆炸性化合物如硝化甘油等分子结构中含有氧元素，某些爆炸性混合物如黑火药等药剂中含有氧化剂，这些物质在没有氧气存在下也能够燃烧或爆炸，应予以特别注意。

（二）助燃物

助燃物：凡能帮助和支持可燃物燃烧的物质，即能与可燃物发生氧化反应的物质。

助燃物是指能与可燃物质发生燃烧反应的物质。化学危险物品分类中的氧化剂类物质均为助燃物。除此之外，助燃物还包括一些未列入化学危险物品的氧化剂如正常状态下的空气等，为了明确助燃物的种类，应了解列入危险物品的氧化剂的种类和未列入危险物品氧化剂的种类。

氧化剂是指在氧化还原反应中得到电子的物质。危险物品分类中的氧化剂是指具有强烈氧化性能且易引起燃烧或爆炸的一类物质，这类物质按其不同性质，在不同条件下，遇酸、碱或受潮湿、强热、摩擦、撞击或与易燃的有机物、还原剂等接触，即能分解引起燃烧或爆炸。

1. 助燃物分类 通常燃烧过程中的助燃物主要是氧，包括游离的氧或化合物中的氧。空气中含有大约21%的氧，可燃物在空气中的燃烧以游离的氧作为氧化剂，这种燃烧是最普遍的。此外，某些物质也可作为燃烧反应的助燃物，如氯、氟、氯酸钾等。也有少数可燃物，如低氮硝化纤维、硝酸纤维的赛璐珞等含氧物质，一旦受热后，能自动释放出氧，不需要外部助燃物就可发生燃烧。

2. 氧化剂的种类 氧化剂按其氧化性的强弱和化学组成的不同分为四类，即一级无机氧化剂、二级无机氧化剂、一级有机氧化剂、二级有机氧化剂。

（1）一级无机氧化剂 不稳定，有强烈氧化性。常见的有：过氧化物类（如过氧化钠、过氧化钾）、氯的含氧酸及其盐类（如高氯酸钠、氯酸钾、漂白精）、硝酸盐类（如硝酸钾、硝酸钠、硝酸铵）、高锰酸盐类（如高锰酸钾、高锰酸钠）、其他（如银铝催化剂、烟雾剂（主要成分为氯酸钾、氯化铵）。

（2）二级无机氧化剂 比一级无机氧化剂稍稳定，氧化性稍弱。常见的有：硝酸盐及亚硝酸盐类（如硝酸铁、硝酸铅、亚硝酸钠、亚硝酸钾）、过氧酸盐类（如过硫酸钠、过硼酸钠等）、高价态金属酸及其盐类（如重铬酸钾、重铬酸钠、高铼酸铵、高锰酸锌、高锰酸银）、卤素（氯、溴、碘）的含氧酸及其盐类（如溴酸钠、氯酸镁、亚氯酸钠、高氯酸钙、高碘酸）及其他氧化物（如五氧化二碘、二氧化铬、二氧化铅、二氧化锌、二氧化镁）。

（3）一级有机氧化剂 很不稳定，容易分解，有很强的氧化性，而且其本身是可燃的，易于着火燃烧；分解时的生成物为气体，容易引起爆炸。因此，有机氧化剂比无机氧化剂具有更大的火灾爆炸危险性。常见的有：过氧化二苯甲酰、过氧化二异丙苯、过氧化二叔丁酯、过苯甲酸、过甲酸、硝酸胍、硝酸脲等。

（4）二级有机氧化剂 比一级有机氧化剂稍稳定，氧化性稍弱。常见的有：过乙酸、过氧化环己酮、土荆芥油、除蛔素等。

除了上述列入危险物品氧化剂类的助燃物之外，还有一些助燃物未列入危险物品氧化剂类中，如高浓度过氧化氢（双氧水）、发烟硝酸、苦味酸、二氧化锰、氟、氯、溴、液态氧、纯氧、液态空气及空气等。另外某些富氧空气（空气中氧气含量在21%以上）也是一种助燃物。

火灾和爆炸事故中最常见的助燃物是空气。因此，在研究某种可燃物的火灾爆炸特性时，如果未指明助燃物，则均指助燃物为空气。

通常为了讨论问题方便，有时把所有的助燃物称为氧化性物质。有时把危险物品中氧化性较强的氧化剂及发烟硝酸、高浓度过氧化氢等物质，称作强氧化性物质。

（三）着火源

着火源：凡能引起可燃物与助燃物发生燃烧反应的能量来源。

火源是指能够使可燃物和助燃物（包括某些爆炸性物质）发生燃烧或爆炸的能量来源。这种能量来源常见的是热能，还有电能、机械能、化学能、光能等。

常见的火源主要有以下八种：明火，如炉灶火、火柴火、蜡烛火等；高温物体，如点燃的烟头、发热的白炽灯、汽车排气管、暖气管等；电热能，如各种电热器具发热，电弧、电火花、静电火花、雷击放电产生的热等；化学热能（经过化学变化产生的热能），如燃烧生成的热，某些有机物发热自燃，化合物分解放出热等；机械热能（由机械能转变为热能），如摩擦热、压缩热、撞击热等；生物热，如微生物在新鲜稻草中发酵发热等；光能（由光能转变为热能），如日光聚焦等；核能，如原子分裂产生的热。

三、燃烧的三个术语

1. 闪点 可燃液体能挥发变成蒸气，跑入空气中。温度升高，挥发加快。当挥发的蒸气和空气的混合物与火源接触能够闪出火花时，把这种短暂的燃烧过程叫做闪燃，把发生闪燃的最低温度叫做闪点。从消防观点来说，液体闪点就是可能引起火灾的最低度。闪点越低，引起火灾的危险性越大。

2. 燃点 不论是固态、液态或气态的可燃物质，如与空气共同存在，当达到一定温度时，与火源接触就会燃烧，移去火源后还继续燃烧。这时，可燃物质的最低温度叫做燃点，也叫做着火点。一般液体燃点高于闪点，易燃液体的燃点比闪点高 $1-5℃$。

3. 自燃 一般可燃物质和空气接触都会发生缓慢的氧化过程，但速度很慢，析出的热量很少，同时不断向四周环境散热，不能像燃烧那样发出光。如果温度升高或其他条件改变，氧化过程加快，析出的热量增多，不能全部散发，就可积累起来，使温度逐步升高，达到燃点。当到达物质自行燃烧温度时，物质将自行燃烧，这就是自燃。物质发生自燃的最低温度就是该物质的自燃点，也叫自燃温度。

自燃可分两种情况。由于外来热源的作用而发生的自燃叫做受热自燃；某些可燃物质在没有外来热源作用的情况下，由于其本身内部进行的生物、物理或化学过程而产生热，这些热在条件适合时足以使物质自动燃烧起来，这叫做本身自燃。本身自燃和受热自燃的本质是一样的，只是热的来源不同，前者是物质本身的热效应，后者是外部加热的结果。物质自燃是在一定条件下发生的，有的可在常温下发生，有的可在低温下发生。本身自燃的现象说明，这种物质潜伏着的火灾危险性比其他物质要大。在一般情况下，能引起本身自燃的物质常见的有植物产品、油脂类、煤及其他化学物质。磷、磷化氢是自燃点低的物质。

第三节　火灾的类型及灭火方法

一、火灾的类型

按燃烧性质划分，火灾分为五种类型，各类火灾所适用的灭火器如下。

1. A 类 含有碳固体火灾，如固体物质火灾，如木材、棉花、麻、纸张火灾等。可选用清水灭火器、泡沫灭火器、磷酸铵干粉灭火器（ABC 干粉灭火器）。

2. B 类 液体火灾和可熔化的固体物质火灾，如汽油、煤油、原油、甲醇、乙醇、沥青、石蜡火灾等。可选用干粉灭火器（ABC 干粉灭火器）、二氧化碳灭火器。泡沫灭火器只适用于油类火灾，不适用于极性溶剂火灾。

3. C 类 可燃气体火灾，如煤气、天然气、甲烷、乙烷、丙烷、氢气火灾等。可选用干粉灭火器（ABC 干粉灭火器）、二氧化碳灭火器。

易发生上述三类火灾的场所一般应配备 ABC 干粉灭火器，配备数量可根据场所面积而定，一般危险场所按每 75 平方米 1 具灭火器计算，每具灭火器重量 4 公斤。4 具为 1 组，配备 1 个器材架。危险性场所或轻危险性场所可适量增减。

4. D 类 金属火灾，如钾、钠、镁、钛、锆、锂、铝等火灾。目前尚无有效灭火器，一般可用沙土灭火。

5. E 类 带电燃烧的火灾。可选用干粉灭火器（ABC 干粉灭火器）、二氧化碳灭火器。

二、灭火方法

1. 隔离灭火法 将可燃物与引火源或氧气隔离，可防止燃烧继续扩大。如燃烧过程中，关闭相关的防火门、电源、阀门，燃烧区附近的可燃物搬离现场。

隔离灭火法的主要灭火剂是四氯化碳。它是一种阻燃能力很强的灭火剂，可蒸发冷却可燃物，稀释氧浓度，特别适用于带电设备的灭火。但四氯化碳在许多条件下能生成盐酸和光气，在使用四氯化碳灭火器时，必须戴防毒面具，并站在上风口。

2. 窒息灭火法 降低氧气浓度至最低需氧浓度以下，可阻止燃烧继续扩大。如在燃烧过程中，紧闭门窗，造成氧气不足，可阻止燃烧；采用石棉布、湿棉被等材料覆盖在燃烧物上等方法均能起到窒息灭火的作用。

窒息灭火的主要灭火剂是二氧化碳，主要作用是稀释空气中的氧浓度，使其达到燃烧的最低需氧浓度以下，火即自动熄灭。二氧化碳从灭火器里喷出时，汽化吸收热量，立即变成干冰。将此干冰喷向着火处，立即汽化，将燃烧处包围，起到隔离和稀释氧的作用。

二氧化碳不导电，常用于扑灭电气设备的着火；对遇水燃烧物质的灭火，二氧化碳是最合适灭火剂，同时二氧化碳能不留痕迹地把火扑灭，非常适合用于扑灭精密机械设备等的着火。但二氧化碳冷却作用相对较差，且易导致人窒息。

3. 冷却灭火法 可燃物持续燃烧条件之一是在火焰或热的作用下达到各自的着火温度。因此，将可燃物冷却到其燃点或闪点以下，将停止燃烧。

水的吸热量比其他物质大，常用水冷却灭火。但水具有导电性，不宜扑救带电设备的火灾，不能扑救遇水燃烧物质和非水溶性燃烧液体的火灾。另外，水与高温盐液接触会发生爆炸，应特别注意。

4. 抑止灭火法 灭火剂参与到燃烧反应历程中，使燃烧过程中产生的游离基消失，而形成稳定分子或低活性游离基，使燃烧反应停止，也称为化学中断法。常用的干粉灭火剂就是利用化学抑止作用灭火。

干粉灭火剂是细微的固体微粒，常用的有碳酸氢钠、碳酸氢钾、磷酸二氢铵、尿素干粉等。它综合了泡沫、二氧化碳和四氯化碳灭火剂的特点，具有不导电、不腐蚀、扑救火灾快等优点，可扑灭可燃气体、电气设备、油类、遇水燃烧物质等物品的火灾。但干粉灭火剂不能扑灭易燃液体的火灾，也不能用于扑灭精密仪器、旋转电动机等的火灾。

第四节 常见燃烧的扑救方法

一、常见燃烧的扑救方法

1. 在可燃液体燃着时，应立即拿开着火区域内的一切可燃物质，关闭通风器，防止扩大燃烧。若着火面积较小，可用抹布、湿布、铁片或沙土覆盖，隔绝空气使之熄灭。但覆盖时要轻，避免碰坏或打翻盛有易燃溶剂的玻璃器皿，导致更多的溶剂流出而再着火。

2. 酒精及其他可溶于水的液体着火时，不可用水灭火，可采用抗溶性泡沫、二氧化碳、干粉灭火剂灭火。

3. 汽油、乙醚、甲苯等有机溶剂着火时，应用石棉布或砂土扑灭。绝对不能用水，否则反而会扩大燃烧面积。

4. 金属钠着火时，应用砂土扑灭。绝对不能用水，否则会引起爆炸。

5. 导线着火时不能用水、二氧化碳灭火器，因水能导电，二氧化碳灭火效果不佳。应切断电源后灭火或用四氯化碳灭火器。

6. 衣服着火时切忌奔走，可用衣服、大衣等包裹身体或躺在地上滚动，以灭火。

二、常用灭火器

（一）干粉灭火器

干粉灭火器分为 ABC 干粉灭火器和 BC 干粉灭火器。

1. 使用方法 干粉灭火器使用前，应先把灭火器上下颠倒几次，使筒内干粉松动。若用干粉灭火器扑救固体火灾时，应使喷嘴对准燃烧最猛烈处，左右扫射，尽量使干粉灭火剂均匀地喷洒在燃烧物表面，直至将火全部扑灭。干粉的冷却作用甚微，灭火后一定要认真排查，防止复燃。

2. 适用范围 碳酸氢钠干粉（俗称 BC）灭火器适用于扑救易燃、可燃液体、气体和带电设备的初起火灾；磷酸铵盐干粉（俗称 ABC）灭火器除可用于上述几类火灾外，还可救固体物质的初起火灾。干粉灭火器都不能扑救轻金属燃烧的火灾。

（二）二氧化碳灭火器

1. 使用方法 先拔出保险栓，再压下压把（或旋动阀门），将喷口对准火焰根部灭火。使用时最好戴上手套，以免皮肤接触喷筒和喷射胶管，造成冻伤。如果电压超过 600 伏，应先断电后灭火。

2. 适用范围 适用于易燃、可燃液体、可燃气体和低压电器设备、仪器仪表、图书档案、工艺品、陈列品等的初起火灾的扑救。扑救棉麻、纺织品火灾时要注意防止复燃，不可用于轻金属火灾的扑救。二氧化碳灭火时不污损物件，灭火后不留痕迹，特别适用于扑救精密仪器和贵重设备的初起火灾。

（三）泡沫灭火器

泡沫灭火器分为：手提式泡沫灭火器、推车式泡沫灭火器和空气式泡沫灭火器。

1. 使用方法 用手握住灭火机的提环，平稳、快捷地提往火场，不能横扛、横拿。灭火时，一手握住提环，另一手握住筒身的底边，将灭火器颠倒过来，喷嘴对准火源，用力摇晃几下，即可灭火。不能将灭火器的盖与底对着人体，防止盖、底弹出伤人；不能与水同时喷射在一起，以免影响灭火效果；扑灭电器火灾时，应先切断电源，防止人员触电。

2. 适用范围 可用来扑灭 A 类火灾，如木材、棉布等固体物质燃烧引起的失火；最适宜扑救 B 类火灾，如汽油、柴油等液体火灾；不能扑救水溶性可燃、易燃液体的火灾（如：醇、酯、醚、酮等物质）和 E 类（带电）火灾。

第五节 危险化学品的灭火措施

一、气态危险化学品的灭火

压缩或液化气体总是被储存在不同的容器内，或通过管道输送。气体泄漏后遇着火源已形成稳定燃烧时，其发生爆炸的可能性比可燃气体泄漏未燃时要小很多。遇压缩或液化气体火灾一般应采取以下基本措施。

1. 扑救气体火灾切忌盲目扑灭火势，即使在扑救周围火势以及冷却过程中不小心把泄漏处的火焰扑灭了，在没有采取堵漏措施的情况下，也必须立即用长的点火棒将火点燃，使其恢复稳定燃烧。否则，大量可燃气体泄漏可与空气形成爆炸性混合物，遇着火源将会发生爆炸，后果不堪设想。

2. 实验室钢瓶管道出口处如发生燃烧，应尽快关闭钢瓶阀门。同时应扑灭外围被火源引燃的可燃物火势，切断火势蔓延途径，控制燃烧范围，积极抢救受伤和被困人员。

二、液态危险化学品的灭火

易燃液体通常也是储存在容器内或用管道输送的。与气体不同的是，液体容器有的密闭，有的敞开，一般都是常压，只有反应锅（炉、釜）及输送管道内的液体压力较高。液体不管是否着火，如果发生泄漏或溢出，都将顺着地面（或水面）漂散流淌。

由于易燃液体往往存在比重轻于水、水溶性以及涉及危险性很大的沸溢、喷溅等问题，需仔细考虑扑救措施。遇易燃液体火灾，一般应采取以下基本措施。

1. 首先应切断火势蔓延的途径，冷却和疏散受火势威胁的压力容器及密闭容器和可燃物，控制燃烧范围，积极抢救受伤和被困人员。如有液体流淌时，应筑堤（或用围油栏）拦截漂散流淌的易燃液体或挖沟导流。

2. 及时了解和掌握着火液体的品名、比重、水溶性以及有无毒害、腐蚀、沸溢、喷溅等危险性，以便采取相应的灭火和防护措施。

比水轻又不溶于水的液体（如汽油、苯等），用直流水、雾状水灭火往往无效。可用普通蛋白泡沫、轻水泡沫扑灭，沙土、卤代烷扑救；比水重又不溶于水的液体（如二硫化碳）起火时可用水扑救，水能覆盖在液面上从而将火扑灭，用泡沫也有效；具有水溶性的液体（如醇类、酮类等），虽然从理论上讲能用水稀释扑救，但用此法要使液体闪点消失，水必须在溶液中占很大的比例，这不仅需要大量的水，也容易使液体溢出流淌，而普通泡沫又会受到水溶性液体的破坏（如果普通泡沫强度加大，可以减弱火势），因此，最好用抗溶性泡沫扑救；扑救毒害性、腐蚀性或燃烧产物毒害性较强的易燃液体火灾，扑救人员必须佩戴防护面具，采取防护措施。

三、固态危险化学品的灭火

1. 扑救易燃固体、自燃物品火灾的基本措施 易燃固体、自燃物品一般都可用水和泡沫灭火器扑救，相对其他种类的化学危险品而言是比较容易扑救的，只需控制住燃烧的范围，逐步扑灭即可。但也有少数易燃固体、自燃物品的扑救方法比较特殊，如2，4—二硝基苯甲醚、二硝基萘、萘、黄磷等。

2，4—二硝基苯甲醚、萘、二硝基萘等是能升华的易燃固体，受热发出易燃蒸气。火灾时可用雾状水、泡沫扑救并切断火势蔓延途径，但不能以明火扑灭为完成灭火工作，因为受热以后升华的易燃蒸气可飘逸空中，与空气形成爆炸性混合物，尤其是在室内，极易发生爆炸。因此，扑救这类物品火灾时，一定不能被假象所迷惑，明火扑灭时向燃烧区域的上空及周围喷射雾状水，并用水浇灭燃烧区域及其周围的一切火源。

黄磷是自燃点很低，在空气中能很快氧化并自燃的固体。遇黄磷火灾时，首先应切断火势蔓延途径，控制燃烧范围，对着火的黄磷应用低压水或雾状水扑救。高压直流水冲击会引起黄磷飞溅，导致火灾扩大。黄磷熔融液体流淌时应用泥土、沙袋等筑堤拦截，并用雾状水冷却。对磷块和冷却后已固化的黄磷，应用钳子钳入贮水容器中。

少数的易燃固体和自燃物品不能用水和泡沫扑救，如三硫化二磷、铝粉、烷基铝、保险粉等，应根据具体情况区别处理。一般可用干砂或不用压力喷射的干粉扑救。

2. 扑救遇湿易燃物品火灾的基本措施　首先应了解清楚遇湿易燃物品的品名、数量、是否与其他物品混存、燃烧范围、火势蔓延途径。

如果只有极少量（一般50g以内）遇湿易燃物品，则不管是否与其他物品混存，仍可用大量的水或泡沫扑救。水或泡沫刚接触着火点时，短时间内可能会使火势增大，但少量遇湿易燃物品燃烧尽后，火势很快就会熄灭或减小。

如果遇湿易燃物品数量较多，且未与其他物品混存，则绝对禁止用水或泡沫、酸碱等湿性灭火剂扑救。遇湿易燃物品应用干粉、二氧化碳、卤代烷等灭火，易燃物品应用泥土、干砂、干粉、硅藻土等覆盖，泥土是扑救固体遇湿易燃物品火灾比较容易得到的灭火剂。对遇湿易燃物品中的粉体如镁粉、铝粉等，切忌喷射有压力的灭火剂，以防止将粉尘吹扬起来，与空气形成爆炸性混合物而导致爆炸发生。

如果有较多的遇湿易燃物品与其他物品混存，则应先查明是哪类物品着火，遇湿易燃物品的包装是否损坏。可先用水枪向着火点吊射少量的水进行试探，如未见火势明显增大，证明遇湿易燃物品尚未着火，包装也未损坏，应立即用大量水或泡沫扑救，扑灭火势后立即组织力量将淋过水或仍在潮湿区域的遇湿易燃物品疏散到安全地带分散开来。如射水试探后火势明显增大，则证明遇湿易燃物品已经着火或包装已经损坏，应禁止用水、泡沫、酸碱灭火器扑救。若是液体应用干粉等灭火剂扑救；若是固体应用泥土、干砂等覆盖，如遇钾、钠、铝、镁等轻金属发生火灾，最好用石墨粉、氯化钠以及专用的轻金属灭火剂扑救。

如果其他物品火灾威胁到相邻的较多遇湿易燃物品，应先用油布或塑料膜等其他防水布将遇湿易燃物品遮盖好，然后在上面盖上棉被并淋上水。如果遇湿易燃物品堆放处地势不太高，可在其周围用土筑一道防水堤。在用水或泡沫扑救火灾时，对相邻的遇湿易燃物品应留一定的力量来监护。

由于遇湿易燃物品性能特殊，又不能用常用的水或泡沫灭火剂扑救，使用人员平时应经常了解和熟悉其品名和主要危险特性。

3. 扑救氧化剂和有机过氧化物火灾的基本措施　迅速查明着火或反应的氧化剂、有机过氧化物以及其他燃烧物的品名、数量、主要危险特性、燃烧范围、火势蔓延途径以及能否用水或泡沫扑救。

能用水或泡沫扑救时，应尽一切可能切断火势蔓延途径，使着火区孤立，限制燃烧范围，同时应积极抢救受伤和被困人员。

不能用水、泡沫、二氧化碳扑救时，应用干粉、泥土、干砂覆盖。用泥土、干砂覆盖应先从着火区域四周尤其是下风等火势主要蔓延方向开始，形成孤立火势的隔离带，然后逐步向着火点推进。

大多数氧化剂和有机过氧化物遇酸会发生剧烈反应甚至爆炸（如过氧化钠、过氧化钾、氯酸钾、高锰酸钾、过氧化二苯甲酰等），活泼金属过氧化物等部分氧化剂也不能用水、泡沫和二氧化碳扑救。

第六节　电气火灾的灭火措施

电气火灾有两个显著特点：一是着火的电气设备可能带电，扑灭火灾时，若不注意，可能发生触电事故；二是有些电气设备充有大量的油，如电力变压器、油断路器、电动机启动装置等，发生火灾时，可能发生喷油甚至爆炸，造成火势蔓延，扩大火灾范围。因此，扑灭电气火灾必须根据其特点，采取适当措施进行扑救。

一、切断电源以防触电

发生电气火灾时，首先设法切断着火部分的电源，切断电源时应注意下列事项：

1. 切断电源时应使用绝缘工具。发生火灾后，开关设备可能受潮或被烟熏，其绝缘强度大大降低，因此拉闸时应使用可靠的绝缘工具，防止操作中发生触电事故。

2. 切断电源的地点要选择得当，防止切断电源后影响灭火工作。

3. 注意拉闸的顺序。对于高压设备，应先断开断路器，然后拉开隔离开关；对于低压设备，应先断开磁力启动器，然后拉闸，以免引起弧光短路。

4. 当剪断低压电源导线时，剪断位置应注意避免断线线头下落造成触电伤人或发生接地短路。剪断同一线路的不同相导线时，应错开部位剪断，以免造成人为短路。

5. 如果线路带有负荷，应尽可能先切断负荷，再切断现场电源。

二、带电灭火安全要求

有时为了争取灭火时间，来不及断电，或因实验需要以及其他原因，不允许断电，则需带电灭火。带电灭火需注意以下几点：

1. 选择适当的灭火器。二氧化碳、四氯化碳、二氟一氯一溴甲烷、二氟二溴甲烷或干粉灭火器的灭火剂都是不导电的，可用于带电灭火。泡沫灭火器的灭火剂（水溶液）有一定的导电性，对绝缘有一定影响，不宜用于带电灭火。

2. 用水枪灭火器灭火时宜采用喷雾水枪。该水枪通过水柱泄漏的电流较小，用于带电灭火较安全。

3. 人体与带电体之间应保持安全距离。用水灭火时，水枪喷嘴至带电体的距离：电压在110V以下不小于3m，在220V以上应不小于5m。

4. 架空线路等空中设备灭火。对架空线路等空中设备进行灭火时，人体位置与带电体之间的仰角应不超过45°，以防止导线断落危及灭火人员的安全。

5. 设置警戒区。如带电导线断落的场合，需划出警戒区。

第七节　灭火时存在的危险

实验室灭火中的危险，主要是指在扑救各类实验室火灾的过程中存在的危险。因此，在火区中，应学会如何进行有效的自我防护和克服火灾的心理误区，从而保障参与灭火人员和被困人员的生命安全。

一、人员窒息

可燃物质在与空气中的氧气发生剧烈的化学反应时，所产生出的气体、蒸气和固体物质，称为燃烧产物。它的成分取决于可燃物质的化学结构和燃烧条件。通常，大部分可燃物质都是有机化合物，主要是由碳、氢、氧、硫等组成，如果燃烧时含氧量充足，温度稳定且高于燃点温度，则为完全燃烧，其燃烧产物包括二氧化碳、水蒸气、含硫气体等。如果含氧量不足或温度不稳定且低于燃点温度，则为不完全燃烧，其燃烧产物为一氧化碳、烟、焦炭等，而这些产物是造成人员窒息的主要原因。

二、人员中毒

化学反应就是由一种或几种化学物质参加，相互作用生成一种或几种新的化学物质的过程。在实验室火灾的燃烧或灭火过程中都存在着许多化学反应。这些化学反应有些可以抑制燃烧，有益于灭火；有些能帮助燃烧，使火势失去控制甚至导致爆炸等；还有些反应会产生有毒气体和大量的烟。因此，在防火灭火过程中，必须要尽可能多地了解燃烧的物质和相关的化学反应，正确运用所学知识，避免中毒。

第八节　化学中毒的现场急救

有毒化学品在使用、储存等过程中发生的急性中毒，多数是因为现场意外事故而引起，如设备损坏或泄漏致使大量毒物外溢等。急性中毒的特点是病情发生急骤、症状严重、变化迅速。因此，现场抢救人员若能及时、正确地采取有效措施，对于挽救中毒伤者的生命、减轻中毒程度、防止并发症的产生、减少经济损失及社会影响都具有十分重要的意义。

一、急性中毒的现场抢救原则

1. 救护者应做好个人防护。急性中毒发生时毒物多由呼吸道和皮肤侵入体内，因此救护者在进入毒区抢救之前，应做好个人呼吸系统和皮肤的防护，穿戴好防毒面具、氧气呼吸器和防护服。

2. 尽快切断毒物来源。救护人员进入事故现场后，除对中毒者进行抢救外，同时应采取果断措施（如关闭管道阀门、堵塞泄漏的设备等）切断毒源，防止毒物继续外逸。对于已经扩散出来的有毒气体或蒸气应立即启动通风排毒设施或开启门、窗等，降低有毒物质在空气中的含量，为抢救工作创造有利条件。

3. 采取有效措施，尽快阻止毒物继续侵入人体。

4. 在有条件的情况下，采用特效药物解毒或对症治疗，维持中毒者主要脏器的功能。

在抢救伤者时，应视具体情况灵活掌握。

5. 立即通知医院做好急救准备。通知时应尽可能说清是什么毒物中毒、中毒人数、侵入途径和大致病情。

二、急性中毒的抢救措施

（一）现场救护一般方法

1. 首先将伤者转移到安全地带，解开领扣，使其呼吸通畅，让伤者呼吸新鲜空气；脱去污染衣服，彻底清洗污染的皮肤和毛发，但应注意保暖。

2. 对于呼吸困难或呼吸停止者，应立即进行人工呼吸，有条件时给予吸氧和注射兴奋呼吸中枢的药物。

3. 心脏骤停者应立即进行胸外心脏按摩术。现场抢救成功的心肺复苏伤者或重症伤者，如昏迷、惊厥、休克、深度青紫等，应立即送医院治疗。

（二）不同类别中毒的救援

1. 吸入刺激性气体中毒的救援　应立即将伤者转移离开中毒现场，给予2%～5%碳酸氢钠溶液雾化吸入、吸氧。应预防感染，警惕肺水肿的发生；气管痉挛者应酌情给解痉挛药物雾化吸入；有喉头痉挛及水肿时，重症者应及早实施气管切开术。

2. 口服毒物中毒的救援　须立即引吐、洗胃及导泻，如伤者清醒而又合作，宜饮大量清水引吐，亦可用药物引吐。对引吐效果不好或昏迷者，应立即送医院用胃管洗胃。

催吐禁忌证包括：昏迷状态；中毒引起抽搐、惊厥未控制之前；服腐蚀性毒物，催吐有引起食管及胃穿孔的可能；食管静脉曲张、主动脉瘤、溃疡病出血等；孕妇慎用催吐救援。

三、眼与皮肤化学性灼伤的现场救护

（一）强酸灼伤的急救

硫酸、盐酸、硝酸都具有强烈的刺激性和腐蚀作用。硫酸灼伤的皮肤一般呈黑色，硝酸灼伤呈灰黄色，盐酸灼伤呈黄绿色。被酸灼伤后立即用大量流动清水冲洗，冲洗时间一般不少于15min。彻底冲洗后，可用2%～5%碳酸氢钠溶液、淡石灰水、肥皂水等进行中和，切忌未经大量流水彻底冲洗，就用碱性药物在皮肤上直接中和，这会加重皮肤的损伤。处理以后创面治疗按灼伤处理原则进行。

强酸溅入眼内时，在现场立即就近用大量清水或生理盐水彻底冲洗。冲洗时应将头置于水龙头下，使冲洗后的水自伤眼的一侧流下，这样既避免水直冲眼球，又不至于使带酸的冲洗液进入好眼。冲洗时应拉开上下眼睑，使酸不至于留存眼内和下穹窿而形成留酸死腔。如无冲洗设备，可将眼浸入盛清水的盆内，拉开下眼睑，摆动头部，洗掉酸液，切忌惊慌或因疼痛而紧闭眼睛，冲洗时间应不少于15min。经上述处理后，立即送医院眼科进行治疗。

（二）碱灼伤的现场急救

碱灼伤皮肤，在现场立即用大量清水冲洗至皂样物质消失为止，然后可用1%～2%醋酸或3%硼酸溶液进一步冲洗。对Ⅱ、Ⅲ度灼伤可用2%醋酸湿敷后，再按一般灼伤进行创面处理和治疗。

眼部碱灼伤的冲洗原则与眼部酸灼伤的冲洗原则相同。彻底冲洗后，可用2%～3%

硼酸液做进一步冲洗。

（三）氢氟酸灼伤的急救

氢氟酸对皮肤有强烈的腐蚀性，渗透作用强，对组织蛋白有脱水及溶解作用。皮肤及衣物被腐蚀者，先立即脱去被污染衣物，皮肤用大量流动清水彻底冲洗，继用肥皂水或 2%~5% 碳酸氢钠溶液冲洗，再用葡萄糖酸钙软膏涂敷按摩，然后再涂以 33% 氧化镁甘油糊剂、维生素 AD 软膏或可的松软膏等。

（四）酚灼伤的现场急救

酚与皮肤发生接触者，应立即脱去被污染的衣物，用 10% 酒精反复擦拭，再用大量清水冲洗，直至无酚味为止，然后用饱和硫酸钠湿敷。灼伤面积大，且酚在皮肤表面滞留时间较长者，应注意是否存在吸入中毒的问题。

（五）黄磷灼伤的现场急救

皮肤被黄磷灼伤时，及时脱去污染的衣物，并立即用清水（由五氧化二磷、五硫化磷、五氯化磷引起的灼伤禁用水洗）或 5% 硫酸铜溶液或 3% 过氧化氢溶液冲洗，再用 5% 碳酸氢钠溶液冲洗，中和所形成的磷酸。然后用 1:5000 高锰酸钾溶液湿敷，或用 2% 硫酸铜溶液湿敷，以使皮肤上残存的黄磷颗粒形成磷化铜。注意，灼伤创面禁用含油敷料。

四、护送伤者

应保持呼吸畅通，避免咽下呕吐物，取平卧位，头部稍低；尽力清除昏迷伤者口腔内的阻塞物，包括假牙。如伤者惊厥不止，注意不要让他咬伤舌头及上下唇；在护送途中，随时注意伤者的呼吸、脉搏、面色、神志情况，随时给以必要的处置；护送途中要注意车厢内通风，以防伤者身上残余毒物蒸发而加重病情及影响陪送人员。

五、解毒治疗

1. 消除毒物在体内的毒作用。溴甲烷、碘甲烷在体内分解为酸性代谢产物，可用碱性药物中和解毒；碳酸钡和氯化钡中毒，可用硫酸钠静脉注射，生成不溶性硫酸钡而解毒；急性有机磷农药中毒时，用氯磷定、解磷定等乙酰胆碱酯酶复活剂使被抑制的胆碱酯酶活力得到恢复，用阿托品可拮抗中枢神经及副交感神经反应，消除或减轻中毒症状；氰化物中毒可用亚硝酸盐－硫代硫酸钠法进行解毒。

2. 促进进入体内的毒物排出。如金属或类金属中毒时，可恰当选用络合剂促进毒物的排泄。利尿、换血、透析疗法也能加速某些毒物的排除。

3. 加强护理，密切观察病情变化。护理人员应熟悉各种毒物的中毒作用原理及其可能发生的并发症，便于观察病情并给以及时的对症处理。根据医嘱及时搜集伤者的呕吐物及排泄物、血液等，送检做毒物分析。

第九节　实验室火灾逃生自救常识

火灾发生时，被困人员应保持镇静，不要盲目行动，选择正确的逃生方法。必须注意火灾现场温度非常高、烟雾浓，遮挡你的视线，使你搞不清楚窗户和门的位置。

如果被困火灾中，应当利用周围一切可利用的条件逃生，如利用消防电梯、室内楼梯、阳台、过道以及建筑物外墙的水管进行逃生，但千万不能乘坐普通电梯，因普通电梯极易受火灾影响断电，停在电梯井中，且没有防烟功效，烟雾易聚集在电梯井内。

发生火灾后，将产生大量浓烟，遇到浓烟时应停止前行，千万不要试图从烟火里出去。在浓烟中逃生时，应采取低姿势爬行，否则容易将浓烟吸入人体，导致昏厥或窒息，同时眼睛也会因烟的刺激，导致刺痛而睁不开。火灾中产生的浓烟由于热空气上升的作用，浓烟将漂浮在上层，在离地面 30cm 以下的地方有空气，因此浓烟中尽量采取低姿势爬行，头部尽量贴近地面。

发生火灾时，应保持镇定，积极行动，不能坐以待毙，下面介绍有关自救知识。

一、逃生方法

1. 熟悉环境，记住出口　每个人应对自己工作、学习或居住所在的建筑物的结构及逃生路径，应做到心中有数，应组织应急逃生预演，使大家熟悉建筑物内的消防设施及自救逃生的方法。务必留心所处环境的疏散通道、安全出口及楼梯方位等，以便关键时候能尽快逃离现场。

2. 通道出口，畅通无阻　楼梯、通道、安全出口等是火灾发生时最重要的逃生之路，应保证畅通无阻，切不可堆放杂物或设闸上锁，以便紧急时能安全迅速地逃离现场。

3. 争分夺秒，扑灭小火　当发生火灾时，如果发现火势不大，且尚未对人造成大的威胁时，利用周围一切可以利用的设施、物品，如灭火器、消防栓、拖把等，全力将小火控制、扑灭；千万不要惊慌失措，乱叫乱窜，置小火于不顾而酿成大灾。

4. 明辨方向，迅速撤离　突遇火灾，面对浓烟和烈火，首先应保持镇静，迅速判断危险地点和安全地点，决定逃生的办法，尽快撤离险地。千万不要盲目地跟从人流和相互拥挤、乱冲乱窜。撤离时应向明亮处或外面空旷地方撤离，尽量往楼层下面撤离，若通道已被烟火封阻，则应背向烟火方向撤离，通过阳台、气窗、天台等往室外逃生。

5. 不入险地，不贪财物　身处险境，应尽快撤离，不要因害羞或顾及贵重物品，而把逃生时间浪费在寻找、搬离贵重物品上。已经逃离险境的人员，切莫重返险地。

6. 简易防护，蒙鼻匍匐　逃生时经过充满烟雾的路线，应防止烟雾吸入，以免中毒和窒息。为了防止火场浓烟吸入，可采用毛巾、口罩蒙鼻，匍匐撤离。烟气较空气轻而飘于上部，贴近地面撤离是避免烟气吸入的最佳方法。穿过烟火封锁区，应佩戴防毒面具、头盔、阻燃隔热服等护具，如果没有这些护具，可向头部、身上浇冷水或用湿毛巾、湿棉被、湿毯子等将头、身裹好，再冲出去。

7. 善用通道，莫入电梯　发生火灾时，应根据情况选择进入相对安全的楼梯通道。除可利用楼梯外，还可利用建筑物的阳台、窗台、屋顶等到达周围的安全地点，沿着落水管、避雷线（观察是否锈蚀）等建筑结构中凸出物滑下楼也可脱险。在高层建筑中，电梯的供电系统在火灾时随时会断电或因热的作用电梯变形而使电梯停止工作，同时由于电梯井犹如烟囱，可直通各楼层，有毒的烟雾可直接威胁被困人员的生命。

8. 缓降逃生，滑绳自救　高层、多层公共建筑内一般都设有高空缓降器或救生绳，人员可以通过这些设施安全地离开危险的楼层。如果没有这些专门设施，而安全通道又已被堵，救援人员不能及时赶到的情况下，可利用身边的绳索或床单、窗帘、衣服等自制简易救生绳，并用水打湿从窗台或阳台沿绳缓滑到下面楼层或地面，安全逃生。

9. 避难场所，固守待援　假如用手摸房门已感到烫手，此时一旦开门，火焰与浓烟势必迎面扑来，逃生通道被切断且短时间内无人救援。这时候，可采取创造避难场所、固守待援的办法。首先应关紧迎火的门窗，打开背火的门窗，用湿毛巾、湿布塞堵门缝或用水浸湿棉被蒙上门窗然后不停用水淋透房间，防止烟火渗入，固守在房内，直到救援人员到达。

10. 缓晃轻抛，寻求援助 被烟火围困暂时无法逃离的人员，应尽量呆在阳台、窗口等易于被人发现和能避免烟火近身的地方。在白天，可以向窗外晃动鲜艳衣物，或外抛轻型晃眼的东西；在晚上即可以用手电筒不停地在窗口闪动或者敲击东西，及时发出有效的求救信号，引起救援者的注意。

11. 火已及身，切勿惊跑 火场上的人如果发现身上着了火，千万不可惊跑或用手拍打。当身上衣服着火时，应赶紧设法脱掉衣服或就地打滚，压灭火苗；如有水源，可及时跳进水中或让人向身上浇水，或向身上喷灭火剂。

12. 跳楼有术，虽损求生 跳楼逃生，也是一个逃生办法，但应该注意的是：只有消防队员准备好救生气垫并指挥跳楼时或楼层不高（一般4层以下），非跳楼即烧死的情况下，才采取跳楼的方法。跳楼应讲究技巧，跳楼时应尽量往救生气垫中部跳或选择有水池、软雨篷、草地等方向跳；如有可能，尽量抱些棉被、沙发垫等松软物品或打开大雨伞跳下，以减缓冲击力。如果徒手跳楼一定要扒窗台或阳台使身体自然下垂跳下，以尽量降低垂直距离，落地前要双手抱紧头部身体弯曲卷成一团，以减少伤害。

13. 发生火灾，及时报警 发现火灾应尽快拨打"119"电话，及时向消防队报火警。报火警时应说清楚以下要点：着火单位的具体地址；什么物质着火和火势大小，以便调配相应的消防车辆；报警人的姓名和使用的电话号码；注意听清消防队的询问，正确简洁地予以回答，待对方明确说明可以挂断电话时，方可挂断电话；报警后应派人到路口等候消防车，指示消防车去火场的道路。

二、常见错误

1. 冒险跳楼逃生 发生火灾时，当选择的逃生路线被大火封死，火势愈来愈大、烟雾愈来愈浓时，人们容易失去理智，选择不当的逃生方式。此时，切记不要跳楼、跳窗，而应另谋生路，万万不可盲目采取冒险行为。

2. 从高处往低处逃生 特别是高层建筑一旦失火，人们总是习惯性地认为，只有尽快逃到一层，跑出室外，才有生的希望。殊不知，盲目朝楼下逃生，可能自投火海。因此，在发生火灾时，有条件的可登上房顶或在房间内采取有效的防烟、防火措施后等待救援。

3. 向光亮处逃生 在突遇火灾时，人们总是习惯向着有光、明亮的方向逃生。而这时的火场中，光亮之地正是火魔肆无忌惮地逞威之处。

4. 盲目跟着别人逃生 当人突然面临火灾威胁时，极易因惊慌失措而失去正常的判断思维能力，第一反应就是盲目跟着别人逃生。常见的盲目追随行为有跳窗、跳楼，逃（躲）进厕所、浴室、门角等。克服盲目追随的方法是平时要多了解与掌握一定的消防自救与逃生知识，避免事到临头没有主见。

5. 从进来的原路逃生 这是许多人在火灾中逃生会发生的行为。因为大多数建筑物内部的道路出口一般不为人们所熟悉，一旦发生火灾时，人们总是习惯沿着进来的出入口和楼道进行逃生，当发现此路被封死时，已失去最佳逃生时间。因此，当进入一幢新的大楼或宾馆等场所时，一定要对周围的环境和出入口进行必要的了解与熟悉，以防万一。

三、火灾受伤自救

根据烧伤的不同类型，可采取以下急救措施。

1. 采取有效措施扑灭身上的火焰，使伤员迅速脱离开致伤现场　当衣服着火时，应采用各种方法尽快地灭火，如水浸、水淋、就地卧倒翻滚等，千万不可直立奔跑或站立呼喊，以免助长燃烧，引起或加重呼吸道烧伤。灭火后伤员应立即将衣服脱去，如衣服和皮肤粘在一起，可在救护人员的帮助下把未粘的部分剪去，并对创面进行包扎。

2. 防止休克、感染　为防止伤员休克和创面发生感染，应给伤员口服止痛片（有颅脑或重度呼吸道烧伤时，禁用吗啡）和磺胺类药，或肌内注射抗生素，并给口服烧伤饮料，或饮淡盐茶水、淡盐水等。一般以多次喝少量为宜，如发生呕吐、腹胀等，应停止口服。要禁止伤员单纯喝白开水或糖水，以免引起脑水肿等并发症。

3. 保护创面　在火场，对于烧伤创面一般可不做特殊处理，尽量不要弄破水疱，不能涂龙胆紫一类有色的外用药，以免影响烧伤面深度的判断。为防止创面继续污染，避免加重感染和加深创面，对创面应立即用三角巾、大纱布块、清洁的衣眼和被单等，给予简单而确实的包扎。手足被烧伤时，应将各个指、趾分开包扎，以防粘连。

4. 合并伤处理　有骨折者应予以固定；有出血时应紧急止血；有颅脑、胸腹部损伤者，必须给予相应处理，并及时送医院救治。

5. 迅速送往医院救治　伤员经火场简易急救后，应尽快送往临近医院救治。护送前及护送途中要注意防止休克。搬运时动作要轻柔，行动要平稳，以尽量减少伤员痛苦。

小结

火灾是指火源失去控制蔓延，造成生命和财产损失的一种灾害性燃烧现象。火灾是一种终极型灾害，许多灾害都可能导致火灾的发生。消防是预防火灾和扑救火灾的行为。实验室消防安全管理是对实验室防火和灭火的管理，涉及到一个单位的方方面面，只有普及消防法规和消防科技知识，提高消防意识，增强防范与扑救能力，才能有效地预防和减少实验室火灾的危害。

任何物质发生燃烧时都有一个由未燃状态转向燃烧状态的过程，该过程必须具备三个条件：可燃物、助燃物和着火源。根据可燃物的不同，火灾分为五种类型，不同的火灾类型应选用不同的灭火方法和灭火器。灭火方法有隔离灭火法、窒息灭火法、冷却灭火法、抑止灭火法，常用灭火器有干粉灭火器、二氧化碳灭火器、泡沫灭火器。

危险化学品火灾和电气火灾是实验室最常见的火灾类型。危险化学品火灾分为气、液、固三类，每一类有自身的燃烧特性，应根据不同的危险化学品制定相应的灭火方案，电气火灾灭火时应特别注意触电。同时灭火时应注意存在的危险，防止人员窒息和人员中毒，了解化学急性中毒的现场抢救原则、急性中毒的抢救措施、解毒治疗，熟悉实验室火灾逃生自救常识，以便在发生火灾时，能自救和抢救他人，减少火灾造成的危害和损失。

◢ **复习思考题** ◣

1. 燃烧发生的条件是什么？
2. 按燃烧对象分类火灾有哪些类型？
3. 危险化学品分为哪几类？
4. 防止火灾的基本技术措施有哪些？
5. 灭火的基本方法有哪些？
6. 常用的灭火器有哪些类型？
7. 如何针对不同类型的火灾选择灭火器？
8. 火场逃生有哪些方法？

（朱照静　肖廷超）

第十六章 著名实验室介绍

要点导航

熟悉英国卡文迪什实验室、美国劳伦斯伯克利国家实验室、国内天然药物活性物质与功能国家重点实验室、天然药物及仿生药物国家重点实验室和蛋白质与植物基因研究国家重点实验室的概况。

第一节 国外实验室

一、英国卡文迪什实验室

1. 实验室简介 英国卡文迪什实验室（Cavendish Laboratory）是近代科学史上第一个社会化和专业化的科学实验室，它的建立标志着物理学从此开始了在实验室中进行系统性研究的时代。

卡文迪什实验室创建于1871年，由当时剑桥大学校长卡文迪什私人捐款兴建，著名物理学家麦克斯韦负责筹建。按照麦克斯韦的主张，物理教学在系统讲授的同时，还辅以表演实验，并要求学生自己动手。从那时起，使用自制仪器成为卡文迪什实验室的传统。

2. 科研成果 卡文迪什实验室是英国科学传统的象征，素有"诺贝尔奖摇篮"的称号，到目前为止，已有29位实验室研究人员获得诺贝尔奖。

汤姆逊为实验室第三任主任。在汤姆逊领导的35年间，实验室的研究工作硕果累累：发现了电子和α、β射线；发明了质谱仪和膨胀云室；无线电电子学的发展和应用，使卡文迪什实验室成为物理学圣地。汤姆逊培养的研究生中，许多学生后来成为世界级顶尖科学家，例如卢瑟福、朗之万、布拉格、威尔逊、里查森、巴克拉等，其中诺贝尔奖得主多达11人。二战结束后，核物理研究中心已经开始向美国转移，第五任实验室主任布拉格将研究方向转向固体物理和新兴边缘学科，如用X射线衍射方法研究蛋白质和DNA等生物大分子，将英国空军废弃的雷达改造成射电望远镜研究天体物理。在布拉格的带领下，卡文迪什实验室开启了又一段辉煌历程：发现了类星体、脉冲星、DNA双螺旋结构，确定了血红蛋白的结构等，又涌现了一批诺贝尔奖获得者。

3. 成功之道 英国卡文迪什实验室的成功对我国建设国家重点实验室有着重要的借

鉴意义。首先，生活与科研的镜像偶合。剑桥大学丰富多彩的生活气息为卡文迪什实验室提供了宽松和谐的大环境，卡文迪什实验室也成为剑桥大学研究生们科学创新的乐土。其次，生生日新的创造螺旋。德国物理学家李西腾伯格曾说过，为了发现新事物，必须首先做出新事物。科技创新很大程度上依赖于仪器与方法的创新。技术上的创新和理论上的创新互相作用，以螺旋上升趋势无穷逼近科学真理。第三，息息相通的交叉嵌入。交叉的边缘领域是滋长新思想、新观念、新方法、新发现的沃土，一个领域的创新与相邻的领域的发展有着千丝万缕的联系。此外，凝聚优势力量的团队创新。早期卡文迪什实验室的结构就像卢瑟福发现的原子结构一样：历任卡文迪什教授是实验室的核心，学生和助手就如原子核外的电子紧紧地团结在历任卡文迪什教授周围，历任卡文迪什教授的才能和威望是维持这种状态的"向心力"。

卡文迪什实验室的案例由中国科学院自然科学史研究所研究员阎康年编辑成书《英国卡文迪什实验室成功之道》。此书对我国建设国家重点实验室有着重大的借鉴意义。

二、美国劳伦斯伯克利国家实验室

1. 实验室简介　劳伦斯伯克利国家实验室（Lawrence Berkeley National Loboratory，简称 LBNL）隶属于美国能源部，由加州大学负责具体运行。劳伦斯伯克利国家实验室是诺贝尔物理学奖得主欧内斯特·奥兰多·劳伦斯先生于 1931 年建立，最初主要用于物理学中的粒子回旋加速研究。实验室位于加州大学伯克利分校西北侧的伯克利山顶。实验室研究领域非常广泛，下设 18 个研究所和研究中心，涵盖了高能物理、地球科学、环境科学、计算机科学、能源科学、材料科学等多个学科，特别是在建筑节能相关技术、政策等方面做出卓有成效的研究，是美国也是全世界首屈一指的该领域研究机构。

2. 科研成果　目前劳伦斯伯克利实验室科研人员达到 4000 余人，2010 年美国对该实验室的科研投入达到 7.7 亿美元，足见其重量级地位。

在科学与工程研究方面，劳伦斯伯克利实验室代表着"卓越"。实验室涌现出 11 位诺贝尔奖获得者，57 位美国科学院院士，13 位获得代表美国科学研究最高奖项——国家科学奖的顶级科学家，使得劳伦斯伯克利实验室世界闻名。在论文发表方面，劳伦斯伯克利实验室先后在自然、科学、美国科学院院刊、物理评论快报、美国化学会志、细胞、环境科学与技术等刊物上发表文章多篇。

3. 成功之道　他山之石，可以攻玉。通过分析劳伦斯伯克利实验室科研平台的建设成就和经验，可以获得以下几点启示：①实验室的科技资源开放共享，能够集约科技资源，有利于汇聚高水平的学科队伍，推动多学科交叉、多种学术思想交流以及多方面力量合作，形成科研的集团军。②实施优化组合。在科技竞争日趋激烈、社会一体化高度发展的今天，是否实现创新人才之间、人才与研究项目和科研仪器设施之间的优化组合，已经成为科研平台建设成败的关键之一。③平台需政府财政支持，政府财政应该为平台的建设与运行提供持续的支持和经费的稳定增长，为平台长期、可持续的建设与发展提供保障。④实行科学考核，应在科研平台的评估与考核中建立并坚持同行评议制度。⑤规范管理，相关机构要拟定或完善平台的法律制度、规定章程，并配套制定相应的实施细则，真正做到有法可依、执法必严、违章必究。

4. 合作与交流　应美国能源部邀请，科技部万钢部长于 2010 年 11 月 23 日访问了位于旧金山的美国能源部劳伦斯伯克利国家实验室。万钢部长听取了该实验室中国能源组关于建筑节能领域联合研究的报告和能源环境科学研究室关于碳捕获封存领域研究的报告，并与实验室主任保罗·阿里维萨托斯深入交换意见。双方就深化和拓展相关领域合作达成共识。

2011 年 6 月 20 日，应范英研究员邀请，美国能源部劳伦斯伯克利国家实验室中国能源研究室首席研究员沈波博士访问中国科学院科技政策与管理科学研究所，并做了题为"美国推动能效和可再生能源发展的政策和实践"的学术报告。

美国时间 2013 年 1 月 29 日上午，在以朱冬青理事长为团长的中国建筑防水协会赴美考察团一行 28 人对美国劳伦斯伯克利实验室进行了参观考察，并举行了"中国建筑防水协会劳伦斯伯克利实验室专题研讨会"。劳伦斯伯克利实验室的 Mohamad Sleiman 博士介绍了"冷屋面材料快速模拟沾污和老化试验方法"，Paul Berdahl 博士介绍了"室外太阳反射和老化试验"，美国冷屋面评级委员会的 Sherry Hao 介绍了美国冷屋面评级委员会的主要工作和冷屋面评级程序和标准。

第二节　国内实验室

一、天然药物活性物质与功能国家重点实验室

1. 实验室简介　"天然药物活性物质与功能"国家重点实验室以"现代中药"教育部重点实验室为依托，整合药学、中药学两个学科及中国药科大学其他 10 个省部级重点实验室、工程中心的优质资源，在天然药物活性物质的发现、靶点确认、药物的作用机制及功能及成药性方面进行创新和基础研究。

"天然药物活性物质与功能"国家重点实验室于 2011 年 3 月由科技部批准筹建。实验室针对国内外天然药物活性物质与功能研究的发展趋势和我国创制新药的需求，围绕天然药物活性物质与功能研究的三个不可分割的关键科学问题，即活性物质发现、成药性和相关技术方法问题，以肿瘤、心脑血管疾病、神经精神疾病、糖尿病、感染性疾病、炎症与免疫性疾病等重大疾病防治药物创制的核心问题为重点，开展创新研究。力争为重大疾病的防治和具有国际影响力的新药创制提供强有力的科学基础和技术支撑，并积极探索以天然药物为代表的传统药学的创新和发展的道路。

2013 年 10 月 22 日，国家科技部组织专家对"天然药物活性物质与功能"国家重点实验室进行建设验收。

实验室拥有一支以院士、长江学者特聘教授、国家杰出青年基金获得者、新世纪百千万人才工程国家级人选及博士生导师为核心的老、中、青相结合并以中青年科学家为主体的学术带头人梯队。实验室主任由庾石山教授担任，实验室学术委员会主任由中国工程院院士于德泉教授担任。实验室现有学术带头人中有院士 1 名，长江学者特聘教授 3 名，国家杰出青年基金获得者 4 名，新世纪百千万人才工程国家级人选 5 名。

2. 科研成果　实验室拥有包括核磁共振、质谱仪、液相色谱仪、X 衍射仪等先进仪器设备 200 余台，价值 1 亿余元。在 2011 年度实验室共承担国家课题 79 项，包括"重大新药创制"科技重大专项、国家自然科学基金重点项目、教育部创新团队等课题，总经费达 3.3 亿元。在生物靶标导向的天然药物活性物质的发现及其结构和功能研究，天然药物活性物质的成药性研究，天然药物活性物质与功能发现的新方法和新技术研究三个研

究方向上均取得了丰硕成果。2011 年共发表论文 165 篇，其中 SCI 收录论文 87 篇。获得新药证书 1 项；共获授权专利 13 项；已申请的专利 49 项。获得省部级以上科技奖励 3 项。还有 11 项正处于不同研发阶段的候选药物：临床前研究候选药物 3 项，Ⅰ 期临床研究候选药物 5 项，Ⅱ 期临床研究候选药物 2 项，Ⅲ 期临床研究候选药物 1 项。

近年来在面向市场经济，加快科研成果转化，提高产业效益的过程中，药物所所属药厂产值逐年增加。主要产品有：百赛诺、芳活素、紫素、非洛地平片、联苯双酯滴丸、灵孢多糖注射液等，其中一些药物远销国际市场。

药物所与国内及日本、美国、德国、法国等 30 多个国家和地区的制药公司、大学、科研机构进行了广泛的科技合作和学术交流，建立了密切的协作关系。

药物所还负责编辑出版《药学学报》、Chinese Chemical Letters（中国化学快报）、Journal of Asian Natural Products Research（亚洲天然产物研究）及 Acta Pharmaceutica Sinica B 四种学术期刊。

3. 合作与交流 实验室自成立以来，一直注重实验室技术平台和实验室资源共享；不断加强国际合作与交流和组织申报国内外重大研究计划并开展协作研究；持续强化开放投入，设立开放基金以提高对外开放的层次和力度，并坚持实行定期和不定期的重点实验室学术交流机制。除每年一次的学术委员会会议之外，重点实验室自 2011 年 5 月至 2012 年 11 月共组织学术活动 18 次，邀请国内外著名学者 24 人。其中外方学者 12 人，中方学者 12 人。学术活动报告内容丰富、生动，及时把握国内外天然药物研究领域最新研究成果和动态，为重点实验室科研人员提供了很好的开放交流平台，使老师和学生对本领域的最新进展有了进一步的了解。同时，积极组织承办本专业领域的国际会议。2012 年 9 月本重点实验室组织承办了国际会议一次（国际天然产物化学研讨会，共有来自 9 个国家的 20 多位外宾参加）。

实验室不但邀请国内外著名的学者来重点实验室进行讲学交流，还积极和国际相关领域专家进行开放交流。2012 年 11 月实验室领导蒋建东研究员、实验室主任庾石山研究员到美国多所大学进行学术交流，并引进了一名加州大学教授到重点实验室做客座教授，取得了丰硕的成果。

同时，实验室科研人员也积极参加国内外的学术会议，通过交流提高自己的研究水平，同时提升国家重点实验室的影响。据不完全统计，2011 年实验室人员在大型系列性国际性会议上做邀请报告 7 次，在其他国际会议和重要国内学术会议上做邀请报告 11 次。

此外，通过与其他大学或研究单位优势互补，进行人才培养也是实验室对外合作开放的一个重要特点。2011 年实验室和国内其他单位联合培养了 8 名研究生，接待了国内外 55 人来进修或进行合作研究，使国家重点实验室的辐射作用得到大大加强。这些措施既扩大了实验室在国内外的影响，也间接为国家培养了大量的科研人才。更值得一提的是，2012 年 10 月 10 日国家重点实验室与北京育才学校携手举办公众开放实践活动。本次活动充分体现了实验室创新、求实、协作、进取的精神，向外界更好地展示了实验室的学术氛围及科研精神，为科普宣传等工作做出我们的贡献。

2013 年 10 月 23 日下午，应"天然药物活性物质与功能"国家重点实验室邀请，加拿大阿尔伯特大学（University of Alberta）厉良教授和美国纽约西奈山医学院（Mount Sinai School of Medicine）王融教授到药物所作学术报告。厉良教授以"High Performance

Isotope Labeling Liquid Chromatography Mass Spectrometry for Metabolomics Applications" 为主题，详细介绍了用同位素标记技术进行代谢组学研究的方法。王融教授则以 "Lipidomics Study of ACSL4 Overexpression in Breast Cancer Cell Line" 为主题，深入的介绍了用 MALDI - TOFMS 和 LC - MS/MS 两种技术对乳腺癌细胞中的脂质成分进行检测，揭示了 ACSL4 的过度表达对脂质成分变化的影响，为乳腺癌的早期诊断提供了有意义的信息。

实验室详情请点击链接：http：//www. bsfnm. imm. ac. cn/

二、天然药物及仿生药物国家重点实验室

1. 实验室简介 天然药物及仿生药物国家重点实验室（北京大学）是首批国家重点实验室之一，1985 年 11 月筹建，1987 年 12 月通过验收并向国内外开放。实验室现有固定人员 49 人，其中包括中国科学院院士 2 人、教育部 "长江学者奖励计划" 特聘教授 2 人、国家杰出青年基金获得者 3 人。主要研究方向：生物药靶的发现和确认研究；以生物大分子（核酸、蛋白和糖类）为靶的药物发现研究；基于天然资源的先导化合物发现与中药复杂成分的物质基础研究；药物输送系统在生物体系中及治疗过程中作用规律的研究；新药创制研究。

天然药物及仿生药物国家重点实验室是由原国家计委批准组建的首批国家重点实验室之一。1985 年 11 月筹建，1987 年 12 月通过验收并向国内外开放。实验室现有固定人员 49 人，其中包括中国科学院院士 2 人、教育部 "长江学者奖励计划" 特聘教授 2 人、国家杰出青年基金获得者 3 人、教育部跨世纪优秀人才计划或新世纪优秀人才计划获资助者 5 人、博士生导师 25 人，组成了合成药物化学、天然药物、药理学、药剂学等研究团队，形成了一支结构比较合理、朝气蓬勃的科研队伍。实验室设有学术委员会和管理委员会。现届学术委员会由 15 名专家学者组成，其中两院院士 6 人，陈凯先院士为实验室学术委员会主任，张礼和院士为学术委员会名誉主任。现任实验室主任是周德敏教授。

实验室针对肿瘤、心脑血管疾病、神经精神性疾病及病毒感染等重大疾病，以核酸、蛋白、糖类和微量元素等内源性物质为基础，以医学和生物学的进展为依托，围绕药物发现过程中的重要科学问题，开展与天然药物及仿生药物相关的基础研究和应用基础研究。经过多年的建设，实验室已形成包括化学、生物学、药学等多学科参加的综合科研实体，尤其在核酸化学、糖化学及糖生物学、生物无机化学、天然产物及中草药研究等方面积累了厚实的基础。实验室已通过了四次由国家科技部组织的评估，并取得了良好成绩。

在注重基础研究的同时，实验室面向国家重大战略需求，近年来进一步加强创新药物研究的能力建设，构建了包括计算机辅助药物设计平台、药物筛选平台和药物 ADME/T 评价平台等平台在内的创新药物研究相关的技术平台；目前实验室已具备从分子水平到细胞、动物模型的比较完备的新药筛选的能力，建立了一定规模的天然产物和合成化合物的样品库，为综合性创新药物大平台的建设奠定了基础。实验室还不断添置先进的仪器设备，建成了拥有 17 台大型仪器的药学分析测试公共技术平台。

2. 科研成果 多年来，实验室为国家培养了一批高层次药学专门人才，承担国家重点、重大科研任务多项，获得包括国家自然科学二等奖和国家科技进步二等奖在内的国

家级和省部级科技奖励多项，为我国药学事业的发展做出了贡献，是我国药学研究的重要基地之一。

在近日举行的 2013 年度国家科学技术奖励大会上，长江学者、北京大学药学院天然药物及仿生药物国家重点实验室叶新山教授领衔的"寡糖的合成及某些基于糖类的药物发现"项目，获得国家自然科学奖二等奖。该研究团队发展的"基于糖基供体预活化的一釜寡糖合成"策略，被国际学术界视为目前寡糖化学合成的重要策略之一。

3. 交流合作　实验室努力营造与国内外同行进行学术交流与合作的平台，分别与美国、德国、法国、日本、香港等国家和地区的学术研究机构和国际知名制药企业（如美国辉瑞公司、日本卫材制药公司、法国 Pierre – Fabre 公司等）建立了实质性的合作关系，还成功地举办了一系列重要的学术会议，比如：第三届亚洲药物化学国际研讨会，化学生物学国际研讨会暨第二届全国化学生物学学术会议，后基因组时代新药研发国际学术讨论会，第四十届 IUPAC 大会第二分会，第一届核酸和糖化学生物学圆桌会议，第四届 Sino – US 教授会，等等。另外，实验室还以开放课题的形式支持和鼓励国内同行开展符合实验室研究方向的合作研究。

2012 年 6 月 11 日，应天然药物及仿生药物国家重点实验室焦宁教授邀请，美国威斯康星大学麦迪逊分校 Tehshik P. Yoon 教授来实验室进行学术交流访问，并做学术报告。Yoon 教授做了题为 "Photocatalysis with Visible Light" 的学术报告，整个报告集中介绍了他们所发展的可见光照射下 Ru 或 Ir 催化的 [2 + 2] 或 [4 + 2] 环加成反应，以及可见光催化在一些含有环丁烷骨架天然产物合成中的应用。

2012 年 6 月 7 日，应天然药物及仿生药物国家重点实验室焦宁教授邀请，美国西弗吉尼亚大学化学系史晓东教授来实验室进行学术交流访问，并做学术报告。史晓东教授做了题为 "Chemistry of 1，2，3 – Triazole：Beyond " Click"" 的学术报告，史教授首先介绍了脯氨酸作为 Lewis 碱在立体选择性的串联反应中的一些应用，随后主要介绍了他们所发展的 1，2，3 – 三唑配体，包括多取代 1，2，3 – 三唑的各种合成方法及其结构化学性质，并且将三唑 – 金复合物运用到特定有机化学反应中，能得到其他配体无法取得的实验结果。报告的最后一部分，史教授向师生们介绍了有关金银催化中的相关结果，打破了传统上对银在这一系列反应中所起作用的看法。

实验室详情请点击链接：http：//sklnbd. bjmu. edu. cn/index. html

三、蛋白质与植物基因研究国家重点实验室

1. 实验室简介　蛋白质与植物基因研究国家重点实验室依托北京大学。为了适应生命科学的迅速发展，原国家计划委员会于 1987 年批准在北京大学生物系建立蛋白质工程及植物基因工程国家重点实验室。实验室于 1987 年 1 月开始筹建，1990 年 9 月通过国家验收并对国内外开放。2001 年评估结束后实验室领导换届。科技部国科发基〔2010〕747 号批准实验室更名"蛋白质与植物基因研究国家重点实验室"。实验室由北京大学校长许智宏院士担任新一届学术委员会主任，朱玉贤教授为实验室主任。

实验室现有固定人员 39 人，大多数为中青年学者，其中教授 16 人，副教授 5 人，讲师 8 人，"长江计划"特聘教授 4 人，拥有博士学位的年轻学术骨干 16 人。根据国家经济建设和科技教育事业发展的需要，立足于国际学科发展的先进理论和技术前沿，实验

室开展大分子结构与功能关系、分子生物学及基因表达调控的基础理论研究和应用基础研究，力图将现代生物工程新技术、新方法应用于农业和医药生产。

2. 科研成果 最近五年来，实验室首次全面解析了鸟类（高海拔、耐缺氧的斑头雁）血红蛋白的晶体结构，阐明其变构机制的特殊性。首次解析了植物呼肠孤病毒水稻矮缩病毒外壳蛋白的晶体结构，并对胰岛素分子 A 链小环及 A－B 链间的 $-S-S-$ 在肽链折叠及重组方面的作用以及 C 肽可能的分子内分子伴侣作用进行了理论性的探索。对金属硫蛋白、尿激酶原分子或其突变体所进行的理论与转基因研究表明，它们在医药和农业、环保等方面均有明显应用前景。实验室率先在国家 863 计划支持下，开展了生物信息学研究并成为 EMBNet 上的中国国家节点，成立了国内第一个生物信息学研究中心，建立国内领先、国际先进的公开数据库。实验室还有计划地吸引业务专长互补并且有国际竞争实力的高水平人才组成团队，努力承担国内外科研任务，并且积极参与国际前沿热点的竞争。构建了高密度拟南芥突变体库，已筛选突变体单株 45000 个，完成了 2500 个片段的序列分析和基因定位。从水稻中分离了胰蛋白酶抑制剂基因并发现该基因产物能在体外抑制稻瘟病菌的生长。研究发现，该基因以基因家族的形式存在，7 个成员分布在约 35kb 的水稻 DNA 片段上，在水稻不同组织、器官和发育阶段的表达谱完全不同。对这些基因的亲缘关系分析表明，它们可能来自基因重复和结构域位移两种方式。转化水稻品种在北京和云南两地进行抗病检测后发现，有两个转基因株系对稻瘟病有很强的抗性，我们将进一步研究不同成员在水稻发育及防御过程中的作用。

今后，实验室将突出重点发展方向，按照新的思路积极主动深化科研体制改革，以适应当前生命科学学科交叉和综合化的趋势，争取尽可能多出大的、有突破性的研究成果。实验室将加快培养、选拔和引进优秀中青年学术带头人，建设一支能够跨世纪并在国家及重点学科领域中承担重任的年富力强的科研骨干队伍。进一步提高科研人员的生活待遇，保证他们良好的工作和生活条件。

3. 交流合作 实验室先后共主办国内、国际及双边会议 11 次，参加国际学术会议 126 次，出席人数 140 人次，国外学者来实验室讲学 92 人，与美国、英国、日本、法国、德国、意大利、香港特区等院校和研究单位都有着良好的联系和合作，联合建立了北京大学—耶鲁大学植物分子遗传学及农业生物技术联合研究中心和北京大学—香港中文大学植物基因工程联合实验室。

实验室详情请点击链接：http：//www．pepge．pku．edu．cn/

小结

我国的国家重点实验室是依托一级法人单位建设、具有相对独立的人事权和财务权的科研实体，作为国家科技创新体系的重要组成部分，是国家组织高水平基础研究和应用基础研究、聚集和培养优秀科学家、开展高层次学术交流的重要基地，实验室实行"开放、流动、联合、竞争"的运行机制。

国务院部门（行业）或地方省市科技管理部门是行政主管部门，实验室依托单位主要以中科院各研究所、部属高校、重点大学为主体；另有建在企业（中央企业为主体）的企业国家重点实验室，有利于促进企业成为技术创新主体、提升企业自主创新能力、提高企业核心竞争力。

　　国家重点实验室应围绕国家发展战略目标，面向国际竞争，为增强科技储备和原始创新能力，开展基础研究、应用基础研究（含竞争前高技术研究）和基础性工作，或在科学前沿的探索中具有创新思想；或满足国民经济、社会发展及国家安全需求，在重大关键技术创新和系统集成方面成果突出；或积累基本科学数据、资料和信息，并提供共享服务，为国家宏观决策提供科学依据。

（黄　真）

参考文献

[1] 和彦苓. 实验室管理 [M]. 北京：人民卫生出版社，2008.

[2] 孙玲玲. 高校实验室安全与环境管理导论 [M]. 杭州：浙江大学出版社，2013.

[3] 路建美，黄志斌. 高等学校实验室环境健康与安全 [M]. 南京：南京大学出版社，2013.

[4] 董贾寿，张文桂. 实验室管理学 [M]. 成都：电子科技大学出版社，2004.

[5] 万迪昉. 实验管理学 [M]. 北京：高等教育出版社，2005.

[6] 吴晓波. 我国研究型大学的科研组织创新 [M]. 杭州：浙江大学出版社，2010.

[7] 施昌彦，虞惠霞. 实验室质量管理 [M]. 北京：化学工业出版社，2006.

[8] 夏偕田，孟小平. 检测实验室管理体系建立指南 [M]. 北京：化学工业出版社，2005.

[9] 柴邦衡，吴江全. ISO9001 质量管理体系文件 [S]. 北京：机械工业出版社，2005.

[10] 张志生，张冰. 持续改进在高校科研质量管理体系中的应用 [J]. 管理科学研究，2012，30（6）：25.

[11] 邓新立. 医院实验室质量管理体系文件的编制 [J]. 临床检验杂志（电子版），2012，1（3）：174.

[12] 陈丹玲. 化学实验室结果的质量控制 [J]. 广州化工，2013，41（1）：204.

[13] 何晋浙. 高校实验室安全管理与技术 [M]. 北京：中国计量出版社，2009.

[14] 吴阿阳，蒋斌，孙若东. 临床实验室管理 [M]. 武汉：华中科技大学出版社，2013.

[15] 宋魁元，高等学校实验室建设与管理 [M]. 西北大学出版社，2001.

[16] 王世平，食品实验室管理方法概论 [M]. 北京：中国林业出版社，2010.

[17] 庄前熠. 实验室管理学基础 [M]. 北京：高等教育出版社，1989.

[18] 际传诗，李德源. 现代设备管理 [M]. 北京：人民交通出版社，1988.

[19] 陈朗滨，王廷和. 现代实验室管理 [M]. 北京：冶金工业出版社，1999.

[20] 杨剑，检测实验室管理. 北京：中国轻工业出版社，2012.

[21] 国家认证认可监督管理委员会. 实验室资质认定工作指南 [M]. 北京：中国计量出版社，2007.

[22] 中国实验室国家认可编委会. 实验室认可与管理基础知识 [M]. 北京：中国计量出版社，2003.

[23] 黄凯，张志强，李恩敬. 大学实验室安全基础 [M]. 北京：北京大学出版社，2012.

[24] 北京大学化学与分子工程学院实验室安全技术教学组. 化学实验室安全知识教程 [M]. 北京：北京大学出版社，2012.

[25] 王国清，赵翔．实验室化学安全手册 [M]．北京：人民卫生出版社，2012.

[26] 夏玉宇．化学实验室手册 [M]．第2版．北京：化学工业出版社，2008.

[27] 杨世民．药事管理学 [M]，北京：中国医药科技出版社，2005.

[28] 张友干，谢顶仁．癌痛麻醉药品使用手册 [M]，北京：人民军医出版社，2011.

[29] 杨晔主编．中华人民共和国药品管理法与药品管理实务全书 [M]，北京：中国物价出版社，2001.

[30] 张友干译著．麻醉药品和第一类精神药品剂量表 [M]．北京：人民卫生出版社，2007.

[31] 徐平．实验动物管理与使用操作技术 [M]．上海：科学技术出版社，2007.

[32] 李凤奎，王纯耀．实验动物与动物实验方法学 [M]．郑州：郑州大学出版社，2007.

[33] 徐涛．实验室生物安全 [M]．北京：高等教育出版社，2010.

[34] 中华人民共和国卫生部．微生物和生物医学实验室生物安全准则 [S]．WS233 - 2002.

[35] 陈良燕．国内外转基因微生物研究与环境释放现状综述 [C]．中国国家生物安全框架实施国际合作项目研讨会，2002：100 - 111.

[35] 世界卫生组织．实验室生物安全手册（第三版）[S]．2004.

[36] 中华人民共和国国家质量监督检验检疫总局，中国国家标准化管理委员会．实验室生物安全通用要求 [S]．GB19489 - 2004.

[37] 中华人民共和国国家质量监督检验检疫总局，中国国家标准化管理委员会．实验室生物安全通用要求 [S]．GB19489 - 2008.

[38] 中华人民共和国建设部．生物安全实验室建筑技术规范 [S]．GB50346 - 2004.

[39] 中华人民共和国国务院．病原微生物实验室生物安全管理条例 [S]．2004.

[40] MRC. The laboratory biosafety guidelines [S]．Ottawa：Public Works and Government Services，2004，78 - 85.

[41] 中华人民共和国环保总局．病原微生物实验室生物安全环境管理办法 [S]．2006年．

[42] 中华人民共和国卫生部．可感染人类的高致病性病原微生物菌（毒）种或样本运输管理规定 [S]．2005.

[43] 中华人民共和国卫生部．高致病性病原微生物实验室资格审批工作程序 [S]．2007.

[44] 中华人民共和国卫生部．人间传染的病原微生物名录 [S]．2006.

[45] 张礼敬，压力容器安全 [M]．北京：机械工业出版社，2012.

[46] 王资院，李群松．压力容器检验与故障处理 [M]．北京：中国劳动社会保障出版社，2008.

[47] 吴粤乐，周婉珍．压力容器安全 [M]（修订版）．北京：中国劳动出版社，2002.

[48] 崔政斌，王明明．压力容器安全技术 [M]．第二版．北京：化学工业出版社，2009.

[49] 马世辉，压力容器安全技术 [M]．北京：化学工业出版社，2012.